U0015566

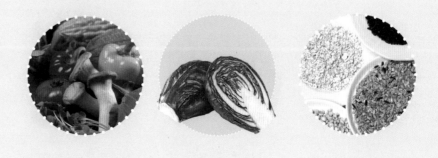

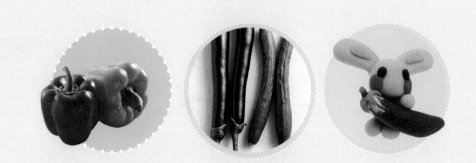

抗癌防癌

素食 全書

保健＆療癒飲食處方

總目錄 Contents

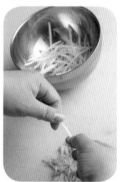

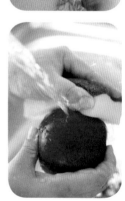

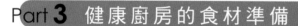

Part **4** 健康廚房的食譜示範

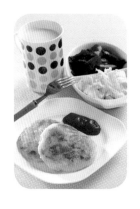

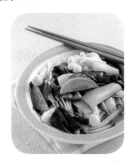

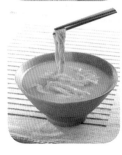

附錄 1 全面啟動身體排毒 & 解毒力

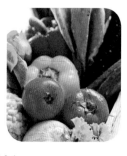

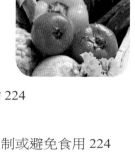

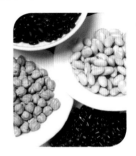

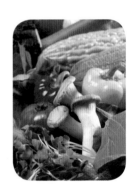

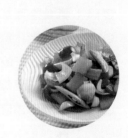

湯品篇

編按：【湯品篇】食譜規劃有中藥材應用及 7 色蔬果搭配。午餐及晚餐時可挑選一道，做為湯品。不只可幫助暖胃如元氣湯、香蘋湯；晚餐若選擇山藥濃湯，更可幫助睡眠。

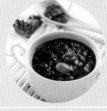

點心 & 茶飲篇

編按：【點心 & 茶飲篇】點心類食譜如粥、果凍、糕點等，皆可用於兩餐間熱量的補充，及改善化療不適所造成的無法正常飲食。

茶飲多為中藥材成分，其性質也適合一般人使用，可作為化療期水分補充及症狀改善，尤其可改善口腔潰瘍、疼痛、噁心、嘔吐、食慾不振等，飲用次數原則上一天 2 ～ 3 次勿過量。

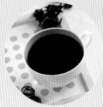

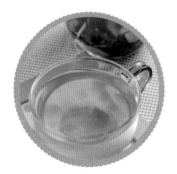

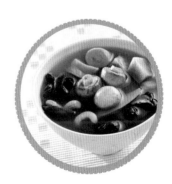

		頁數	治療期	恢復期	口腔潰瘍	吞嚥困難	牙口不良	嘔心、嘔吐	味覺改變	便秘	腹瀉	食慾不振	白血球不足	體力不足	排毒	抗癌	提升免疫力	改善睡眠
早餐篇	芝麻豆漿	119	✓	✓	◎	◎	◎	×	▲	▲	×	◎	◎	○	◎	◎	○	▲
	杏仁奶	127	✓	✓	◎	◎	◎	▲	▲	▲	×	○	▲	○	▲	◎	○	▲
	糙米奶	132	✓	✓	◎	◎	◎	×	○	○	◎	○	◎	◎	◎	◎	◎	◎
	香蕉奶昔	143	✓	✓	◎	◎	◎	×	▲	◎	×	▲	▲	◎	◎	◎	◎	◎
	麥果泥	136	✓	✓	◎	◎	◎	○	▲	○	×	▲	▲	◎	◎	◎	◎	▲
	抗癌蔬果汁	170	✓	✓	◎	◎	◎	○	▲	○	×	○	▲	○	◎	◎	◎	×
	黃金豆腐	123	✓	✓	○	○	○	▲	▲	○	▲	○	▲	○	◎	◎	◎	▲
	玉米餅	133	✓	✓	×	×	○	○	○	◎	○	◎	▲	○	◎	◎	○	×
	茶葉蛋	128	✓	✓	○	○	▲	▲	▲	◎	○	◎	▲	○	◎	◎	◎	○
	黃瓜棒	144		✓	×	×	×	◎	○	◎	○	◎	○	○	○	◎	◎	▲
	水果沙拉	120		✓	▲	×	×	○	▲	○	○	○	○	○	◎	◎	◎	○
	雙色高麗	131		✓	○	○	○	◎	○	○	○	○	▲	◎	◎	◎	○	▲
	爽口鮮蔬	125		✓	○	○	▲	▲	○	○	◎	○	○	◎	◎	◎	◎	◎
	雪蓮美人	140	✓	✓	○	▲	▲	○	◎	○	▲	○	▲	○	◎	◎	◎	×
	貝果沙拉	137		✓	×	▲	×	○	○	○	○	◎	○	○	◎	◎	◎	▲
	梅汁芭樂	135		✓	×	×	×	◎	○	×	◎	◎	○	○	◎	◎	○	▲
	彩虹飯糰	121		✓	○	○	○	○	◎	◎	○	◎	▲	○	◎	◎	◎	▲
	元氣養生粥	124	✓	✓	◎	◎	◎	▲	▲	○	○	◎	○	○	◎	◎	◎	◎
	全麥壽司	141		✓	×	○	○	○	○	◎	○	◎	▲	○	◎	◎	◎	▲
	墨西哥土司	145		✓	×	×	×	○	○	○	○	○	○	○	◎	◎	◎	×
	五穀饅頭	129	✓	✓	×	×	×	○	○	○	◎	◎	○	◎	◎	◎	◎	◎
主食篇	香椿炒飯	146	✓	✓	×	×	×	○	○	○	○	▲	◎	▲	◎	◎	◎	○
	鑫鑫飯	150	✓	✓	×	×	×	○	○	◎	×	◎	○	○	◎	◎	◎	×
	三寶飯	152	✓	✓	×	▲	▲	○	○	○	×	◎	◎	◎	◎	○	◎	▲
	胚芽飯	155	✓	✓	×	×	○	▲	▲	○	○	◎	○	◎	◎	◎	◎	◎
	紅豆物語	154	✓	✓	×	×	○	○	○	◎	▲	○	◎	◎	◎	◎	◎	▲
	四君子免疫粥	151	✓	✓	◎	◎	◎	▲	▲	○	○	○	○	○	◎	◎	◎	○
	梅香壽司	148	✓	✓	×	×	×	▲	▲	○	○	◎	▲	○	◎	◎	◎	○
	金瓜米粉	158	✓	✓	×	×	×	▲	◎	▲	○	◎	○	○	◎	◎	◎	○
	青醬義大利麵	156	✓	✓	▲	▲	▲	○	◎	◎	○	◎	▲	○	◎	◎	◎	◎
	三色粄條	160	✓	✓	◎	○	○	▲	▲	▲	○	◎	○	○	◎	◎	◎	○
副食篇 生食類	五色沙拉	166		✓	×	×	×	○	◎	◎	○	○	▲	○	◎	◎	◎	▲
	豆豆優格沙拉	168		✓	×	×	×	○	○	○	○	○	○	◎	◎	◎	◎	▲
	綠意沙拉	163		✓	×	×	×	○	○	◎	○	○	○	○	◎	◎	◎	▲
	彩拌若芽藻	164		✓	×	×	×	◎	○	◎	○	○	○	○	◎	◎	◎	▲
	雙色甜菜	162		✓	×	×	×	○	○	◎	○	▲	◎	○	◎	◎	◎	▲
	薏仁香鬆	169		✓	◎	×	×	○	○	○	×	◎	◎	◎	◎	◎	○	○

◎最好 ○好 ▲可 ×不可

分類	菜名	頁數	治療期	恢復期	口腔潰瘍	吞嚥困難	牙口不良	嘔心、嘔吐	味覺改變	便秘	腹瀉	食慾不振	白血球不足	體力不足	排毒	抗癌	提升免疫力	改善睡眠
副食篇 熟食類	東炎高麗菜	178	✓	✓	×	×	×	○	◎	◎	×	◎	○	○	◎	◎	◎	▲
	番茄燴苦瓜	174	✓	✓	×	×	×	○	◎	○	▲	◎	◎	◎	◎	◎	○	▲
	山蘇南瓜	172	✓	✓	×	×	×	○	◎	◎	○	◎	◎	◎	◎	◎	○	▲
	彩色蒟蒻	176	✓	✓	×	×	×	○	○	◎	○	◎	○	○	◎	◎	○	▲
	石蓮山藥	175	✓	✓	×	×	×	○	◎	◎	○	◎	○	○	◎	◎	○	▲
	菜根香	170	✓	✓	×	×	×	◎	○	○	○	◎	○	○	◎	◎	○	▲
	香椿烘蛋	180	✓	✓	▲	▲	▲	○	◎	○	▲	◎	▲	○	○	◎	○	▲
	茯苓豆腐	182	✓	✓	◎	◎	◎	▲	▲	○	○	◎	○	○	◎	◎	○	▲
	翠綠雙菇	184	✓	✓	◎	×	×	○	◎	○	×	○	◎	○	○	◎	◎	▲
湯品篇 中藥類	元氣湯	185	✓		▲	▲	▲	○	○	○	×	◎	◎	○	◎	◎	◎	○
	香蘋湯	186	✓	✓	×	×	×	○	◎	○	○	○	○	○	◎	○	○	▲
湯品篇 蔬果類	田園蔬菜湯	190	✓	✓	◎	◎	◎	○	○	▲	▲	◎	○	○	◎	◎	○	▲
	翡翠菇菇湯	196	✓	✓	◎	○	○	○	○	○	○	◎	◎	○	○	◎	◎	▲
	鳳梨苦瓜湯	198	✓	✓	◎	○	○	▲	◎	○	▲	○	○	○	◎	◎	○	▲
	芥菜地瓜湯	200	✓	✓	×	×	×	▲	○	◎	×	○	○	○	○	◎	○	▲
	蘿蔔玉米湯	199	✓	✓	▲	▲	▲	○	◎	○	×	◎	○	○	○	◎	○	▲
	山藥濃湯	194	✓	✓	◎	◎	◎	○	○	○	▲	◎	◎	◎	○	◎	○	▲
	味噌芽湯	192	✓	✓	○	○	○	◎	◎	▲	○	◎	○	○	◎	◎	○	▲
	黃金湯	188	✓	✓	○	○	○	○	◎	○	▲	◎	◎	○	○	◎	○	▲
點心	補血安神粥	206	✓	✓	◎	◎	◎	○	○	○	×	○	◎	○	○	◎	◎	◎
	補氣粥	208	✓	✓	◎	◎	◎	○	○	○	○	◎	◎	○	○	◎	◎	○
	三色湯圓	210	✓	✓	○	○	○	○	○	○	×	◎	○	○	○	▲	○	◎
	潤肺銀耳羹	206	✓	✓	◎	○	○	○	○	○	▲	◎	○	○	○	◎	○	○
	長壽糕	201	✓	✓	×	×	×	○	○	○	◎	×	◎	○	○	◎	◎	◎
	糙米奶凍	202	✓	✓	◎	◎	◎	○	○	○	×	◎	○	○	○	◎	○	○
	珊瑚露	204	✓	✓	◎	◎	◎	○	○	◎	×	○	○	○	◎	○	○	▲
茶飲篇	甘麥大棗湯	213	✓	✓	▲	○	○	▲	▲	×	◎	○	○	○	○	◎	◎	◎
	蔥薑紅糖汁	219	✓		◎	○	○	○	◎	○	▲	◎	○	○	▲	◎	○	▲
	山楂洛神茶	220	✓	✓	○	○	○	○	○	▲	▲	○	○	○	◎	◎	○	▲
	紫蘇綠茶	214	✓		○	○	○	○	○	○	○	○	○	○	▲	◎	◎	○
	蔘甘茶	215	✓	✓	◎	◎	○	○	○	○	▲	▲	◎	○	○	◎	◎	▲
	生脈飲	216	✓	✓	○	○	○	○	○	○	○	▲	◎	○	○	◎	◎	○
	牛蒡茶	217	✓	✓	○	○	○	○	○	○	▲	○	○	○	◎	◎	◎	▲
	三花茶	218	✓	✓	◎	◎	◎	○	○	○	▲	○	○	▲	○	◎	◎	◎

【推薦序 1】

癌症素食全書，引領健康風潮

文／潘子明

　　癌症一直占近年來國內十大死亡原因之首，因此，全世界的科學家均傾全力投入癌症治療的研究中。在醫藥方面，不但有許多突破性的新藥上市；在食品科學上，對於「飲食如何防治癌症」的課題也進行深入的探討，陸續可見實證的研究發表於國內外學術雜誌且受到廣大民眾的關注。

　　在全球暖化的威脅下，倡導節能減碳，無肉的素食人口因而日益增加並蔚為風潮。財團法人乳癌防治基金會董事長張金堅教授，及乳癌防治基金會營養保健講師柳秀乖女士，繼《癌症飲食全書》受到廣大社會大眾的支持和迴響之後，再出版《癌症素食全書》，正是回應病友的需求，也是符合時代潮流的創舉。

　　本書內容涵蓋層面既廣且深，從最基本的如何選購、清洗蔬果到保鮮烹煮原則等，皆鉅細靡遺不厭其煩的提供正確的指引。文中並整理出「保健小叮嚀」和「健康小叮嚀」，以加深讀者的印象。同時，還告訴大家如何自製素醬汁以增添素食的美味，並提供食譜範例。其中的「食材營養貼心小語」和「烹調健康實用技巧」，讓你因「知其所以然」而吃得深具信心。字裡行間不斷提醒大家食品安全的重要性，處處可見作者的專業和用心。

　　「吃得健康，活得好」應不再只是口號，而是要遵循正確的指引並加以落實。本人長期致力於食品科學的研究，樂見這樣一本實用優質的素食指導全書完成。它是病友的福音，也是掌廚者的好幫手。

　　祝賀此書的誕生並樂為推薦。

（本文作者為國立台灣大學生命科學院生化科技學系教授兼系主任、

台灣保健食品學會理事長）

【推薦序 2】

一本癌症病友最實用的素食全書

文／鄭金寶

　　現代人享受物質文明，對於生活的目標非常多，其中追求健康的身體，無非是最重要的。比起以前，現在對於飲食之講究，實非古人所能想像，一般常人的飲食遠勝古代的王公貴族，唯在幸福美滿的背後，卻身陷現代文明病的威脅而不自知。或即使知道過多熱量或過多鹽分，會增加人體器官的負擔，卻無法克服對美味的追求，等到身體出現三高，才有所警覺，卻又有為時已晚的感覺。

　　國人 10 大死亡原因當中，癌症蟬連 27 年榜首，事實上，癌症與我們的生活起居以及飲食均有相當密切的相關性。若能站在預防醫學的角度，調整飲食習慣，很多癌症、代謝症候群、糖尿病，都是可以預防。即使罹病後，若能改變飲食或生活習慣，對於病患的治療或恢復，都有積極且正面的效果。

　　本書是針對癌症病友所寫的，作者鼓勵病友採用素食來抗癌，學習正確的素食，選擇適合自己的素食開始，調整補充素食的營養，除了選擇天然食物，也在選購各類食物原則的掌握、蔬果的清洗做了詳細說明，然後告訴讀者正確的烹調素食，對於改善治療期間副作用的烹調方法，治療與恢復期的素食飲食，均有深入的解釋。書中列舉癌症病友的健康素原則，避免使用高危險的致癌物質，其中也談及中藥材料搭配，以提升免疫力，對於素食的菜色變化，均有很好的搭配設計。另外健康食材的準備中，也論及抗癌植物生化素的功能，最後為方便讀者，特別準備示範食譜，不僅食譜內容充實，作者更毫不吝嗇的詳細提出製作的實用技巧，的確是一本實用的抗癌病患的好幫手。

　　眾多的國人在養尊處優中生活，突然遭逢惡疾突襲，心情上難以接受，建議病友必須勇於面對，接受治療，以及療後的保養；有些病友經過徹底改變飲食習慣後，透過積極實踐正確的飲食方法，產生意想不到的效果與幫助。套用莎士比亞在哈姆雷特劇本中所言，絕症用絕藥去除，否則全盤皆輸，重症後的改變飲食習慣，可能是" To be or not to be; to die or not to die."

　　張金堅教授與柳秀乖老師撰寫此書，實在用心良苦，與讀者分享，實是福氣，該書出版前，囑己寫序，深感榮幸，當仁不讓，特以推薦。

（本文作者為台大醫院營養部主任）

提供全家人防癌抗癌的最佳飲食指南

文／張金堅

「吃什麼？怎麼吃？」是當今社會大眾最關心的熱門話題。事實上，飲食與多種疾病有關，當然癌症也不例外，近年來歐美各國競相研究飲食與癌症之關係，許多研究證據顯示肉食或肉製食品與許多癌症有關，諸如大腸直腸癌、攝護腺癌、乳癌等。

從 1970 年開始，來自營養學相關專家漸漸了解攝取過多的脂肪，或肥胖女性容易得到卵巢癌，子宮內膜癌等；相反地，進食高纖食材如蔬菜、水果與五穀類，可以預防大腸癌、乳癌、食道癌、胃癌甚至肺癌等癌症發生。慢慢的，素食的風潮在國內外漸受重視。而且非常普遍，單在台灣就有 200 多萬之素食人口。

2007 年世界癌症基金會及美國癌症研究所，特別發布〈食物、營養與癌症預防〉之報告，強烈地指出以植物性為主的飲食方式有助於預防癌症，並建議大量減少肉類之攝取。然而不正確的素食方式或不當之裝備過程，反而使素食者可能造成營養失調、貧血或維他命 B_{12} 缺乏情形。正因為如此，仍有不少民眾對於素食有許多疑問與誤解，本人雖是醫療從業人員，但過去偏愛香噴噴的肉食，造成體重激增，血中膽固醇也偏高，自覺這些現象乃源自飲食不當所致。因此近年來，慢慢減少攝取肉類食品，改以魚類與植物性食材為主，體重與膽固醇都可以控制在正常範圍，雖然並非完全素食，但已能深切體認素食的好處。

本書另一位作者柳秀乖女士，一直是乳癌防治基金會的志工，多年來從事乳癌病友飲食指導與諮詢，實務經驗相當豐富，她特別強調使用天然素食食材，盡量避免加工食品；並重視烹調方式，而且充分掌握均衡的營養與成分；有關癌症患者在治療期間及追蹤過程中，也能夠因應不同階段做適當飲食的調整；有助癌症病友能夠享受色、香、味俱全的素食餐點，不致因副作用中的食慾不振，進食困難，導致營養不良或體力不支。

當今癌症已是國內十大死因之首，相關診斷與治療非常進步，然而如何預防與如何飲食仍是防癌的重要關鍵，相信本書能夠提供素食者正確知識，特別是病友與家屬，在選擇素食時能夠從本書中獲得實用而且有效的訊息。因此本書確實是一本值得推薦而且可看性極高的好書。

【作者序 2】

選對素食好食材，才是健康源頭

文／柳秀乖

　　首先非常感謝病友讀者們對第一本書《癌症飲食全書》的愛護及熱烈迴響，也給予基金會許多寶貴的建議，許多素食的病友提出他們的疑惑：「罹癌後是否可吃素？需要改吃生機飲食嗎？或是化療期如何吃素才能獲得抗癌的營養食物？」種種對於素食的疑問，都希望乳癌防治基金會能提供此方面的資訊，因此決定出版《癌症素食全書》，教導病友如何正確吃素才能獲得健康。

　　此時適逢全球暖化、氣候異常嚴重，影響到生態環境，連帶影響農作物生長，進而引發全世界推行「吃素抗暖化」風潮，透過節能減碳改善日益變化的自然環境。而本書以自然健康素食為主，除了提供癌症病友的選用，也提供一般讀者作為健康吃素的最佳參考，達到節能減碳、減少環境污染，更有益於人類健康。

　　因此基金會本著協助病友提供營養諮詢的宗旨，經由蔡愛真總監及劉羽芬護理師的推動及原水文化規劃下，由筆者設計自然健康、靈活變化的素食食譜，及搭配健康的醬汁、油脂及烹調方法，作出適合癌症病友在治療及恢復期的素食飲食，以提供足夠的能量及有益防癌抗癌的營養素，提升病友的免疫力，增加治療的效果及緩解治療的不適，進而加強恢復期的營養補充，改善生活品質，同時詳盡介紹生機有機的概念，及如何選擇好食材。

　　素食食材包括全穀類、豆類、蔬果類、芽菜類等，皆含有抗癌的營養素及植化素。許多素食者吃素而營養不良及造血功能差，皆與其飲食方式及攝取食材有關，本書特別強調如何吃出均衡又健康的素食，除了提供病友健康吃素的最佳實用工具書，更提供全家人作為防癌抗癌的保健書，共同享用健康美味的食療食譜。

　　而癌症病友在治療及恢復期，對於食物的要求更應特別注意安全無毒，因為在抗癌的過程中，病友的身體非常需要食物營養的滋補，是無法再受到有毒食物的傷害，所以本書中才會一再提醒病友選擇好食材、正確清洗、健康烹調的重要。因此建議病友若經濟許可，購買認證安全的有機食物，雖然有些病友會認為有機食材太昂貴，但以筆者長期接觸病友的了解，罹癌後接受治療的費用更甚於有機食材花費的無數倍，所以花小錢購買有機安全的食物，找回無價的健康是值得的。

　　需提醒的是，許多病友認為接受治療後已康復便不再注重營養的攝取、補充體力，事實上如果沒有好的體力與癌症對抗，癌症是會復發的，因此補充營養是一輩

子的事，病友們也要學習「把病交給醫生，把保養交給自己」。

　　筆者很榮幸地再次與乳癌防治基金會張金堅董事長共同合作編寫此書，在張董事長及蔡愛真總監全力支持下順利完成，也非常感謝基金會幕後工作者劉羽芬護理師及林喜碧女士協助文稿騰寫，及原水文化協力整編，特別是協力編輯美雲的賣力協助，更感謝台北醫學大學林松洲教授所指導的食物自然療法，及生機老師李秋萍所提供的食譜及生機指導，以及彩虹生機的夥伴們在食材上的準備及協助。且家中先生及女兒的支持，是促成筆者堅持歷經一年的策劃、拍照、持續寫作的一大動力。

　　本書內容參考許多相關資料及收集自身與病友接觸的資訊，希望各位先進能不吝指教以作為參考及改進。就如羽芬護理師所言：「我們的書希望能提供需要的病友，幫助他們更順利渡過痛苦的治療期，而這同時也是基金會的宗旨及期望」。

　　病友也要常懷感恩的心，保有積極樂觀的態度，只有樂觀的人總是能在每次的憂患中看到機會，並勇敢面對每次的治療與保持愉快的正向思維。吃得健康也活得樂觀，擁有健康才能把握財富與幸福，病友們更要有信心來對抗癌症，希望書內的資訊能引導及幫助病友力行，使抗癌之路更順利。

【增訂序文】

　　《癌症素食全書》出版至今深獲讀者及病友的喜愛及肯定，作者曾至宗教機構（大愛電視、人間衛視等電視媒體）介紹此書內容，如何吃出健康素食來維護健康及防止癌症再復發是許多人在努力去學習及實行，也深獲好評及認可。

　　如今癌症發生率又不斷提升，例如罹患乳癌、大腸癌人口增加更多，這些現象都與我們現今的飲食習慣有密切的關係（多吃肉、少吃蔬果、高糖、高油飲食），及無所不在的毒素（塑化生活），促成癌症及慢性病加快形成，而食安問題頻頻出包，假食品充斥在市面流通，消費者不知應如何來選擇可吃的食物，「想要吃得安心、吃得健康」，是更加不易，也無法遠離化學食品添加物的侵入，因此我們必須對黑心食品有更多的認識，才能避免毒素的危害，還有如何來改變嗜吃肉食的習慣，轉變為健康素食亦是本書加強的重點，以及如何解毒排毒，提升自癒力。

　　這本增訂改版添加更多符合身體保健的內容：「如何選擇彈性素食，以獲取均衡的營養」、「真假食物的分辨」、「食品添加物的認識及其健康的危害」、「身體七大排毒系統如何來排毒」，「素食的迷思Q&A，以及最重要的「如何由飲食中攝取有利解毒排毒的營養素及食物」，希望這些內容能有助讀者及病友們實行無毒的生活，拒絕毒從口入，攝取有利排毒食物來提升身體的自癒力，尤其是病友在恢復期必須更加努力，做好排毒工作，而選擇健康飲食更能有助於身體的排毒，恢復活力與健康。

　　此增訂版部分能夠順利完成，特別感謝乳癌基金會張金堅董事長及蔡愛真總監的支持，以及原水文化編輯群的協助。希望各位先進能不吝指教，互相成長。

【特別說明】

本書使用說明

1. 一般超市及有機商店皆可取得食材

本書使用的食材皆為天然的食材，一般超市或有機商店便可購得。但某些素調味品，可能需要到有機商店才能購得，如東炎醬、調味酵母粉等。

2. 書中所列的 7 色抗癌食材及中藥材，均靈活運用於食譜示範

書中所列的 7 色抗癌植化素食材、輔助抗癌的中藥材、輔助飲食的素調味品，及簡易的自製素醬料，均靈活運用於食譜示範中，除了提供病友正確飲食觀，更能方便落實於生活中。

3. 本書使用的烹調計算單位說明

- 電鍋外鍋量杯水＝ 140c.c.；湯料一碗水＝約 180c.c.；牛奶一杯 240c.c.
- 調味料一大匙（湯匙）＝ 15c.c.；一小匙（茶匙）＝ 5c.c.
- 中藥材一錢＝ 3.75 克；3 錢＝ 10 克

4. 食譜份量以一人份為主，可視全家人數加乘共同享用

書中食譜食材份量以一人份為主。食譜的設計也非常適合全家共同享用，只要依家中人數加乘，便可一同食用防癌抗癌的健康食譜。而書中的點心及茶飲，可多煮些量冷藏於冰箱，使用時再加溫，方便飲用。

5. 貼心的食材營養分析及健康烹調的食用技巧

每份食譜除了標示營養素，還附上「食材營養貼心小語」專欄說明，列出食譜中食材的抗癌功效及成分。以及「烹調健康實用技巧」專欄說明，如何聰明運用烹調及變化方法，加強實作時的靈活變化。

【前　言】

癌症病人的正確素食觀

文／柳秀乖

在此 21 世紀初，我們所生存的環境已遭受到了許多汙染，包含土壤、空氣、水資源，也連帶影響到我們吃的食物，不論是動物性或植物性食物皆受到不同程度的汙染。例如動物性肉類中容易含有荷爾蒙、抗生素及其他藥物的殘留；而植物性蔬果類則有農藥殘留、殺蟲劑、化學肥料及工業汙染物的汙染，皆造成對人類健康的嚴重威脅。許多醫學研究指出這類食物進入人體內會引發癌症、降低免疫力及造成食物過敏、慢性病的形成。

飲食文化的改變也是引發近年來影響人類健康一大因素，例如加工食品的產生，大規模的工業產品，使產品種類增加，但食物的品質卻下降，產生許多有害健康的加工料。

現代精緻飲食和老祖宗傳統自然與粗食飲食差異相當大，也更容易引發許多疾病如癌症、慢性病產生，如精緻飲食中脂肪攝取量增加，肉類攝取增多，造成癌症、心血管疾病的罹患率升高。因此為了健康，唯有回歸自然，選擇最天然的植物性蔬果，學習正確的烹調方法，擺脫錯誤的素食迷失，才是真正的健康之道。

植物性飲食才能遠離症病的威脅

長年以來，許多人都有著「動物性蛋白質優於植物性蛋白質」的錯誤觀念，但根據德國的 Max Planck 中心營養研究，提出的結論：「植物性蛋白質品質優於動物性蛋白質，特別是綠色植物含有多種優質蛋白質。其他如堅果類、芽菜類、黃豆等都含有必需胺基酸的蛋白質，皆不亞於動物性蛋白質。」因此植物性食物可以說是最好的食物來源。

此外，植物性食物有豐富的鉀來源如香蕉、黃豆、南瓜、橘子，其鉀為鈉的 200 ～ 500 倍，鉀不只能防止細胞突變，更能降低癌症罹患率，在防癌功能上扮演重要的角色。但依據新英格蘭雜誌年鑑文章報導，在舊石器時代，鉀的攝取為鈉的 16 倍，但至近年已降為 0.7 倍，顯示鉀與鈉攝取的比例，降低許多。所以多選用植物性蔬果可獲取高含量的鉀，達到防癌效果。

◎南瓜有豐富的鉀來源，
　可降低癌症罹患率。

素食已成為現代飲食的潮流

近代許多醫學研究報導指出，有 3 ～ 4 成癌症可透過飲食調整、運動與減重來預防。而美國癌症學會依據 200 種以上的研究報告指出，多吃蔬果可減少 50% 以上癌症罹患率。

美國在 1991 年推行「天天五蔬果」飲食防癌運動，經過 5 年的成效，在 1995 年癌症發生率下降 0.7%，癌症死亡率下降 0.5%。而世界衛生組織也提出建議，每人每天應攝取 400 ～ 800 克的蔬果，可預防癌症、肥胖及防止慢性病的發生。

1988 年〈營養與癌症〉期刊所作研究文獻提出，攝取全穀類食物，可降低 20 多種癌症的罹患風險；另一項研究比較 15 個國家的豆類消耗量比較，豆類消耗較高的國家，其國民得結腸癌、乳癌、攝護腺癌罹患率較低；而且相關研究也證實堅果類及海藻類食物攝取，有助於癌症預防。而上述提到的食材，皆是素食飲食中常見的能量食物。

不只為了健康，過度的肉食主張會加速地球暖化的速度。因為許多飼養動物的養殖業，其動物所排放的廢氣及水資源汙染，已破壞環境及增加碳排出量，加速地球暖化，也汙染了我們生活的環境及糧食。所以提倡素食不僅環保又能維護身體健康，由此可知，素食已成世界潮流，且為抗癌、抗地球暖化的主流。

素食對人體健康的助益

素食目前在全世界掀起風潮，不僅是健康的考量，也反應了人類對地球環境的省思，善待我們的環境，也等於善待我們的身體。而素食對身體健康的影響，已被證實有以下數點：

●**降低癌症的罹患率：**

因為減少攝取脂肪，增加纖維質吸收量，有助於防癌抗癌。

●**控制體重，減少肥胖：**

因為健康的素食不會攝取過多的脂肪，且熱量降低，可有效控制體重，減少因為肥胖引起的疾病如癌症、心血管疾病、糖尿病。

●**減少罹患心血管疾病：**

素食者膽固醇的攝取量少，高纖維質的蔬果，有助排出體內膽固醇，降低心血管疾病。

●**減少罹患糖尿病：**

高脂、高糖分飲食易引發糖尿病，而健康素食是低脂、低糖，遠離糖尿病的飲食。

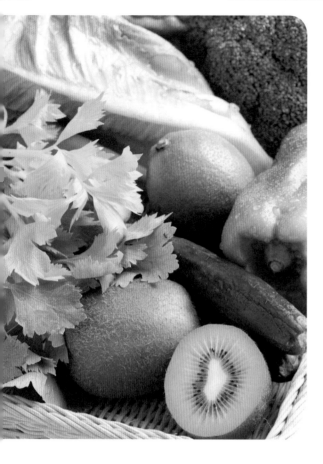

● 減少風溼性關節炎及痛風的發生：

食用過量的肉類，容易造成體重過重，而加重關節炎的病情；而且肉食過多，尿酸代謝過高，就會加速痛風的發生。

● 提升免疫力，減少細菌病毒的感染：

許多抗癌植化素存在於素食食材，能增強體內免疫力。

● 減少婦女更年期障礙，防止骨質疏鬆：

植物性食物中如豆類，所含的大豆異黃酮，可改善更年期症狀；而過多的肉食，卻是造成鈣質流失，形成骨質疏鬆的症狀。

● 減緩老化速度，長保青春：

蔬果的植化素中有許多抗氧化物，可中和自由基，防止細胞老化；而且素食者多注重養生，保有健康的生活形態。

● 素食者體力較好，注意力集中，不易疲勞：

因為不食用肉類，所以沒有酸性的代謝物，體內的乳酸較少就不易疲勞。

● 吃素健康又經濟：

許多肉類的食材，需耗損許多的植物性飼料，造成成本較高，販售的價格也較高。

健康素食才能提供病友抗癌能量

　　癌症病友必須有正確的素食觀才能吃進有益身體的食物，也才能提升自己的免疫力，控制癌症病情，與癌和平共處。健康的素食是本書一再強調的主題，由如何挑選食物開始，至烹調的選擇，以及如何健康食用，皆是病友必須要學習的課程。

　　我們的素食有別於一般傳統素食，以「健康」為前提，提供病友健康素時需注意的事項：

● **必須是新鮮、天然、純綷有機耕種的完整食物**，供應天然營養素及能量。不選用過度加工食品。

● **吃當季當地的食材**，選用適當季節且成熟才採收的食材，做為我們身體攝取的營養來源，不只健康美味且無加工的疑慮。

● **將傳統飲食的好處，融入現代飲食**，如早上飲用溫熱豆漿，可加入堅果粉或玉米脆片。

● **各類營養素在一日當中妥善規劃**，正確攝取均衡的營養、選擇天然美味和多

元食材。如一日內攝取五穀根莖類 6 ～ 11 份（2 ～ 3 碗）；豆類 2 ～ 3 份（1 碗）；奶類 1 ～ 2 份（1 ～ 2 杯）；蔬菜類，尤其是深綠色蔬菜 3 ～ 5 份（1 又 1/2 碗～ 2 又 1/2 碗）；水果 2 份（1 碗）；油脂 1 ～ 2 匙；堅果 1 ～ 2 匙。

● **應用書中食譜，自製美味素食，引發食慾，不只獲得健康也能滿足口腹之慾。**
有些人從內心排斥吃素，常是因為無法接受不吃肉食的美味，但其實選用有機天然的食物，品嚐到的往往是食物最原始的甘甜味，再加上天然調味料的靈活應用，更能增加對素食的接受度。

但若是吃錯了素食或過於偏食，便可能造成營養素的不足或流失。常見的營養缺乏症在於必需胺基酸、必需脂肪酸、熱量、礦物質及維生素的缺乏，尤其是鈣、鐵、鋅、維生素 D、維生素 B 群，而維生素 B_{12} 為最容易缺乏的營養素，這些營養素的缺乏就可能引發造血不良或營養不良。

因此病友們必須特別注意如何正確素食，避免營養素缺乏，在本書第 38 頁的專欄中「癌症病友吃素有可能營養不良嗎？」有詳細的介紹，作為病友補充營養素及正確素食的參考。

吃素前要注意的事項及方法

癌症病友要改變為吃素的習慣，必須考慮到自身的健康狀況，若是已經癌症復發治療期，則必須與醫師、營養師討論目前的醫療狀況及身體反應，是否可接受素食，尤其是有體重下降過多，有惡病質傾向，嚴重營養不良及造血不良，還有免疫力下降者，則不宜改變為素食。

所以病友剛開始吃素時，內心總是擔心是否會營養不良，或是否一定要吃生機飲食，才能抗癌，在本書中第 38 頁詳述有「癌症病友吃素有可能營養不良嗎？」、第 50 頁「如何區分素食、生機飲食及有機飲食？」，可做為病友的參考，其實只要均衡地健康吃素，不用擔心發生營養不良的問題。並建議採用奶蛋素或健康素，較不易有營養不均或不足的現象，才能維持身體免疫力。

剛開始吃素建議應循序漸進式，第一步是不吃肥肉跟肉類；第二步多吃蔬菜五穀根莖及豆奶類；第三步增加素食的餐數，如剛開始一星期內改吃一、二餐素食，再增為三、四餐到五、六餐，最後每天吃一餐素食，再漸為一日三餐素食。這個過程可能需要二到三星期的適應，甚至一、二個月的時間，才能真正幫助自己愛上素食，享受健康的美味。

Part 1

請教醫師

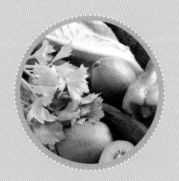

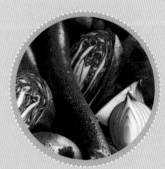

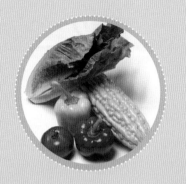

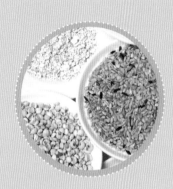

　　據統計只有 10％的癌症與遺傳或先天染色體異常有關，有 90％的癌症並非與生俱來，而是與環境或生活習慣有關，其中不當的飲食約占 40％，由此可見飲食與癌症發生有極密切的關係。

　　而在許多醫學研究中，已證實素食飲食對身體健康的好處；近年來更有許多針對素食與癌症研究發現，植物性食物內含有許多植物化合物具有抗氧化作用，可中和有害人體的自由基而降低致癌機率，甚至能抑制癌症的進展過程。因此選擇健康的飲食型態，才是防癌抗癌的不二法門。

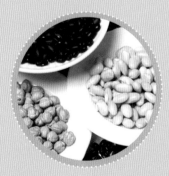

癌症與素食

簡單認識癌症

　　早在公元前約四百年前，古希臘醫師便觀察到癌組織，乍看之下像蟹，於是以「Carcinoma」作為病名，原意為螃蟹（Crab），如今意為「癌」，隱含癌細胞會像螃蟹一樣四處蔓延，橫行無阻，進行破壞。

　　基本上，任何一種惡性腫瘤，均是由正常細胞，經由內在或外界的因素刺激演變而成，在人體內存在著兩組功能相反的基因群，一組是像汽車油門之致癌基因，另一組則是像是汽車剎車之抑癌基因。致癌基因過度表現時，就可能造成正常細胞癌化；而抑癌基因若功能不彰也可能致癌，兩者要互相制衡，正常細胞才不致變成癌細胞。

　　至目前為止一般公認癌症演化有 4 大步驟：

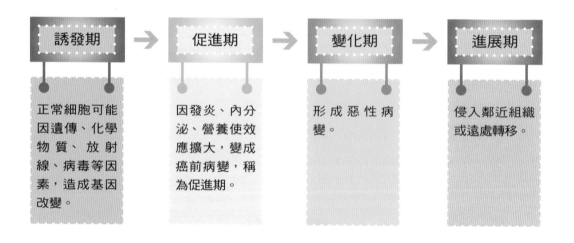

誘發期	促進期	變化期	進展期
正常細胞可能因遺傳、化學物質、放射線、病毒等因素，造成基因改變。	因發炎、內分泌、營養使效應擴大，變成癌前病變，稱為促進期。	形成惡性病變。	侵入鄰近組織或遠處轉移。

　　癌細胞則具有 3 大特性：

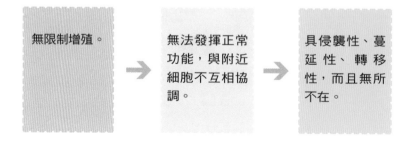

無限制增殖。	無法發揮正常功能，與附近細胞不互相協調。	具侵襲性、蔓延性、轉移性，而且無所不在。

選擇素食的 4 大觀點

在談及癌症與素食的關係前，首先要釐清的就是人類為什麼要吃素？事實上，這個問題牽涉很廣，非常複雜，歸納起來，可分為四大部分來探討。

●從身體結構與生理機能的觀點

人類的牙齒，無尖銳突出的犬齒，有平坦的後臼齒可磨平食物，有完善唾液腺可消化水果及穀類，這些都和草食動物相似，加上人類胃酸較肉食性動物少了 21 倍，腸總長度比起肉食動物約多 4 倍（大約 30 英呎），而且腸壁皺摺，通過腸道消化的時間長，這些都是對素食有利的條件。

●從營養與健康的觀點

基本上，植物性食物比起動物性食物，更富含複雜性碳水化合物、纖維素、植物蛋白、鎂、葉酸、維生素 C、維生素 E、類胡蘿蔔素及許多植化素（如吲哚、花青素、茄紅素、異硫氰酸鹽及多酚類等），這些植化素是動物性食物中所缺乏的。加上素食者所攝取的飽和脂肪酸、膽固醇含量較少，如能善加利用此項優勢，並正確攝取均衡飲食，不但可以減少肥胖的機會，更能避免癌症、心臟血管、糖尿病等慢性病發生，進而增加體力，延年益壽。

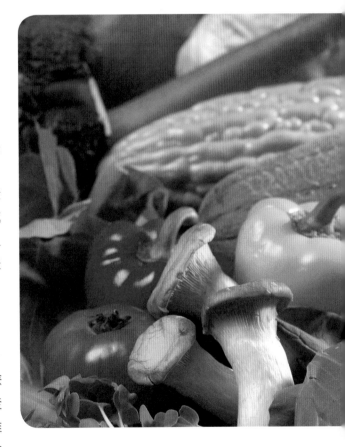

●從心靈的觀點

人體在代謝過程中會產生氧化物質，稱為自由基。我們的情緒如果在極度悲傷、憤怒、憂鬱、不安等情況下，會產生很多自由基，嚴重破壞正常細胞，雖然人體本身可以製造抗氧化劑，去對抗自由基，但仍屬不足。而素食者除了從食物中可獲得大量抗氧化劑，進而穩定情緒，減少暴戾之氣；又大多因信仰緣故，忌諱殺生尊重生命，抱持著慈悲為懷及愛好和平的理念，更能保持喜樂之心，而減少因情緒不定所造成的自由基傷害。

●從環保的觀點

　　如果我們減少餵養畜牧做為人類肉食的食物來源，就能減少砍伐樹林做為放牧之用，也可減少因灌溉與發電所造成的水資源、能源等使用，減少能源的消耗。另外也不會因為飼養動物，為求快速與大量生產，而注射荷爾蒙與抗生素造成食物污染的機會。

　　並且根據統計，為了生產肉類，需用 10 磅的穀類才能生產 1 磅的牛肉，若把用來餵養牲畜的穀類拿來食用，可以養活美國總人口的 5 倍，正足以解除全世界營養不良與飢荒的問題。

研究證實過度肉食會將人類推向癌症威脅中

　　因飲食方式所引發的癌症，比抽菸引起癌症人數還多。食物的形式、份量、種類、熱量及烹調方法均與罹患癌症有關。根據多項研究證實，動物性（飽和性）脂肪與紅肉如牛、羊肉飲食，與數種癌症的生成有密切關係，兩者均會增加直腸或結腸癌的發生，其中飽和性脂肪則被認為與攝護腺癌有關。

　　另外亦有很多報告指出，高脂肪攝取與乳癌發生有關；此外肉類食物內所含蛋白質在經過燒烤高溫的作用下，會發生複雜的化學反應，而釋放出「異環胺」（Heterocyclic amines）等多種致癌物質。

　　在 1996 年美國癌症研究院的一項研究發現：「吃牛排十分全熟（Well-done）的人，得胃癌的危險性是選用三分熟者的 3 倍」。其他醫學研究亦指出，喜歡吃十分熟的油炸或燒烤食物者，將大大增加罹患大腸癌、胰臟癌與乳癌的機率。在動物實驗裡，異環胺更被證明會引起肝、肺、胃、大腸及乳癌。

素食飲食中的抗癌植物生化素

　　自西元 1950 年到現今，許多科學家已經由動物實驗、流行病學的研究及癌症治療中，發現在蔬菜、水果和穀物中含有多種防癌的成分。西元 1985 年美國明尼蘇達大學瓦籐伯格博士（Lee W. Wattenberg）將這些成分稱為「植物生化素」（Phytochemicals）。

　　而植物生化素除了包括一些維生素，例如維生素 A、維生素 C、維生素 E 以及葉酸等，另有些不具營養價值但有防癌功效的植化素如吲哚（Indoles）、有機硫化物（Organosulfur compounds）與有機硒化物（Organoselenium compounds）等。

穀類食物可預防攝護腺癌及結腸癌

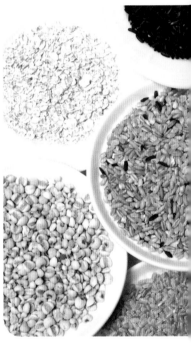

　　一般而言，穀類食物例如全麥、糙米、胚芽等含有豐富的維生素 E 以及類黃酮（Flavonoids），它們對多種癌症有預防的功能，尤其對預防攝護腺癌最有效。

　　米糠、麥麩（Bran）及蔬菜所含的纖維與麥片內含的水溶性纖維可以降低結腸癌的罹患率。

十字花科蔬菜可預防乳癌、肺癌

　　十字花科的蔬菜如花椰菜（Broccoli）、高麗菜、白菜等均有防癌的作用，主要是這類蔬菜含有多量的硫代葡萄糖苷硫酸鹽（Glucosinoates），這些蔬菜細胞內又含有一種酶，稱為硫代葡萄糖苷酶（Myrosinase）。

　　蔬菜經咀嚼後，細胞破裂釋出硫代葡萄糖苷酶，而將硫代葡萄糖苷硫酸鹽水解，放出異硫氰酸鹽（Isothiocyanates），而此類化合物就是防癌的有效成分。

　　此外由十字花科蔬菜中，可抽出一種異硫氰酸鹽的成分蘿蔔硫素（Sulforaphane），是造成十字花科蔬菜帶有特殊氣味的主要因素，並且可預防乳癌、肺癌和腸癌；而結球白菜則可預防皮膚癌。

番茄及蔥蒜等植物具強大抗氧化及抑制致癌物作用

番茄中含有茄紅素（Lycopene）；紅蘿蔔及紅地瓜含有「胡蘿蔔素類物質」（Carotenoids），這些成分具有很強的抗氧化作用，研究學者們認為其防癌作用是經由抗氧化作用而來。

最近已有報告指出，α-胡蘿蔔素（α-carotene）之防癌作用，較 β-胡蘿蔔素為強；很多天然食物同時含有 α-胡蘿蔔素及 β-胡蘿蔔素。除了茄紅素及類胡蘿蔔素外，這些蔬菜尚含有「似黃酮類物質」（Retinoids），對預防人體頭、頸部的上皮癌最為有效。

而蔥、蒜、洋蔥內含的有機硫化物如二烯丙基硫化物（Diallyl sulfide）以及有機硒化物可抑制致癌物的活化，國內外均有研究學者報導吃大蒜可防大腸癌。薑黃及咖哩內含有的薑黃素（Curcumin），能阻斷促癌作用而有防癌的效果。

豆類可預防乳癌及阻止腫瘤擴展

豆類食物，尤其是大豆內，含有染料木黃酮（Genistein）等「異黃酮類物質」（Isoflavones），具有微弱的雌激素作用，因此被稱為植物性雌激素（Phytoestrogens），可阻斷體內雌激素過盛時致癌威脅，而有預防乳癌的功能。異黃酮類物質亦可抑制血管的生成（Antiangiogenesis），及預防初生腫瘤的成長與轉移。

腫瘤在生長的時候，必須在其四周生長新的微細血管，來供給其生長所需要的氧和營養以便壯大自己；此外，經由這些血管，腫瘤細胞得以侵入人的血液和淋巴系統，流竄到身體其它部位，造成癌症的轉移，而染料木黃酮植物素卻可以阻止腫瘤的擴展。

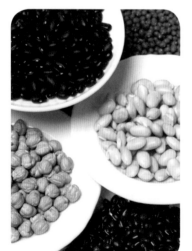

流行病學研究發現，東南亞國家如中國、日本、韓國等地的人們，乳癌與攝護腺癌的發生率是美國人的 1/4 ～ 1/10。這些國家的人移居到美國後，因為飲食西化，這兩種癌症就節節上升，接近美國人的發生率。

以前認為攝取高量脂肪是促使這些癌症增加的因素之一，但近來研究傾向認為是因東南亞人大量攝取豆類食物，因為日本與台灣民眾每天攝取的豆類食物是美國的十倍，合理推論豆漿、豆腐、味噌等食物，幫助東南亞人降低了乳癌與攝護腺癌的罹患率。

水果類可預防胃癌及口腔癌等

水果內含有豐富的黃酮類、類胡蘿蔔素以及維生素 C，具有抗氧化功能，可預防胃癌、口腔癌、食道癌、子宮頸癌等癌症。柑橘類水果除含有上述成分外另含有單帖類（Monoterpene）物質，是植物精油的主要成分，其中檸檬烯（Limonene）已被證實有預防乳癌的功效。

茶葉中的茶多酚可抑制癌症

在台灣、日本及大陸對茶葉內所含的主要抗氧化劑多酚類（Polyphenols）均有相當深入的研究。日本人喝的綠茶、台灣人喝的烏龍茶、中國人喝的龍井茶均含有豐富的茶多酚，幫助飲用的民眾有比歐美人低的乳癌及攝護腺癌的罹患率。

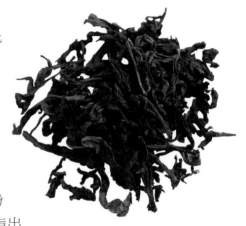

在動物實驗中更證明了茶多酚對多種癌症有抑制作用，是經由清除自由基與阻斷細胞分裂訊息的傳達而來。許多人喜歡喝冬茶與春茶，但研究茶多酚而享譽國際的台大醫學院生化學教授林仁混博士，指出夏茶中茶多酚的含量最多。

因此從美國、英國、德國乃至台灣國內國科會生物處調查均顯示：「素食得到癌症的機率比肉食者低 20 ～ 40%」。特別值得一提的是，國際知名營養大師坎貝爾博士（T. Colin Campbell），結合美國康乃爾大學、英國牛津大學和中國預防醫學院，進行大規模而且長期的營養流行病學研究，探討以素食為主的中國鄉村飲食與美式飲食對癌症與慢性病的影響，不只證實了素食對於健康的種種好處，也證明素食確實可以減低癌症發生率。所以了解飲食的真相後，就應該掌握自己的健康，決定自己吃的食物。

Part 2

請教營養師

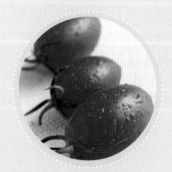
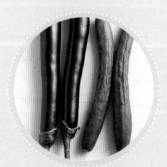

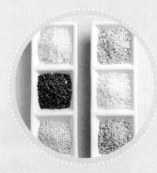

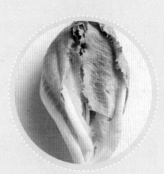

　　癌症病友生病後採用素食，絕對有助於抗癌，但應學習何謂健康的素食，防止素食可能造成的營養不足或不均衡，作妥善的飲食規劃，以獲取真正有益健康的營養，提升自體免疫力對抗癌症，改善生活品質。

　　在本章節中介紹許多有關健康素食的原則，提供病友最佳的食物選擇；正確清洗蔬果，減少外來有害物質如農藥殘留；健康選擇植物性油脂及烹調；針對治療期與恢復期的素食指南。藉以提供病友在治療期與恢復期的調養，幫助攝取營養需求的好食物，讓身體有足夠的體力、抗癌力，遠離癌症的威脅，回歸健康。

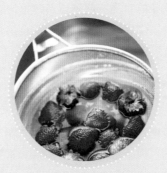

選擇適合自己的素食

　　素食廣義為以植物性食物為主要食物來源。早期以宗教素食為主，現在則因為地球暖化，環保意識潮流，許多地區開始推行「蔬果抗暖化」運動，加上傳統宗教素食也漸加入養生保健觀念，而發展出多元的素食方式。

素食的種類

素食種類	飲食內容
純素 （宗教素）	*只吃植物性食物，不吃雞、鴨、牛、羊、豬、魚蝦海產類；五葷就是蔥、蒜、洋蔥、韭、薤。 *此類素食較易缺乏礦物質及維生素。
奶蛋素	*不吃肉類、不吃五葷，可吃奶蛋類。 *不易像純素食者缺乏蛋白質、礦物質，因此較不會營養不良。
奶素	*以植物性食品為主，但包含奶類、乳酪製品，可吸收到奶類營養素如維生素 B_{12}、鈣、動物性蛋白質。
健康素	*以植物性食材為主，可吃奶蛋類及五辛，不吃動物性食物。以當地當季盛產及自然新鮮食材優先，不食用過度加工食品。 *利用健康烹調，採用生食及熟食的方式。食材盡量以有機食材為主，或是低農藥殘留的蔬果如吉園圃標章蔬果。
生機素	*癌症病友推行的素食：吃蛋類，不吃動物性食物，也不吃人工程序干擾或污染的食品，盡量以新鮮植物為主要食物來源。 *提倡生食，使用健康烹調，保留食物原味及營養成分。
有機素 （部分素食）	*樂活族推行的飲食：每天吃 30 種以上有機食物，避免油炸、燒烤，可使用五葷有機食物，包括五穀雜糧、有機奶、蛋、肉、蔬菜、豆類。 *採 7 份素食、3 份葷食，肉品類以白肉為主，不吃牛、豬等紅肉。
瑜珈素	*將食物分成悅性、變性、惰性三大類。悅性食物可使身心靈平衡，如蔬果、五穀、奶、堅果；變性食物吃多會影響身心靈，如咖啡、濃茶；惰性食物則使人疲倦，如蛋、菇類。以多食用悅性食物為主。
方便素 （鍋邊素）	*能與吃葷者同食相同菜餚，不排斥肉湯、肉汁；但不吃動物性食物。

素食需要加強的營養素

由於吃素食材多為植物性來源，無法完整攝取到動物性食物含有的營養素，如必需胺基酸、維生素 B_{12}、維生素 D、礦物質的鋅、鐵、鈣，容易引發缺鐵性貧血、惡性貧血、骨質疏鬆及營養不良等疾病，影響身體構造機能平衡與健康。素食者可從植物性食物均衡攝取上述營養素（**包括基本的蛋白質、脂肪、醣分**），尤其癌症病友吃素，更應均衡攝取，才能快速復原及提升抗癌力。

●由蛋白質互補效應，提供優質蛋白質

五穀 ＋ 豆類 ＋ 堅果 ＝ 蛋白質互補作用

蛋白質建構身體細胞及組織，調節體內新陳代謝，製造酵素及荷爾蒙，也是製造抗體原料及提供能量運輸的養分；蛋白質缺乏會引起身體倦怠、體重下降、抵抗力減弱、傷口癒合慢、生長停滯及全身水腫現象。

可由五穀、豆類、奶、蛋、堅果、種子類食物，以互補、替代方式，補充必需胺基酸，如五穀米搭配豆類或堅果類一起食用，可互補缺乏的胺基酸，而成為完整的胺基酸組合。

●由五穀雜糧補充維生素 B 群

五穀雜糧如糙米、胚芽米、小米、燕麥、蕎麥等，因富含纖維質、維生素 B 群、維生素 E 及微量元素，可提供身體熱量需求，補充不足的維生素，維持身體正常新陳代謝，增強體力。

五穀中的澱粉為「抗性澱粉」，在小腸中不易分解，能維持飽足感，且刺激腸內有益菌生長，維持腸道健康。另外，五穀中豐富的膳食纖維可在腸道內吸收毒素及致癌物，具有「腸道清道夫」功能。

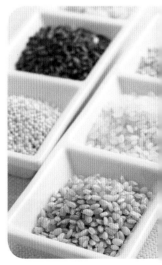

另外，素食者常會害怕缺乏維生素 B_{12}，其實植物性食物幾乎都不含有維生素 B_{12}，在人體大腸內的益生菌也可製造維生素 B_{12}，但無法完全由大腸吸收，所以容易有缺少維生素 B_{12} 的問題。建議奶蛋素者可一天補充 1 個蛋或 2 杯牛奶；純素者挑選早餐吃的玉米脆片時，可購買有特別添加維生素 B 群的食品，或選擇豆漿、麥片、啤酒酵母粉、螺旋藻、海苔及維生素 B_{12} 補充品等。

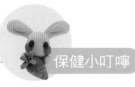

保健小叮嚀

如何有效補充植物性蛋白質和維生素 B 群？

利用多種植物性蛋白質互補，提高胺基酸品質

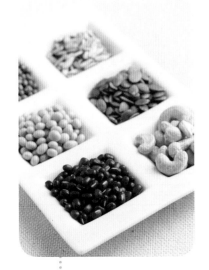

蛋白質的「互補作用」是兩種以上不同性質的蛋白質混合食用，藉此改善胺基酸比例，以符身體所需，提高胺基酸品質。相反地，若將缺乏同一類胺基酸的食材一起搭配，長期食用會產生蛋白質缺乏，如麵筋、米漿等加工後缺乏離胺酸，若再配上同樣缺少離胺酸的稀飯、饅頭，就可能造成營養不足。

因此，一天當中要多攝取不同食物，以多種不同植物性蛋白質「混搭」，獲得足夠的蛋白質，尤其植物性食物中含較少的色胺酸、離胺酸、甲硫胺酸等三種胺基酸，可由下列食物中攝取到較多量，如色胺酸來源有花生、碗豆、腰果、瓜子；離胺酸來源為啤酒酵母、小麥胚芽、豆類；甲硫胺酸來源則有黃豆、全麥麵粉、芝麻、南瓜子。

又例如多吃蛋白質含量高的全穀類食物如糙米、胚芽米、燕麥粒等及堅果和種子較缺少離胺酸（Lysine）；而蔬菜及豆類較缺少甲硫胺酸（Methionine），將以上兩者不完整蛋白質調配，便可獲取高品質蛋白質，如米飯配豆腐、糙米配黃豆、紅豆稀飯、綠豆稀飯、小米綠豆粥，都能平衡攝取高品質胺基酸；豆類加五穀加堅果、種子混合食用，藉由互補得到完全蛋白質。

簡單獲取高品質的蛋白質	
簡易搭配範例	**本書食譜應用早餐篇**
＊煮熟 1 杯豆子如黃豆、紅豆＋3 片麵包共食	＊芝麻豆漿（P.119）＋彩虹飯糰（P.121）
＊煮熟 1 杯豆子＋1 杯半米飯共食	＊杏仁奶（P.127）＋五穀饅頭（P.129）
＊杏仁醬 1 湯匙＋2 片麵包＋1 杯牛奶	＊糙米奶（P.132）＋玉米餅（P.133）
＊杏仁醬 2 湯匙＋1 杯低脂奶	
本書食譜應用主食篇	
＊三寶飯：黃豆＋糙米＋蕎麥（P.152）	＊紅豆物語：紅豆＋糯米＋堅果（P.154）
＊胚芽飯：胚芽米＋薏仁＋小米（P.155）	＊三色粄條：粄條＋豆乾＋豆芽（P.160）

選擇未精製的五穀類，獲取更多的維生素 B 群

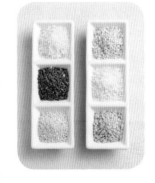

維生素 B 群（B_1、B_2、B_3）多存在於穀物外殼處，所以穀物加工便會造成健康的營養成分流失，精製白米與白麵粉會流失 35 種以上營養素，最後只含有蛋白質、醣分，其餘維生素 B 群、維生素 E、礦物質與植化素等幾乎被破壞。所以為獲取更多維生素 B 群，建議選擇未精製的五穀類如糙米、全麥麵粉等。

糙米所含維生素 B_1 是白米 12 倍，維生素 E 是白米 10 倍，鈣、鎂、磷是白米的 2～3 倍，膳食纖維是白米 17 倍（一杯糙米麩約含 20 毫克維生素 B_1、30 毫克維生素 B_2）。

而燕麥含蛋白質及維生素 B 群極高，且燕麥的麩皮含有植酸，可抑制腫瘤生長，所含膳食纖維可在腸道吸收水分，刺激大腸蠕動，有助於排除致癌毒素。可選用燕麥片沖泡，或加入米飯煮成燕麥粥，提供極佳的維生素 B 群。

高含量的維生素 B 群食物		
食物來源	維生素	飲食搭配
小麥胚芽	含維生素 B、E、必需脂肪酸。	小麥胚芽、啤酒酵母粉可添加於早餐的飲料，如糙米奶、杏仁奶中，或添加於蔬菜、水果沙拉。
啤酒酵母粉	含維生素 B 群、16 種胺基酸、14 種礦物質、17 種維生素。	
全穀類的糙米、燕麥、裸麥、小麥、大麥、蕎麥	維生素 B_1、維生素 B_2。	全穀類煮食可添加豆類、堅果類，如糙米配黃豆飯、米飯配豆腐、豆乾、紅豆稀飯、綠豆稀飯、可搭配加入五穀、蔬果；或製作醬汁作為沾食及拌菜之用。
堅果類的杏仁、花生、核桃、腰果	維生素 B_1、葉酸。	
海藻類（螺旋藻）	含維生素 B_{12}	涼拌或煮湯
香蕉、牛奶	維生素 B_6	牛奶、香蕉可搭配成香蕉奶昔，或將牛奶與水果、堅果搭配作成奶凍。

● 由豆奶穀類及多曬陽光，補充鈣和維生素 D

　　動物性食物微量元素吸收率較植物性食物高，而蔬菜、穀類等纖維質過多的植物性食物，因含多量的草酸、植酸，會降低鈣質吸收率（**蛋白質食物食用過多也會代謝流失鈣質**），茶葉及咖啡所含單寧酸，也會影響鈣的吸收。因此可多吸收富含鈣質的素食來源如豆漿、豆腐、黑芝麻、海藻、杏仁果、深綠色蔬菜等。

　　而且缺乏維生素 D 便會影響鈣質吸收，血液中含鈣量下降易引發軟骨症、骨質疏鬆，且容易有牙齒鬆脫、牙周病等症狀。可多攝取富含維生素 D 的食物，如豆奶或穀類、脆玉米片、乳酪片、牛奶、蛋黃等；新鮮曬乾的香菇，其所含麥角固醇成分，也可經過日曬轉化為維生素 D。而且適當日曬，可將皮膚細胞膜內的膽固醇轉化成維生素 D，幫助鈣質吸收。

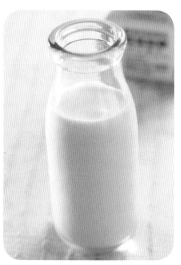

◎奶蛋素者，每天可喝 500c.c. 的牛奶，補充鈣質。

補充足夠的鈣質	
奶蛋素者	每天喝 2 杯牛奶（1 杯 240c.c. 含 240 毫克的鈣）或優酪乳 2 杯。
全素者	每天 1 杯豆漿或豆腐 1/2 塊、吃芝麻糊、高鈣蔬菜，即可補充每日需要量。

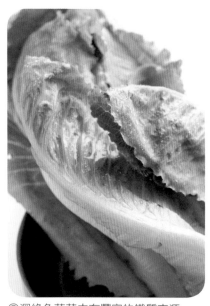

◎深綠色蔬菜中有豐富的鐵質來源。

● 從深綠色蔬菜及脫水果乾，補充鐵質

　　鐵是合成血紅素的重要元素，缺少時會影響血色素的合成，造成貧血，引發疲倦、食慾差、睡眠品質不佳，造成免疫力下降，及影響大腦功能而反應遲緩。

　　鐵質有二種型態，一是較易吸收的魚肉類動物性「血基質鐵」，一是較不易吸收的植物性食物「非血基質鐵」。素食者可從以下食物攝取到豐富的鐵質，包括五穀類及深綠色蔬菜、脫水果乾，還有金針、黑芝麻、黑木耳、海藻、酪梨、棗子、草莓、紅豆等。另外可以利用維生素C加強鐵質吸收，如飯後喝檸檬汁、柳橙汁；並且少喝影響鐵質吸收的咖啡、茶葉。

●由奶製品或堅果類補充鋅，增強抵抗力

鋅是維持身體正常發育及功能的重要物質，為細胞合成 RNA 及 DNA 的必需成分，輔助參與蛋白質、脂肪酸類代謝，幫助蛋白質合成活性胰島素及維持肝臟功能，促進人體免疫功能，增強抗癌能力。

若缺乏鋅容易引發味覺異常、免疫力下降、掉髮、腹瀉、疲倦、傷口癒合差、心智發育遲緩、記憶力減退等症狀。可適時補充富含鋅的食物，如牛奶製品、豆類、啤酒酵母、小麥胚芽、堅果類；全穀類如糙米、野米、燕麥、黑芝麻、杏仁豆等。尤其是南瓜子、花生、松子、核桃、小麥胚芽含量最多。

●從亞麻仁油或小麥胚芽油，補充必需脂肪酸

必需脂肪酸是細胞膜的重要成分，可防止皮膚細胞乾燥，控制身體對膽固醇的利用，並調節體溫等。多元不飽和脂肪酸有 Omega-3 及 Omega-6 兩種，為組成荷爾蒙的基本要素，並維持身體代謝功能。

由於人體無法自行合成必需脂肪酸，必須由食物中攝取，且來源多為動物性食物，如 DHA、EPA 來源以魚、貝類為主，素食者較難攝取到。因此可多注意攝取食物內容，獲得必需脂肪酸。

如 Omega-3 脂肪酸來源有亞麻仁油、小麥胚芽油、紫蘇油、大豆油及含 Alpha 次亞麻油酸的芥花油、菠菜、芥菜、萵苣、高麗菜、白菜、蛋、大豆、橄欖乳酪等。

Omega-6 則包含亞麻仁油酸，來源有紅花油、葵花油、玉米油、大豆油、花生油。

值得一提的是，許多研究證實，若攝取高量的 Omega-6 會使腫瘤變大、數目增加；而大量的 Omega-3 脂肪酸則會延遲腫瘤形成，降低腫瘤生長速度，減少腫瘤數目，建議癌症病友可多選擇富含 Omega-3 脂肪酸的食物來源。

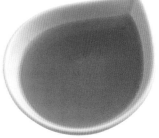

◎亞麻仁油為 Omega-3 脂肪酸來源。

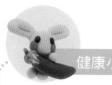

健康小叮嚀

癌症病友吃素有可能營養不良嗎？

　　癌症病友吃素只要注意以下重要原則，選擇健康並均衡攝取素食食材，不僅不會造成營養不良，反而吃到更健康的素食，更有利於抗癌。

全方位攝取五穀及各種植物

　　均衡攝取各類營養素，不要放過植物的根、莖、菜葉、果實、芽菜各部位，以及各種顏色蔬果（7 色蔬果植化素），且每天多樣化選擇攝取 30 種以上食物。其次，加強補充素食容易流失的營養素（參考第 34 頁「如何有效補充植物性蛋白質和維生素 B 群？」），特別注意蛋白質攝取不均及鐵、鋅、鈣等微量元素是否缺少。

了解每日飲食攝取表，多元攝取營養

　　下表介紹各類素食食材提供的營養素及每日食用份量，只要依循每日飲食份量表攝取各種食材，就能提供每日所需營養素，不用擔心會有營養不良的現象。各種食材提供的營養素包括蛋白質、必需脂肪酸、維生素、礦物質、纖維質及特有的植化素，都能幫助病友提升免疫力，增加抗癌能力，幫助身體快速復原。

每日飲食攝取表

食物類別	食物來源	營養成分
五穀根莖類 （主食每天 6 ～ 11 份）	糙米、胚芽米、燕麥、小米等。	醣分、蛋白質、纖維素、礦物質、維生素 B、維生素 E。

豆類 （每天 2～3 份） 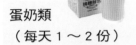	黃豆、紅豆、綠豆、黑豆、豆製品（豆腐、豆乾）、菜豆、四季豆、豆芽菜等。	蛋白質（甘胺酸、精胺酸）、脂肪酸、膳食纖維、維生素 B、維生素 E 及植化素（皂素、異黃酮）、微量元素（鈣、鐵、鋅）。
蛋奶類 （每天 1～2 份） 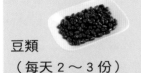	牛奶、乳酪、發酵奶、雞蛋、鴨蛋等。	優質蛋白質、維生素、礦物質（鈣、鐵）。
蔬菜類 （每天 3～5 份） 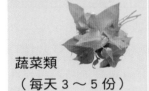	深色蔬菜、淺色蔬菜、白蘿蔔、紅蘿蔔、芹菜、花椰菜、高麗菜、茄子、綠豆芽、萵苣等。且深色蔬菜中營養素更多，尤其深綠及黃綠色蔬菜更具抗癌功效。	維生素 C、維生素 A、維生素 E、葉酸、葉綠素、鈣、鐵、纖維質及抗癌植化素，如茄紅素、花青素、硫化物等。
水果類 （每天 2～3 份） 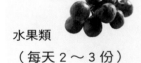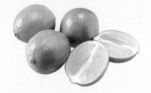	葡萄、檸檬、柑橘類、香蕉、芭樂、瓜果類等各色水果。	碳水化合物（醣類為多），維生素 C、維生素 A、纖維素，以及多酚類、類黃酮、花青素等植化素。
核果堅果類 （1～2 匙） 	芝麻、杏仁果、核桃、腰果、南瓜子、葵瓜子等。	蛋白質（精胺酸多）、脂肪（必需脂肪酸）、維生素 B、維生素 E、礦物質銅、錳、硒、植化素（木質素）。
油脂類 （1～2 匙） 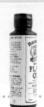	橄欖油、亞麻仁油、苦茶油、芝麻油、葵花油等植物性油脂。	必需脂肪酸、維生素 E。

選擇天然好食物

真正的好食物，就是最接近原始風貌的天然食物。選擇時可優先挑選當季當地生產，因為當地生產最適合個人體質吸收利用，不易有水土不服的問題。而病友選擇食材時，更要注意安全可靠的食物來源，避免黑心食物的威脅。

五穀蔬果中的農藥殘留、金屬汙染、基因改造等問題，都極可能影響食物品質，所以購買食材時建議不要固定攤位購買，因為蔬菜運銷網路複雜，不同菜販來自不同菜園，長期吃進同一菜園的菜，若此菜園殘留農藥特別多，則可能吃進更多農藥，所以必須時常更換菜販，分散購買風險。

另須改變偏食習慣，若只吃特定蔬菜，萬一是農藥殘留較多的葉菜類及連續採收的蔬菜，則毒害危險更大。而且不買不合時令或提早上市的蔬果，因為在不適合的生長氣候下，農民為了獲取高利而蓄意栽培，便需要大量農藥來維持。

可選擇食用較無農藥殘留的蔬菜，如對病蟲害抵抗力較強的蔬菜，或栽種時不需大量施用農藥，如萵苣、龍鬚菜等；或蟲兒不愛吃所以不需灑農藥的具有特殊氣味蔬菜，如洋蔥、九層塔等；或非連續採收期的作物，因為連續採收的農作物如四季豆、胡瓜、小黃瓜因採收期長，為預防部分未成熟作物遭到蟲害，必須持續噴灑農藥；或者選用需去皮才能食用的蔬菜如竹筍、馬鈴薯、地瓜、芋頭、冬瓜、荸薺。

根莖類蔬菜選購原則

●盡量選擇有機耕種，減少農藥殘留機會

根莖類蔬菜因生長期較長，且深藏於土壤中，可吸收到土壤中的營養素（尤其是礦物質），含有對人類生長所需的胺基酸，增強荷爾蒙作用，活化人體內酵素，可降血壓、血糖、膽固醇，提升體力、精力，有助於預防癌症及改善更年期障礙。

但要注意若耕種的土壤使用化肥、殺蟲劑等化學農藥，根莖類作物因長期於土壤中吸收養分，更易受到有害化合物汙染。若我們食用到汙染的根莖類作物，就非常不利健康，所以選購時，盡量選擇有機耕種的根莖類蔬菜，較有保障。

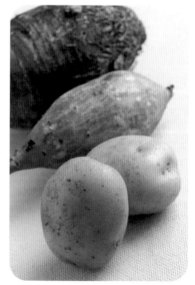

◎根莖類蔬菜盡量選擇有機耕種，形狀完整無發芽。

●選擇形狀完整，表皮平滑無發芽

挑選時要注意整體是否完整，用手按壓時的觸感堅實，表皮無坑洞、平滑，無發芽現象。

食材	挑選原則
地瓜	＊挑選地瓜時要注意整體是否完整，表皮無坑洞、平滑，無發芽。 ＊有機地瓜大小如手掌長度，長相完整最好吃。有黑洞表示有蟲害，或煮過後有異味，即不能食用。
馬鈴薯 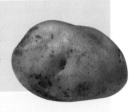	＊挑選馬鈴薯，必須表面完整乾淨，觸感堅實光滑外皮無皺紋枯萎。體型勿過大，建議挑選如拳頭的大小，以免中空，避免外皮綠色芽眼多，因具有毒性不能食用。
芋頭	＊選擇外表無傷痕、根鬚少、沒有淤泥的芋頭最好。 ＊挑選時用手按壓，感覺鬆軟即為纖維化，表示已無水分，品質不佳。
山藥	＊挑選山藥宜選粗大者，藥效較佳，以晚秋到冬季收成者較具藥效。 ＊山藥切過後，在切口處泡米酒、檸檬水或鹽水，可保存較久。
白蘿蔔	＊白蘿蔔要挑外型上粗下細，且表面光滑無損；而蘿蔔葉青綠、無凋零損傷，表示剛出土很新鮮，用手輕彈蘿蔔有厚實感為佳。 ＊蘿蔔先將葉片摘除及去除蒂頭部，不去皮用保鮮膜包裝，直立式放入冰箱冷藏。
蓮藕 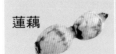	＊蓮藕外觀光滑呈褐色，藕肉白色偏粉紅，且應挑選兩個藕節之間的距離較粗且長者，接近根部為佳。肥厚藕節澱粉質高，適合燉煮；藕節較尖細的，適用於涼拌。 ＊若藕肉出現黑色有怪味，不要購買；注意蓮藕是否生長於汙染環境如工業區排放汙水處，容易吸收鐵、錳、鋅、鋁、鎘等多種金屬元素，尤其是藕節會殘留毒性大的「鎘」，引發「頭痛病」。 ＊煮排骨蓮藕時加 1 小匙白醋，水滾時加醋有助於鈣質釋出，但未熟時加醋會延長煮蓮藕的時間，反而不易熟透。
甜菜根	＊外型完整且無任何坑洞，外皮顏色無黑褐者及無發芽者為佳。 ＊手指輕壓有硬度無凹陷，重量較重無流失水分。
薑 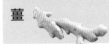	＊表面完整無出芽或乾皺凹陷的現象。 ＊薑體本身圓潤飽滿，微帶泥土有重量感為佳。

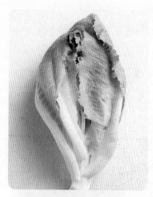

葉菜類挑選

菜葉面需完整無枯萎。

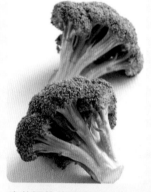

花菜類挑選

青花椰菜首選重量較重，葉柄色深青翠。

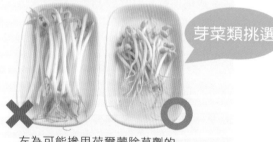

芽菜類挑選

左為可能摻用荷爾蒙除草劑的
豆芽；右為傳統有機方法培育。

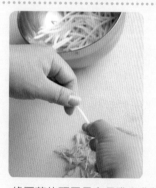

豆芽菜去頭尾

綠豆芽的頭尾最容易殘留農藥應去除。

其他類蔬菜選購原則

應挑選當地當季盛產的蔬菜，外觀飽滿，新鮮無脫水狀況，且大小軟硬適中，顏色為原色，無染色者為佳。

在颱風梅雨季宜多選用根莖類蔬菜：適時適地生產的蔬果，較易控制病蟲害，農藥用得少，且當令時節蔬果含大地之氣，營養豐富，口味佳，物美價廉。

●葉菜類挑選莖葉鮮嫩肥美，葉面完整

青江菜、A菜等葉菜類，宜挑選莖葉鮮嫩肥厚，葉面完整無枯萎，斷口處水分完整，才是較新鮮採收的食材。

●花菜類宜挑花叢緊實，重量較重

青花椰等花菜類，必須花叢緊實，葉柄色深青翠，重量較重，太輕表示水分不足，葉菜上無黑點出現者為佳。

●芽菜類宜選長度短，自然孵芽最佳

芽菜類有些菜農培育時，會摻用荷爾蒙除草劑，使原本莖瘦根長的豆芽，變得莖肥根短，其藥物殘留更具危險性。用傳統方法培育出的豆芽莖瘦根長，口感不脆爽，雖外型不佳，但較安全。

所以綠豆芽、黃豆芽等芽菜類，宜挑選自然孵芽最佳，外形彎曲、長度短、瘦小、有豆香味；切勿購買過於肥大，莖長又胖、色太白，類似使用螢光劑者。

● **瓜果類可選無蟲咬痕，
蒂頭新鮮者為佳**

　　苦瓜、小黃瓜等瓜果類，必須外表
無蟲咬痕跡，細緻光滑、無枯萎痕跡，
蒂頭看起來較新鮮者為佳。苦瓜表面果
粒愈大愈不苦；小黃瓜表面顆粒粗糙，
尾端帶花表示新鮮，但小黃瓜屬農藥殘
留較多的蔬菜，要特別注意清洗。

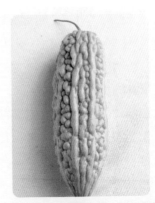

瓜果類挑選

苦瓜外表細緻光滑，蒂頭新鮮者為佳。

水果類的選購原則

　　當地當季生產，外型完整，色澤天
然，水分多、無腐爛或蟲咬破損現象為
佳。蘋果、水梨、柑橘類、番茄、香瓜類
等，觀察果蒂顏色，綠色為新鮮，若有發
黑情況不建議購買。水果外皮如葡萄外
皮，多少帶有果粉、果臘，可依其分布均
勻程度判定是否用藥，表皮均勻分布白霧
狀便為自然的果粉，若果皮的顆粒底部有
塊狀白色，便可能是農藥殘留。

　　蘋果外皮的光澤顏色愈深則果臘愈
多，若是天然果臘，有防曬抗氧化作用；
採收後果臘會漸漸減少，若用刀子可刮
下果臘，便是人工加上的，是為了保存
和防蟲，可保存 3 個月以上，這種最好
不要採買食用。

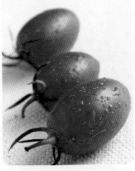

水果類挑選

挑選當季生產水果，觀察果蒂是否發黑。

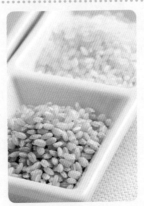

五穀類選購

選擇五穀類的米粒時，首重完整飽滿、
堅硬及新鮮未精製。

五穀類的選購原則

　　五穀類以米為最大宗，種類包括
「粳米白米」、「秈米白米」、「糙米」、「發芽玄米」及「胚芽米」。粳米白米
俗稱蓬萊米，米粒為短圓球形，色透明，口感較黏；秈米白米俗稱再來米，米粒細
長，透明度高，口感乾鬆，黏性不如粳米；糙米分為粳米糙米及秈米糙米，稻穀去
殼後保留米糠及胚芽，富含維生素、蛋白質及纖維；發芽玄米則有高含量的胺基丁
酸（GABA），有安眠舒壓效果；胚芽米則保留豐富的維生素 B 及胺基丁酸。

●**選擇完整飽滿又堅硬的米粒**

　　新鮮米粒看起來色白，米粒上覆蓋的白粉愈少愈好，透光度較高，產生米蟲的機率少。

　　所以選購時，應選米粒完整飽滿堅硬，大小整齊，無碎米粒。而且煮出較有米香味，煮好的飯不易變黃、變硬，可保存較久。

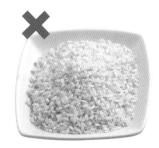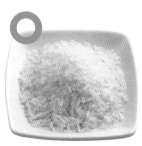

◎右邊的米為新鮮的有機米，飽滿而色白；左邊的米較不新鮮，米粒不完整且碎米多，不建議購買。

　　若顏色太白或太黃，米粒不完整，粉塵多、碎米多，就要注意是否為放太久的舊米，較不新鮮。

●**依包裝袋上生產日期，選購真空小包裝米**

　　台灣稻米為二作期，六月、十一月各收割一次，一期米為年中七月生產屬春夏米；二期米為年底十二月生產屬秋冬米，口感較佳。由包裝袋上的日期，可判斷一期或二期生產米，採買時選擇愈接近生產日期愈新鮮。

　　台灣氣候潮濕不利使用大包裝米，因此宜選購真空小袋包裝米，較易保存；若購買大包裝可用夾鍊袋分裝為小包裝密封冷藏，若未冷藏開封後 2 週內吃完。

　　一般未開封的米可保存 5 ～ 8 個月，一旦與空氣接觸後，會漸漸氧化變質，所以開封後，密封冷藏於冰箱可保存 3 ～ 4 個月，或儲存於 5 ～ 10℃ 的陰濕環境，才可保持鮮味，否則儲存不當容易產生黃麴毒素。

　　米的味道若有異味、結塊不能食用，可當作廚餘堆肥。

●**多選用未經精製的糙米、胚芽米，少吃精製白米**

　　未精製穀物含有大量對人體有益營養素，如蛋白質、碳水化合物、脂肪、食物纖維、維生素 B_1、維生素 E、微量元素鐵、磷及豐富的酵素；白米的營養素只有糙米的 1/4。

　　白米褪去米糠及胚芽，外形純白漂亮，口感 Q，但主要營養素已被去除，等於無生命能量的「死亡食物」。糙米除去外殼，保留糠皮及胚芽，營養豐富，放入適量水及保持溫度，會發芽，是蘊涵生命力「活的食物」。

●**可以五穀米、多穀米與十穀米取代精緻米**

　　衛生署最新飲食建議提出，以五穀米取代白米，營養素更為豐富，有助健康。五穀雜糧營養主要來自穀皮、胚芽、糊粉層、內胚芽四部分，穀皮含纖維質，促進腸道蠕動防止便祕；胚芽含維生素 B 群、維生素 E、蛋白質；米糠是穀皮胚芽及糊粉層的混合物，含不飽和脂肪酸。

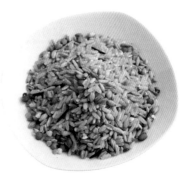

五穀米主要以全穀類為成分，由糙米、小米、蕎麥、燕麥等組合而成；十穀米配方兼顧營養及口感，常見十穀原料有蕎麥、燕麥、黑糯米、扁豆、蓮子、小米、高粱、小麥、薏仁、芡實、大麥等，可自行搭配，無固定配方。

化療期間的病友，由於口腔潰瘍及食慾不振等因素，不建議吃太多五穀米，可以胚芽米代替，建議煮的軟爛；但在恢復調養期，則可選用多穀米補充營養素。

◎五穀米

●可選用有機米，口感及安全性優於一般米

有機米是以良質米為栽培品種，種植在未受污染的耕地，且在栽種過程中不使用化學肥料、農藥及生長調節劑等人工添加物；有機米品質優良，無農藥殘留，是更具安全性的米，營養價值與傳統耕作稻米相同。

選購有機米，要先檢視米袋上是否有「有機認證機購」標章，目前認證單位有國際美育自然生態基金會（MOA）、慈心（TOAF）、台灣寶島（FOA）、台灣省有機農業生產協會（TOPA）4個認證機構，另標示有台灣優良農產品（CAS）標章。其次要看字樣標示，需標示各區農業改良場及農會輔導字樣，標示品名、品種、產地、產量、保存期限、生產期別資料。

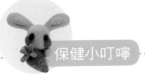

保健小叮嚀

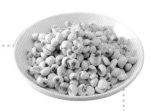

3 步驟煮出好吃多穀米飯

利用各種穀物特性調整比例	＊可依個人喜好用口感較佳的薏仁黑糯米，取代口感較硬的燕麥； ＊減少糙米的比例，增加其他穀物； ＊增加小米比例口感更柔軟，糙米和小米比為 3：1。
1 杯的多穀米搭配 1 又 1/2 杯水烹煮	＊多穀米飯煮法與一般白米不同，水一定要多加，煮出的米飯才能更 Q、夠軟，口感更好。
添加少許橄欖油一起烹煮	＊添加少許橄欖油一起烹煮，可以幫助米飯更滑嫩，如 2 杯米可加 1c.c. 的橄欖油。 ＊另外改吃多穀米初期，可採漸進方式，如白米內添加 2～3 份雜糧，視適應狀況再增減量，每週吃 2～3 餐後再增加餐次。

乾貨類的選購原則

食材	挑選原則
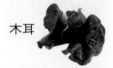木耳	* 有黑木耳及白木耳二種，挑選時留意表面光滑有色澤，整體厚實具伸展性，朵身無發霉現象者為佳。 * 注意乾燥度及有無異味，若色面有變黃或斑駁，不建議購買。
香菇	* 注意菇傘是否有髒汙或黑垢，挑選外型完整、菇傘肥厚，菇梗粗短者為佳。 * 剛收成的香菇其內側偏白黃色，有淡淡香氣；若菇傘內側為黑褐色或有咖啡色斑點，就可能不夠新鮮，不建議購買。 * 大陸貨品質參差不齊，較不具安全性，不建議選購，其顯著特徵多為菇梗己去除，或香菇常遭壓扁。
竹笙	* 首選色澤淡黃、形體完整，蕈裙（似網狀物）較長者為佳。 * 若顏色太深或褐色，則表示存放太久，品質不佳；若顏色過白，有刺鼻藥水味，多為不當漂白，不建議購買。
金針	* 首重顏色金黃、黃中帶橘，而且口感較脆者為佳。 * 金針存放過久容易發黑，常有不當業者為求賣相，添加二氧化硫，保持顏色光鮮，因此若顏色太紅或太黃，略帶酸味，便不宜購買。 * 食用前可浸泡冷水（約 25℃）1 小時，可減少 70％的二氧化硫，再利用汆燙，去除化學添加物殘留。
紫菜	* 以深紫接近黑色者為佳，整體為薄片帶光澤。 * 若顏色為藍紫色或黑色，可能遭受汙染，經過高溫烹煮也無法破壞殘留毒素，因此不建議購買。
海帶	* 選擇乾燥、形體寬大，顏色帶墨綠色為佳。表面帶有粉質為營養精華，不是發霉物。 * 避免已潮溼，且帶有黏稠感，表示不新鮮。

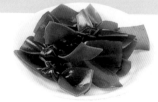

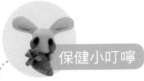

保健小叮嚀

怎麼選擇好的加工素材料？

不買不符合市場定價的便宜食材	✻過於便宜的素食材，便可能有安全上的疑慮。一分錢一分貨，購買符合市場定價的產品，是選購的第一步。
選擇有商譽的商家購買	✻可至大型超市、有機商店購買。 ✻傳統市場購買時需特別注意新鮮度，及店家保存方式。
留意店家保存方式	✻店家若將素食材保存於冷凍庫中，購買後才取出，表示無添加防腐劑，也是較安全的保存。 ✻置放於室溫的保存，不僅容易變質，也可能有添加防腐劑之慮，因此不建議購買。
選擇真空包裝方式	✻以真空包裝者尤佳，散裝販售較不安全，拆封後盡速食用完畢。
注意包裝上的標示	✻注意包裝上是否有清楚標示：成分、製造工廠、製造日期、使用期限、食品添加物、聯絡電話等項目。
購買散裝食材注意聞看摸 3 步驟	✻鼻子細聞：確認味道是否有腥味或肉味，及是否有太重的香料味及酸味，才能避免買到黑心材料。 ✻眼睛查看：查看外觀顏色是否異常，如素鰻、素排骨若顏色太深或太鮮豔，就可能添加媒焦色素；干絲、百頁、豆皮、豆乾顏色太白，就可能使用漂白劑如雙氧水。 ✻用手觸摸：摸摸看食材表面是否有黏滑感，若有就表示暴露於空氣中太久，食材已經變質。

正確認識有機食材

　　許多病友常會詢問生病後是否需要改吃有機食物？其實癌症病友選用有機食物，可減少攝取到有害毒素包含農藥殘留、殺蟲劑殘留；減少攝取到基因改造食品如大豆；減少人工添加物攝取如防腐劑；攝取到全食物中的抗癌植化素及更多的礦物質、維生素。

什麼是有機食品？

- 農產品由耕作至栽培、加工到食品等，皆順應自然，不添加人工化學成分如農藥、殺蟲劑。
- 使用有機肥料使土壤肥沃，可讓農產品含更多必需礦物質和稀有元素，其含量為一般農產品的 2～3 倍。
- 在製造、包裝、倉儲、運輸中經過特別的管理，所有過程不使用香料色素、人工添加劑，不用防腐劑。
- 零污染的健康食品，提供更多的礦物質及維生素，增進免疫力，減少癌症及慢性病罹患率。
- 耕作過程不易，成本較高故價格較高，但營養價值及安全性也更高。

如何挑選有保障的有機食品？

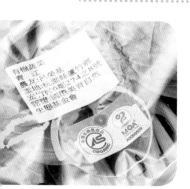
◎有機蔬菜包裝上均有驗證標章及種植者等相關認證資料，安全有保證。

● **觀察包裝上的有機認證及生產履歷**

- 目前農委會認可的 4 家有機認證機構：國際美育自然生態基金會（MOA）、慈心有機農業發展基金會（TOAF）、台灣省有機農業生產協會（TOPA）、台灣寶島有機農業發展協會（FOA）。
- 產品上會用貼紙貼上 CAS（優良農產品標章）加上認證機構如 CAS ＋ MOA，若包裝上只有印刷字樣「有機蔬菜」或「安心蔬菜」皆非認證。
- 並在包裝袋上標明生產者、地址、電話、認證字號、認證機構生產履歷、食物里程、生產批號等項目。
- 目前政府大力推行「生產履歷」，指產品自生產加工、分製、流通、販賣等階段中做流程的記錄，可以清楚了解產品由栽種到各個環節的重要資訊，消費者可透過條碼找到資料。

■農委會提供「有機農業全球資訊網」
（http://info.organic.org.tw/supergood/front/
bin/home.phtml），可查詢有機種植者資料
及抽驗農藥殘留記錄。

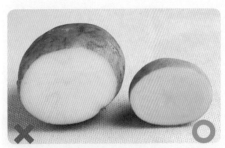

右邊為有機馬鈴薯，口感紮實不易出水；
左邊為使用化學肥料的馬鈴薯，切開後
馬上有出水現象。

●觀察有機產品的新鮮特徵

■品質高的有機蔬菜，新鮮健康無破損，外
表挺立飽滿、無起皺、凹陷，也沒有過期
脫水；若蟲咬洞太多，表示土壤貧瘠，作
物生病不健康。

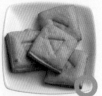

右邊為有機豆乾；左邊為非有機豆乾。

■有機蔬菜不能只以大小判定，因為蔬果大
小反應的是品種差異、土壤肥沃度、肥料
種類及種植技巧，不因為有機栽種就外型
較小。

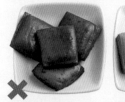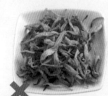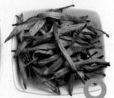

右邊為有機金針；左邊為非有機金針。

■有機蔬果切開或炒煮不易出水，口感紮實，
代表生長時程正常，組織綿實。一般加了
生長激素的慣行農法蔬果（使用農藥及化
學肥料），在短時間內快速長大，是以大
量水分撐大，切開後易出水。

上面為有機玉米；下面為非有機玉米。

■新鮮的有機蔬菜較耐存放，現採的有機蔬
果放在冰箱 2 ～ 3 週，仍會發芽長花。購
買時應問清楚進貨日期，以防買到擺放太
久的冷藏菜，失去新鮮度。

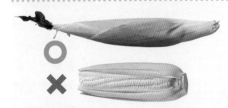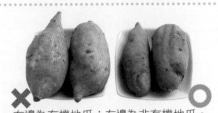

右邊為有機地瓜；左邊為非有機地瓜。

●哪裡可以購買有機食品？

■有機專賣店：可了解其進貨來源、經營動
機、理念；注意其產品流通性、品質新鮮
度、顧客滿意度，可作為選購安全的參考。
■農產運銷所屬超市，及主婦聯盟購買中心。
■財團機構所栽種之農產品銷售如台塑、永
豐餘。
■與農友直接接觸及購買支持在地生產：至
農場參觀了解生產過程及耕種者理念，幫助了解農作品質，加強產品安全性。
■假日農民市集：目前在台灣由環保團體農業機構推廣中，北部如農民市集；
中部如興大有機農民市集；南部如美濃的旗美市集等。

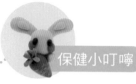

保健小叮嚀

如何區分素食、生機飲食及有機飲食？

類別	定義	飲食內容
素食	＊素食可初分為全素、奶素、奶蛋素、宗教素、植物五辛素、健康素等。 ＊一般素食餐廳多以不食用魚、肉、奶、蛋類等動物性食物；不吃五辛食材即為蔥、蒜、韭菜、洋蔥、蕗蕎的宗教素為主。 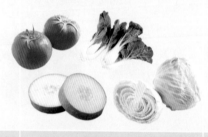	＊不食用動物性食物，如魚、肉、奶、蛋類；不吃五辛食材即為蔥、蒜、韭菜、洋蔥、蕗蕎。有些宗教素是可以食用蛋奶素。 ＊不強調食材一定是有機的，依個人的採購習慣。 ＊大多為熟食，生食部分較少。 ＊容易採用大量的素食加工品，如添加人工色素、味精及防腐劑，包含豆干、豆絲、素雞、素腸等。 ＊傳統素食常見油炸、油煎食物，蒸煮涼拌較少用，容易使用過多調味料，口味容易太油、太甜、太鹹。
生機飲食	＊原始定義為雷久南博士所推廣：不食用奶、蛋、肉類等動物性食物；不食用含化學農藥、化學添加物及輻射保存的人工程序干擾食物；不食用白米、白糖等精製加工食品；以生食及新鮮蔬果為主，不過度烹調，甚至要求完全生食。 ＊目前有關生機飲食的主張，則是因應個人不同體質所做的調整與變通：不強調完全生食，可以生熟參半，但重視生食功效；原始的粗食，如五穀、全麥、堅果、豆類；	＊生機飲食最好選用有機無污染的健康食材，幫助身體恢復自然治癒力，增強免疫系統。若選用一般食材必須經過清洗，最好採購當地當季生產的新鮮蔬果，減少農藥化學及基因改造的危害。 ＊目前為止並沒有科學證明生機飲食能治癒癌症，只能說生機飲食提供健康飲食及足夠營養，提升身體的自癒力，使身體好轉。 ＊本書提倡的素食飲食與上述生機飲食極為相似，即是以植物性食材為主，搭配奶蛋；優先考慮有機食材，其次選用安全的蔬果（經過嚴格清洗過）；以熟食為主要

不食用加工製品及精製品；適當攝取動物性食物，如奶、蛋、肉類（沒有抗生素及荷爾蒙毒素殘留的肉品、奶、蛋類為主），藉以補充營養素。	烹調，再搭配部分生食；以在地當令新鮮食物為主，不吃加工製品；採取健康烹調方法。

有機飲食	＊有機飲食，強調使用經過嚴格認證的有機動物和有機植物，包括蔬果、五穀、根莖、豆類、奶、蛋、肉類等，沒有化肥農藥的疑慮，純淨安全，營養豐富。 ＊強調「食物里程」及節能減碳：食物里程指的是食物從原產地運到消費者手上的距離，包括食物原料由產地運到加工處，再送到市場等運輸距離的總和。里程數愈高，表示食物消耗汽油產生的二氧化碳量愈高。因此購買時，以近距離的產地為優先考量。	＊有機動物：不使用抗生素、荷爾蒙等促進生長，嚴格掌控養殖期及銷售過程。 ＊有機植物：不使用化肥、農藥、冷凍、輻射方法培養植物。 ＊注重輕食原則，少油、少鹽、少熱量、少負擔。 ＊不強調體質屬性及食材適食性：優先選擇無污染食材的觀念，但不一定符合健康的烹調方法及食用方法。 ＊不吃不當令的食材：強調在地生產的食材，減少里程時數，實踐有機的環保生活。

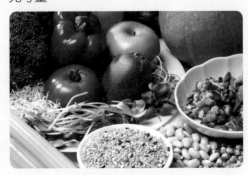

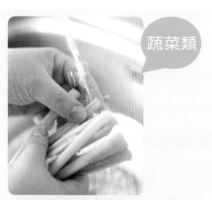

蔬菜類

專家建議去除農藥的好方法，即是在水龍頭下利用沖水力量將殘留農藥去除。

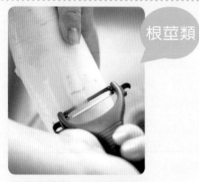

根莖類

外皮洗淨後，再去外皮。

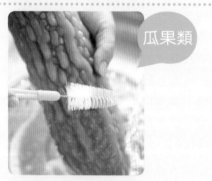

瓜果類

先利用小毛刷清洗外皮。

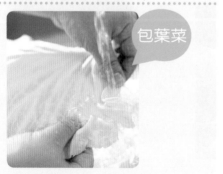

包葉菜

丟棄外層葉片後，內層葉片一片片沖洗。

蔬果清洗有一套

　　食用蔬果只要用對方法清洗，且選擇種類來源多樣化，你就不用擔心會吃進殘餘農藥。不同蔬果有不同的清洗與選購重點，這是食用前必須要注意的重點。

　　清洗時不建議用鹽水浸泡蔬菜清洗，因為農藥及鹽巴均屬鹼性，不會進行中和作用，所以不能去除農藥，且農藥常黏於蔬果表面，不易沖泡掉，另長時間泡水會流失水溶性維生素，使營養流失。

　　也不建議用清潔劑清洗，因為蔬果皮薄且皺，使用清潔劑，極易使具致癌性的漂白螢光劑，從斷裂面滲入蔬果內（即使標明「蔬果專用」的清潔劑，多少也含有對人體有害的物質）。

　　所以清洗蔬果最好的方法是用大量自來水沖洗，才能避免營養素流失及有害物質殘留。

蔬菜類清洗

●根莖類需先清洗後再去皮

　　根莖類蔬果，如蘿蔔、芋頭、山藥等外皮須清洗乾淨再削皮，才可去除農藥殘留。

●瓜果類需利用軟毛刷子清洗

　　利用軟毛刷子清洗外表凹凸不平的蔬果，如小黃瓜、青椒、苦瓜，因為其表面凹凸不平，農藥殘留不易洗淨，特別用小毛刷來清洗。尤其是青椒蒂頭部凹陷處，須先切除再清洗。

●包葉菜先剝除外層葉片，
　再片片沖洗

　　包葉菜如高麗菜、包心白菜，因其施藥及生長方式會有大部分農藥殘留在外層葉片上，為了安全上考量，除了最外層葉片必須丟棄外，內層葉片需層層剝開，一片一片清洗。

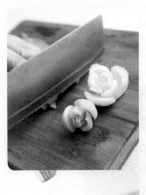
葉菜類

●葉菜類先切除根部，
　再清洗每片葉片

　　分棵的青江菜、小白菜類，則必須先切除近根處，再將葉片分片清洗。因為葉柄匯集的根柄基凹處，通常是農藥殘留最多，所以必需切除掉再清洗葉片。

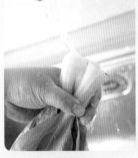
根處先切除再清洗一片一片的葉片近根處。

水果類清洗

●柑橘類先用菜瓜布搓洗外皮

　　柑橘類如橘柑、海梨柑、檸檬、葡萄柚、柳丁等，較令人擔心的是防霉劑，這類藥劑會殘留於果皮部分，較少會滲透至果肉內。

　　食用前先用菜瓜布搓洗外皮，再剝皮吃，即可保障食品安全。

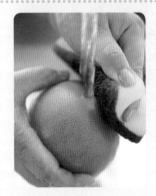
柑橘類

食用前先用菜瓜布在水龍頭下搓洗外皮。

●瓜類先用海綿刷洗外皮

　　瓜類如美濃瓜、黃香瓜，以當令生產的瓜類食用最佳（美濃瓜盛產期在 7〜8 月，黃香瓜 10 月最多、採收期在 4 月中旬〜12 月下旬），因為過了生產期的培育，則會使用較多農藥。

　　食用前應清洗外皮再切開食用。

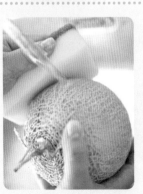
瓜類

食用前，用海棉在水龍頭下清洗外皮。

●小型水果先沖水再灑麵粉抹遍果皮

沖水 ➡ 灑上麵粉 ➡ 清水沖洗

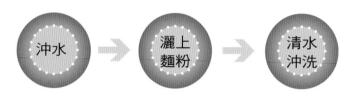

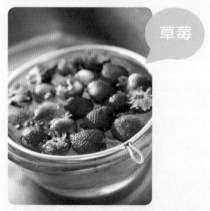

灑上少許麵粉抹遍果皮外層，再以清水沖洗二回。

小型水果如葡萄、番茄，常使用殺菌劑防治蟲害，藥劑會附著於水果表面，選購時須注意是否有藥斑，而且藥斑顆粒是否比果粉大且分布不均勻，若有此種狀況不建議購買。

清洗時先沖水過濾粉塵雜質後，撒上少許麵粉抹遍果皮外層，再以清水沖洗第二回，即可食用。

●草莓先放過濾籃用水沖洗後浸泡

用水沖洗 ➡ 浸泡5分 ➡ 撥洗5次

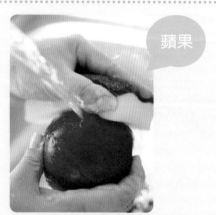

先將草莓放於過濾籃內，用水沖洗後浸泡5分鐘。

草莓農藥殘留較多，為了安全食用，可將草莓放於過濾籃內，用水沖洗後浸泡5分鐘，再經過5次左右撥洗，可洗掉將近70%的農藥殘留。

要特別注意的是，蒂頭不能先去除再洗，必需洗後要食用時再去蒂頭。

●蘋果先用海綿擦洗外皮

蘋果殘留農藥有八九成是留在表皮及果皮內面層，幾乎沒有滲透到果肉部分，清洗時用海綿擦洗，可減少果皮殺菌劑。

削皮時可將外皮下層果肉的殺菌劑去除，減少農藥殘留，增加食用安全性。

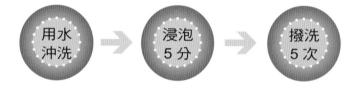

清洗時用自來水沖洗，用海綿在水龍頭下擦洗，可減少果皮的殺菌劑。

素食的正確烹調

適合癌症素食的健康烹調法

　　每一種烹調方法各有不同特色，癌症病友除應特別注意低油、低鹽、低糖的三低原則，還要考慮溫度、用油量、烹調時間及營養素的保留。

　　適用於癌症病友的健康烹調法，應以低溫烹調（80～120℃）為主，並依食材熟透時間決定烹調長短，如根莖類、豆類、五穀類需較長時間；葉菜類則只要極短時間烹調，才能保留營養素，減少流失。除了依食材屬性決定烹調法，烹調的用油量建議愈少愈好，可用改良式的水油炒或汆燙，也能品嚐到可口的食材，且低溫少油烹調，可減少釋出致癌物。

●汆燙法符合低油原則，適用於葉菜類或根莖類

　　汆燙時水中可加少許鹽及 2 ～ 3c.c. 的油，能增加葉菜翠綠色澤及口感；待水煮撈起後，再利用少許調味料增加口味。不是所有蔬菜都適合汆燙，英國研究指出汆燙花椰菜、高麗菜會破壞其所含抗癌物質，用水油炒或蒸煮方式較佳。

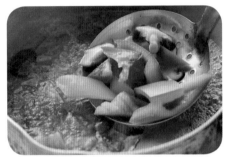

◎汆燙時間一般水煮青菜如為有機蔬菜，時間約 30 秒；一般慣性耕種蔬菜，必須加長水煮時間為 3 ～ 4 分鐘，才能清除農藥殘留。

●水油炒有利脂溶性維生素及植化素吸收

　　水油炒是以乾鍋加少許水（約 1/2 碗）煮開，放入少許油（約 5c.c.），再放入青菜、芽菜花等食材，以中火炒煮。國內研究也發現水油炒，可增加綠葉蔬菜葉酸及多酚類的利用率。另外水油炒可控制炒菜溫度於 100 ～ 120℃，且減少油煙，較無致癌性。

●燉煮減少用油，適用食材為根莖類

　　燉煮法為低溫（約 100℃）長時間（1 ～ 2 小時）烹調湯汁，保留食物美味精華，並減少用油，可分為清燉（湯水多、清鮮味）、渾燉（材料先炒過，湯色較濃）。清燉又有隔水燉，外層水鍋保持旺火沸水；不隔水燉則是直接在火上燉，即廣東人的「煲湯」。

　　適用食材為根莖類如馬鈴薯、紅蘿蔔、白蘿蔔、南瓜、冬瓜等；以及菇類、豆類，可利用食物原味慢慢釋出湯汁，但不適合用於葉菜類。

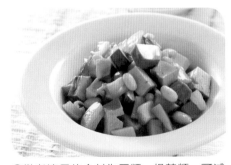

◎燉煮適用的食材為豆類、根莖類，可減少用油並釋出食物原味。

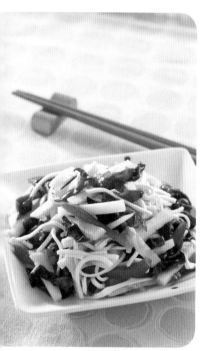

◎拌食可靈活使用調味料，增加食材的變化，增加食慾。

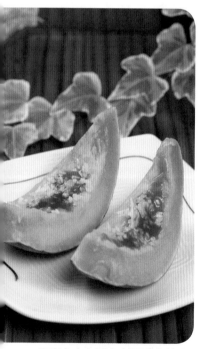

◎癌症病友可多利用蒸煮的方式，將食材切大塊或厚片狀，控制蒸煮時間，美味又健康。

●**滷煮使用大量多元食材，增進食慾**

先選用五香味、紅燒味或酸辣味醬汁，切勿太鹹、太辣或太油，也可以海藻類或菇類作為湯底，再加上食材如滷豆乾、豆腸、豆包、昆布、海帶、白蘿蔔、竹筍、黃豆、牛蒡、蛋等放入醬湯中，大火燒開後，再以小火煨滷至食材軟爛，溫度維持約 85 ～ 90℃。

煨滷時間視食材而不同，豆類製品及海帶類需時 30 ～ 40 分鐘，再熄火浸泡；根莖類需 40 分鐘～ 1 小時熄火燜泡幫助入味，也可以放涼後置入冰箱冷藏後食用。

●**拌食可減少營養素的流失，適用於蔬果**

拌食可分為生拌（材料均為生食）、熟拌（材料均為熟食）、生熟拌（材料為生食及熟食）、熱拌（材料為熟料，必須趁熱切、趁熱拌）。其中未經加溫的涼拌食材，尤其可減少營養素流失，更能吸收維生素 C、酵素等。

可先將食材切為厚薄、大小、粗細一致如絲片、小塊，並依菜餚性質決定燙煮或生食。而使用的拌醬料可依食材不同而變化，如醬油、糖醋、麻油、蔥花、薑末、蒜泥、香菜、辣椒；拌汁則有芝麻醬汁、芥末醬汁、優格醬汁、油醋汁、腰果醬汁、杏仁醬汁等。

●**蒸煮保留營養，適合根莖類、五穀類、豆類**

蒸煮食材可切割為大塊、粗條或厚片狀，或加入調味料如蔥蒜醬油醃泡再蒸，蒸的時間不可太久，約 10 ～ 20 分鐘，避免失去原味及營養；溫度可控制在 100 ～ 120℃，是極適合病友使用的烹調方法，但較不適用於綠葉蔬菜、芽菜。

食材種類	蒸煮方法
根莖、五穀、豆類	在一開始冷鍋時，就立即放入蒸煮 20 ～ 30 分鐘。
葉菜、花菜類	時間較短，可待水熱後再放入，並隔水蒸煮 2 ～ 5 分鐘。
米食	蒸煮時間米飯 30 分鐘，粥 1 小時。蒸粥或蒸飯更可保留米粥香味，極適合病友在治療期使用。

●沖泡法適用於中藥材、五穀粉等

　　將花草類、中藥材、五穀粉、堅果粉、茶葉及芝麻粉等食材放於容器內，以適量熱開水約150c.c.，經過攪拌或燜泡釋出原味及食材精華飲用。可依需要適量沖泡，盡量一杯勿飲用太久或隔夜食用，保持新鮮。

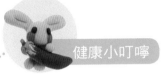

健康小叮嚀

如何降低烹調方法引發的致癌危險性？

避免不當的烹調方法	＊避免不當的烹調法指的是以燒烤、油炸、煙燻、醃漬方式烹調。例如蛋白質食物經過燒烤溫度達250℃、油炸溫度175℃，容易產生PAH（多環芳香碳氫化合物）致癌物；醃漬食品的鹽分則會加強亞硝胺的致癌作用。
如何避免及減低傷害 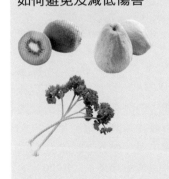	＊選用具有抗氧化性質的食材來烹調：如燒烤時，可利用蒜、洋蔥所含的硒；油炸時利用橄欖油內的多酚；燒烤肉品的醃漬，可利用紅酒的多酚以及花青素等成分，降低致癌危險。 ＊使用合適的烤具：如選用電烤器具，不用炭火燒烤，就可避免滴油造成二度致癌油煙產生；或可將食材先蒸半熟再燒烤，避免油汁長時間拌入火燄中，減少致癌煙霧產生PAH。 ＊吃燒烤油炸食物前，先去除外層燒焦處或將油炸物外的裹衣丟棄不吃。 ＊搭配含抗氧化物及維生素C的飲料中和自由基：吃燒烤油炸食物時，可選用如檸檬汁、柳橙汁、奇異果、綠茶飲料、酸梅汁、山楂洛神茶等飲品。 ＊搭配含抗氧化物的食材中和自由基：抗氧化的辛香料，如青蔥中綠色部分、青蒜、大蒜、巴西利及洋蔥等食材，因為富含維生素C，可中和自由基；水果的選擇如酪梨、奇異果、芭樂等。因為維生素C可抑制癌症形成，避免產生自由基對細胞造成損傷，其次是捕捉自由基（如滴檸檬汁在烤魚表面，能清除自由基），減少致癌原，並抑制亞硝基化合物的形成。

改善治療期副作用的烹調法

症狀	飲食改善方式	應用食譜及烹調
體重減輕	**YES** ＊少量多餐，變化食材； ＊高熱量、高蛋白飲食； ＊以濃縮型食物為主如布丁、果凍等； ＊多補充維生素 B 群如糙米、全穀類，提升食慾； ＊在兩餐之間增加點心攝取； ＊供應易消化的食物如粥或湯品； ＊利用醬汁來提味、刺激食慾。 **NO** ＊減少刺激性食物，如過辣、過油。	＊多利用根莖類，熱量較高，如本書食譜「菜根香」（P.170）、「山藥濃湯」（P.194），健脾開胃且熱量高。 ＊利用濃縮食材，食用少量就能獲取高熱量，如食譜中的「糙米奶凍」（P.202）及「香蕉奶昔」（P.143）。 ＊烹調點心類，選擇易吞嚥消化的食物，如「補氣粥」（P.208）、「珊瑚露」（P.204）等食譜。
噁心嘔吐	**YES** ＊少量多餐； ＊補充維生素 B 群，尤其是 B_6 可減緩嘔吐； ＊選擇有酸味、鹹味食物； ＊可以茶飲或湯品幫助排毒及緩解不適。 **NO** ＊少吃過甜食物； ＊避免油膩食物，少用燒烤、油炸食物。	＊利用茶飲止吐，如茶飲食譜的「山楂洛神茶」（P.220）及「紫蘇綠茶」（P.214）；利用茶飲排毒，如「牛蒡茶」（P.217）。 ＊選用酸味開胃菜，增進食慾如「豆豆優格沙拉」（P.168）及「凱撒沙拉」食譜。 ＊微帶酸味菜餚，可幫助減少噁心感，如「雙色甜菜」（P.162）。
口乾舌燥	**YES** ＊選用含水量多的食物，如豆腐； ＊選擇質地細軟好吞嚥食材，如優格、果凍； ＊多喝水及補充維生素 C 高的水果，如瓜類。 **NO** ＊勿食過辣、過鹹、過熱、過甜食物； ＊減少刺激性食物，如咖啡、酒精類。	＊冰涼爽口茶如「紫蘇綠茶」（P.214）；助排毒及滋潤口腔茶飲，如「牛蒡茶」（P.217）食譜。 ＊帶酸味茶飲，可滋潤口腔喉嚨、生津止渴，如「生脈飲」（P.216）、「山楂洛神茶」（P.220）。 ＊選用易吞食、易消化，有助清涼退火的點心，如「糙米奶凍」（P.202）、「珊瑚露」（P.204）。

味覺改變	**YES** ＊採溫和潤口的冷食物； ＊選用味道濃郁食物刺激食慾，如洋蔥、九層塔、檸檬、香椿、青蒜； ＊可多選用酸、鹹、甜、辣味等食物，幫助味覺感受； ＊運用食物種類改變主食，如米粉、麵條、水餃、壽司； ＊多喝茶飲、果汁，來去除口腔的異味及苦味。 **NO** ＊避免苦味食物。	＊利用味道濃郁的主食及湯品，如「青醬義大利麵」（P.156）、「香椿炒飯」（P.146）、「黃金湯」（P.188）。 ＊利用味道帶酸味的食譜，如「田園蔬菜湯」（P.190）、「墨西哥莎莎醬」（P.111）。 ＊利用潤口茶飲增加口感，如「蔘甘茶」（P.215）、「紫蘇綠茶」（P.214）、「山楂洛神茶」（P.220）。
食慾不振	**YES** ＊少量多餐； ＊利用酸、鹹、甜味等變化，刺激食慾； ＊多吃清淡的粥、湯品或茶飲； ＊選擇高濃度、高熱量、高蛋白食物補充營養。 **NO** ＊少吃油膩、油炸、燒烤類食物。	＊多吃酸味食物，如「彩拌若芽藻」（P.164）、「雙色甜菜」（P.162）。 ＊利用主食類多作變化，如「四君子免疫粥」（P.151）、「梅香壽司」（P.148）、「香椿炒飯」（P.146）。
口腔潰瘍	**YES** ＊多食用溫和冰涼、質地細嫩柔軟、低纖維質食物； ＊選擇易吞嚥食物，如布丁、果凍、馬鈴薯泥、麥片粥、銀耳羹； ＊多食用有助於傷口癒合的維生素C食物，如檸檬汁、柳橙汁。 **NO** ＊少吃堅硬，粗糙食物； ＊避免過油、太鹹。	＊可利用滑潤、易吞嚥的湯品及粥品，如「翡翠菇菇湯」（P.196）、「四君子免疫粥」（P.151）。 ＊選用易吞嚥的點心，如「糙米奶凍」（P.202）、「潤肺銀耳羹」（P.206）。 ＊多飲用順口茶飲，如「紫蘇綠茶」（P.214）、「三花茶」（P.218）、「蔘甘茶」（P.215）。
腹瀉	**YES** ＊採用低渣食物，採清淡低油飲食； ＊多補充水分； ＊多吃含鉀高的食物，如番茄汁。 **NO** ＊不攝取高油、高纖維食物，不吃太冷或太熱的食物； ＊不吃易脹氣食物及飲料，如豆類、馬鈴薯； ＊避免刺激性調味料，如咖哩、辣椒。	＊選用低渣粥湯，如「山藥濃湯」（P.194）、「四君子免疫粥」（P.151）。 ＊選用較清淡低纖維，如「茯苓豆腐」（P.182）。 ＊補充水分可選用茶飲，如「生脈飲」（P.216）。

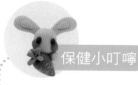

如何用對植物性油脂的烹調特性？

　　一般來說，油脂有「飽和脂肪酸」、「不飽和脂肪酸」。飽和脂肪酸主要來自鮮奶油、氫化脂肪、棕櫚油、椰子油等動物性油脂，容易合成為壞的膽固醇，影響細胞膜結構，產生不健康細胞。而不飽和脂肪酸又可分為「單元」及「多元」兩類。

　　單元不飽和脂肪酸來源包括橄欖油、芥花油、花生油、芝麻油、苦茶油等，較不易氧化，可降低壞膽固醇，不影響好膽固醇的量，較適合用來烹調，穩定性較佳。

　　多元不飽和脂肪酸的來源有紅花籽油、大豆油、葵花油、玉米油、南瓜子，它雖可降低壞膽固醇，也會減少好的膽固醇，油脂穩定性不佳，較易變質。

認識好的植物油及正確烹調

好的植物油	愈接近原始風貌、未經加工的油，就愈是好油，如常見的冷壓、未精製、未氧化過的油脂。市面上冷壓初榨、未精製、未氧化的植物油，有**冷壓苦茶油、冷壓椰子油、冷壓芝麻油、冷壓橄欖油、冷壓花生油**，這類油品因未經加工處理，會有較多的營養素、蛋白質；但品質較不穩定，開瓶後需冷藏，且應盡快用完，以免變質。 另外還有富含 **Omega-3** 油脂的亞麻仁油、紫蘇油，因為 **Omega-3** 可幫助維持前列腺素的正常濃度，增加身體的防禦力，防止人體發生過敏、發炎，使循環及免疫系統正常運作。
不好的植物油	**包括氫化油、發霉的油、氧化油、精製油脂。**其中以氫化油對人體殺傷力最強，植物油因為性質不穩定，容易氧化酸敗、不耐久放，經過氫化程序可使植物油穩定，且成固態狀，更耐高溫、不易變質，可重複油炸，並增加食物口感；但因為氫化油不易被人體代謝，影響細胞膜合成及荷爾蒙製造，易使細胞缺氧，更容易致癌。 其次是原料品質不好、儲存不善，而使種子發霉的油，容易有黃麴毒素等有害物質，易造成肝臟損傷。氧化油則是天然冷壓的植物油開瓶後，容易與空氣中的氧接觸造成氧化，然後在烹調中高溫加熱急遽氧化，產生自由基，持續加熱甚至產生致癌物質，如回鍋油。常食用氧化油脂，會使體內產生過量的過氧化脂質，引發慢性病及癌症。

另外，市面上很多精製油脂（如精製大豆沙拉油），大多經過精製程序，不穩定的油脂經過高溫 240 ～ 260℃高溫處理，除色除味後，油脂雖然晶瑩剔透、淡色無味、不含雜質，但也流失營養素；同時經化學溶劑萃取，雖可保存較長時間，油質穩定性較高，也耐高溫烹調，但化學溶劑易殘留於油品中。

正確保存方法	油脂遇高溫容易氧化，開瓶後最好放在冰箱內，較不易氧化、變質。未經精製液態油，需放在冰箱冷藏，開瓶後盡快使用，在 1 ～ 2 個月內食用完畢；油質變色起泡沫、有油臭味，就必須丟棄，勿再使用。
正確烹調方法	1. **不超過油脂的冒煙點**（就是將油漸漸加熱，開始冒煙的溫度即稱為冒煙點）：超過冒煙點的食用油會開始變質，產生自由基，甚至產生致癌物質，會將好油變成壞油。依據油品的冒煙點，而使用不同的烹調方法，才能確實吃到對身體有益的油脂。 2. 依據不同的烹調需求，選用油脂。
如何判斷烹調時油脂溫度？	1. 用烹飪用溫度計測量，是最準確的方法，隨時可入鍋測量溫度。 2. 氣泡觀測法，可用筷子插入油鍋或用材料投入油鍋，觀察氣泡變化。 　＊小火溫油：油溫一、二分熱，約 50 ～ 90℃，油面平靜，材料投入無氣泡產生； 　＊中火溫油：油溫三、四分熱，90 ～ 130℃，油面無煙平靜，材料投入後，油中出現少許氣泡； 　＊旺火溫油：油溫五、六分熱，約 130 ～ 180℃，油面略有青煙，油略有上下移動現象，材料投入附近出現些許氣泡，適用於煎炒用； 　＊旺火熱油：油溫七、八分熱，約 180 ～ 220℃，油面冒些青煙，油面上下移動，材料投入或筷子插入，立刻出現許多氣泡，適用於一般炒炸烹調； 　＊猛火旺油：油溫九、十分熱，約 220 ～ 250℃以上，油面冒青煙，油面上下移動非常顯著，接近沸騰，材料投入，出現許多滾動氣泡，且聲響大，適用爆炒。 3. 蒜粒觀測法，將小粒蒜頭丟入油鍋，觀察蒜頭的沉浮。 　＊蒜頭下沉未浮起，油溫為 80℃以下； 　＊丟入蒜頭立即浮起，油溫約 180℃。

了解植物性油脂的冒煙點及適用烹調

用途	烹調方式	適用油品及冒煙點
低溫用油 （107℃）	涼拌、水炒	未精製葵花油（107℃） 未精製亞麻仁油（107℃）
中溫用油 （177℃）	小火炒	未精製大豆油（160℃） 未精製冷壓橄欖油（160℃） 未精製花生油（160℃）
	中火炒	未精製芝麻油（177℃） 未精製椰子油（177℃）
高溫用油 （178～250℃）	煎、炸	精製冷壓橄欖油（207℃） 精製芝麻油（210℃） 精製葡萄籽油（216℃） 未精製苦茶油（223℃） 精製苦茶油（252℃） 精製大豆油（232℃） 精製花生油（232℃）

癌症病友的健康素原則

均衡營養，採高熱量、高蛋白質飲食

為補充素食造成的營養素不足，應加強攝取蛋白質、鈣質、維生素 B_{12}、鐵質。食物攝取可參考本書第 82 頁「如何選擇安全的營養補充品？」。

而高熱量及高蛋白質飲食可避免體重減輕、組織耗損、營養不良等。所以，病友每天每公斤體重需要 35 卡的熱量及 1.5 克的蛋白質，依照這個標準來提高熱量及優質蛋白質的攝取。

35 卡熱量	＋	1.5 克蛋白質	＝	每天每公斤需要攝取的熱量及蛋白質

多樣化新鮮食材，以當地當令有機生產為佳

避免加工生產及添加食品添加物的食材，如豆類加工品，以免存積體內成為過敏原，長期攝取減弱身體免疫力；多選擇未經加工的新鮮食材，如糙米、全麥麵粉、燕麥，才能保有食物完整的營養素。

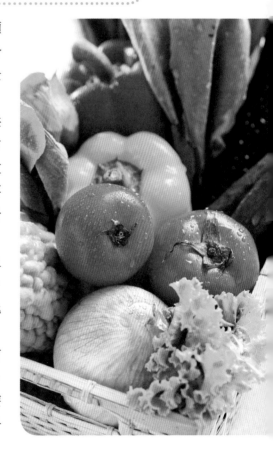

而當地當令出產的食材，營養流失率低，能提供身體最大的能量，促進免疫細胞復原。一般來說，常溫攝氏 25℃，蔬菜放一天，維生素 C 含量只剩採收時的八成，為了確保不腐敗，並保持外觀，大多需要使用化學藥劑。若能選擇當地當令食材，就能減少營養素流失，癌症病友更能吸收完整的營養素。

多樣的食材，則能幫助病友獲取更均衡的營養及抗癌成分，如植物根莖、蔬果類、種子類、五穀類等，多富含茄紅素、花青素、異黃酮、硫化物等抗癌植化素，有利對抗癌細胞。

而建議選擇有機食材，是因其無農藥殘留，沒有添加不良成分，食用更安全；並富含微量元素，如鋅、硒、鐵、鈣、鎂 錳等，有助於抗癌，且能改善化療不適症狀。例如鋅可以改變味覺的異味不適，並提升食慾。

採用三低二高的飲食原則

三低二高	飲食重點
低油	＊油脂量應控制在每日 2 ～ 3 大匙。 ＊選擇好的植物油，依據油品特性正確烹調，可見第 54 頁「如何用對植物性油脂的烹調特性？」。 ＊減少飽和脂肪酸（壞油）、反式脂肪（人造奶油）的攝取，但可攝取適量的單元不飽和脂肪酸，如橄欖油、苦茶油。 ＊要少用辣油、麻油、沙拉醬、沙茶醬、芝麻醬等高油分調味醬料；避免煎、炸、爆炒等高油烹調。 ＊注意高油脂食物會引發肺癌、直腸癌、乳癌、子宮內膜癌、攝護腺癌。
低鹽	＊多吃新鮮食物，少吃醃漬醬品，少用富含鹽分的調味醬如醬油膏、烏醋、味精、番茄醬、甜麵醬、沙茶醬等，並少用鹽酥、醃漬、鹽烤等高鹽分烹調。 ＊每日建議的食鹽攝取量為 6 毫克（6 毫克的鹽中有 2400 毫克的鈉），若鹽分攝取過多或長期食用鹽漬食品，會破壞胃黏膜細胞產生癌症如胃癌。 ＊可利用蔬果本身所特有的香味來作調味料，如蔥蒜、檸檬汁可減少食鹽用量，甚至不需要使用，也能夠品嚐到食物特有的味道和天然香味。
低糖	＊避免攝取多餘精製糖分，可減輕身體負擔，降低癌症再發率。 ＊糖分種類分為單一碳水化合物（Simple Carbohydrate）、複合式碳水化合物（Complex Carbohydrate）。單一碳水化合物由糖的分子組成，其來源為水果、蜂蜜、牛奶、蔗糖、蛋糕、餅乾、碳酸飲料，為高度加工的精製品，被視為「空洞卡路里」。值得注意的是，人體可迅速消化單一碳水化合物，馬上補充活力，但經過人體消化過程，轉化為葡萄糖，進入血液提升血糖值，也引發胰島素大量分泌，而胰島素會刺激癌細胞增生，如乳癌、直腸癌，均與胰島素過度增高有關聯，而癌細胞也以葡萄糖為能量來源，提升其新陳代謝。複合式碳水化合物則是由膳食纖維與澱粉組成，結構較為複雜，人體需花較多時間消化，呈現持續穩定的活力，其來源有全麥、穀類、麥麩、蔬菜、豆類、豆莢、水果、堅果。 ＊癌症病友的飲食必須少用糖分調味料，如蜂蜜、果糖、果醬、煉乳等，並少用高糖分烹調法，如糖醋、蜜汁、醋溜方式；且多攝取複合式碳水化合物為佳，才可減緩血糖上升及使胰島素分泌平緩。科學研究指出，攝取過多糖分會減低個人免疫力，使血液中負責免疫功能的單核球數量減少，抗癌能力減少 50％以上。

高纖維	＊已有醫學證明，富含纖維質的全穀物能使某些癌症罹患率降低34％，包括預防消化道癌症、口腔癌、喉癌、胃癌、結腸癌、直腸癌等。 ＊攝取高纖維食物可減緩胃內消化速度，但促進腸道蠕動，有助排毒，因為大量纖維質食物需要較長時間咀嚼，停留胃中時間較久；而在小腸內纖維質能吸收膽固醇，調節血中濃度，增加好的膽固醇（HDL），減少壞的膽固醇（LDL）。 ＊纖維質也能減緩糖分吸收速度，防止血糖快速升高，在結腸中纖維質提供腸道益菌養分，保護腸道維持健康，最後纖維質會刺激大腸蠕動，加速排出毒素及致癌物。 ＊富含纖維質的天然食物包含蔬果、全穀類，含有大量的維生素、礦物質及植化素，易讓人有飽足感且熱量低，可控制食慾及體重。 ＊要特別注意的是，纖維質的攝取應逐量增加，以免造成腸胃不適；食用富含纖維食材時可多喝水，增加纖維質含水量，增加飽足感。
高鈣	＊中國大陸流行病學研究調查發現，鈣質攝取量每天低於 300 ～ 500毫克，會增加罹患食道癌機率。因為高鈣食物為細胞製造的重要營養，當細胞外的鈣濃度降低，正常細胞的增生會受到抑制，並使癌細胞逐漸繁殖；鈣濃度足夠時，上皮角質細胞、乳房及胃大腸的上皮癌細胞、分化不良等壞細胞，都會受到抑制生長。 ＊人體每天都有癌細胞形成，只要免疫系統發揮功能，剛萌芽的癌細胞就會被清除。但鈣離子缺乏時，便會造成免疫細胞無法分辨癌細胞的存在，使得癌細胞繼續增殖，轉變為癌症。 ＊富含鈣質的食物來源為豆類；深綠色蔬菜如綠花椰菜、高麗菜、芥藍、芥菜、莧菜、大頭菜；海藻類；蒟蒻等食物，癌症病友們可適時補充鈣質，防止癌細胞的增殖擴散。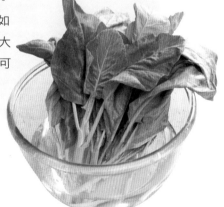

多攝取有益抗癌的能量食物

能量食物	食物來源
富含抗癌植化素的蔬果	紅、黃、橙色蔬果,如蘋果、木瓜、地瓜、甜椒、番茄;綠葉蔬菜如菠菜、莧菜;十字花科如花椰菜、芥菜;辛香料類如洋蔥、青蔥等。
蕈類	金針菇、鴻禧菇、香菇等,富含多醣體及豐富蛋白質,可對抗癌細胞,提升免疫力。
茶葉	綠茶中的兒茶素,可抑制癌細胞生長。
海藻類	海帶、海苔、螺旋藻(藍藻),含有一般植物少有的維生素 B_{12},可幫助紅血球的合成,特別在化療期間,能預防貧血、提升血球數目;另含有維生素 E 及 EPA、Omega-3 脂肪酸,可抑制癌細胞生長及提升免疫力。
全穀雜糧類	糙米、胚芽米、燕麥等含有微量元素硒、鉻,能提升免疫力,且纖維質含量豐富,可促進腸蠕動、排除腸內毒素;另外含有果寡糖,能改變腸道細菌生態,增進有益菌的生長,抑制腸道腐敗,保護腸道組織及提升免疫力。
豆類植物	如黃豆、黑豆,含有皂素、植酸、蛋白酶抑制劑等多種植化素,能抑制癌細胞形成,中和致癌物毒性,而黃豆內的大豆異黃酮,可抗氧化及防止細胞突變,能防止罹患乳癌、大腸癌、攝護腺癌。
堅果、種子類	如核桃、芝麻、杏仁、南瓜子等,可獲取優良油脂 Omega-3 脂肪酸及有益的植化素如木酚素、多酚類、植酸等。

避免食用高危險的致癌食物

●食物保存不當產生的黃麴毒素(Aflataxin)

食物保存不當,容易產生黃麴毒素,造成肝癌的危險。含量 10 微克的黃麴毒素,即具有致癌性。以花生、玉米及醬油等相關加工製品被污染最嚴重,為避免攝取到食物中的黃麴毒素,應盡量少吃釀造醬油、玉米、玉米粒、玉米醬、花生、花生醬、花生糖等食物,建議使用有機豆類釀造成的醬油,較安全可靠。

建議選用真空包裝的中藥材、五穀類、乾果、乾貨食品,且中藥材需保存在冷凍庫內,不能放在濕度高的冷藏室;若發現有霉出現,必須全部丟棄,不能只清除表面霉物,因為黴菌滲透性強,仍會滲入食物內部。

●食材選擇不當合成硝酸鹽類毒性（Nitrosamines）

硝酸鹽及氨類化合物存在於大自然界中，兩類化合物進入胃中在酸性環境中易結合成亞硝酸氨的致癌物質，與口腔癌、食道癌及胃癌的發生有密切關係。因此要避免攝入前驅物質的亞硝酸鹽、磷酸鹽、氨類食物。

硝酸鹽主要來源為蔬菜；亞硝酸鹽的來源有火腿、香腸、熱狗、臘肉；氨類來源則是海產、魚類，如秋刀魚、魷魚等。因此，最好不要一起食用含有硝酸鹽及亞硝酸鹽的食物，而維生素 C、維生素 E 能夠有效控制這兩種成分合成亞硝酸氨，所以在吃大餐或烤肉時，可以同時多吃蔬果等富含維生素 C 及多酚類的抗氧化物如綠茶，就可中和毒性。

●烹調不當引發多環芳香族碳氫化合物（PAH）

烹調時若採用燒烤、煙燻、煎炸、醃漬過程，都可能產生致癌物多環芳香族碳氫化合物（PAH），引發細胞突變產生癌症如大腸癌、乳癌、胃癌、胰臟癌、肝癌。而煙燻類食物如沙丁魚、鹹肉、火腿，致癌物主要來自於燃燒的材料中，如木材、蔗料燃燒的煙中含有 PAH 及芳香氨物質，會污染食物，長期食用有致癌危險。

因此要防止燒烤時產生致癌物，可用錫箔紙包裝食物再烤，或多用燉煮、汆燙、溫火慢煮方式，且以低溫 100℃ 左右較具安全性，不易產生致癌物質。

●使用不當的食品添加物

食物常用的色素添加物，有天然色素、煤焦色素兩大類，天然色素成本貴、色澤不易保存，對人體健康沒有危害，煤焦色素是由石油煤焦所提煉，已有研究證實其毒性及致癌性不容輕忽，目前禁止使用。

在素食食品中，如素雞、素火腿、素烏魚子、素排骨、素鰻、素豬肉乾等發現有添加煤焦色素，所以顏色太深或太鮮艷的食品最好不要購買。漂白劑類添加物則常見於豆類製品，如素雞、豆皮、豆乾、干絲、麵腸，都可能添加硼砂或雙氧水漂白殺菌，增加口感。所以宜選用密封包裝及冷藏處理食品較安全。

防腐劑類添加物，則大多為 BHT 抗氧化劑、BHA 抗氧化劑兩類，其中 BHT 有促進癌細胞成長作用，常用於豆乾、醬油、泡麵等加工食品或儲存的食物。

其他有害添加物常見於金針、脫水蔬菜等，為了使食物色澤鮮艷，常添加亞硫酸鹽，長期食用會引發氣喘發作及促進癌細胞的生長。食用時必須多次浸泡清洗，以減少其含量。溴酸鉀常用於土司麵包中作為膨鬆劑，若大量使用，經過加熱揮發分解後容易殘留於麵包中，其具有致癌性，傷害腸胃及中樞神經。

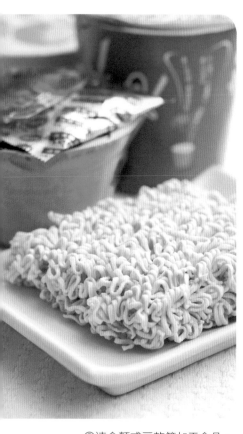

◎速食麵或豆乾等加工食品，常使用防腐劑類添加物。

●食用不當的高脂肪及氫化脂肪

油炸類的素食食物，如油炸豆腐、豆包、麵筋、素雞、麵包類等含有高量油脂，食用太多油脂會使腸道中的壞菌大量繁殖，並合成動情激素等致癌物質，引發乳癌，也會增加膽汁的膽酸分泌，再由腸內細菌轉為致癌物質。而多量的脂肪進入細胞膜內，使正常細胞喪失抵抗致癌物的能力。因此應多攝取高纖維物質，排除腸道內膽酸、荷爾蒙等有毒物質。

而氫化脂肪便是植物油經過人為改造變成「氫化油」，常見名稱如氫化油、反式脂肪、氫化植物油、植物乳化油、氫化棕櫚油、植物酥油等，能使食物不易氧化變黑、變質，使食物變得更酥脆、賣相好，也可高溫重複油炸，降低成本，但卻對人體造成傷害，因為氫化油在體內與蛋白結合，不能成為水溶性，無法為人體吸收利用，在血液中循環流動過程，影響體內必需脂肪酸的代謝功能，造成血管硬化，引發慢性病及癌症。購買食品時應看清楚食品成分標示；速食餐廳外食時，多詢問食用油脂種類，比較安心。

●攝取不當的酒精飲料

流行病學研究，過量飲酒罹癌機會愈大，飲酒者得到口腔、咽部、喉部癌症，以及食道癌、肝癌的機率，比一般人高；如果飲酒、抽菸，加上營養攝取不良，則罹癌機率更大為提高。

酒中的硝酸鹽類、黴菌類毒素、殘留農藥等污染物及酒精代謝物乙醛物質皆是致癌物。而酒精會增加致癌物質的穿透性，並影響肝細胞營養運送，引發營養不良、表皮細胞生長不良，降低免疫力，使癌症罹患率上升。酒精也會引發肝炎、肝機能不良、肝硬化，使得致癌物質如亞硝氨無法分解，而增加罹癌機會。

飲酒者應充分攝取深綠、深黃色蔬果及蛋白質來源食物，每天補充綜合維生素。但最重要也是最有效的方法是戒酒，才能防止癌變及健康上的傷害。

選用易咀嚼食材，幫助吞嚥及消化

食物種類	建議選擇的食物
五穀類	小米、蕎麥、綠豆、蓬萊米、胚芽米、燕麥片等較易消化。
豆類	以豆腐、豆漿等大豆製品為主，而一般豆類必須浸泡一段時間再蒸煮熟爛，較易消化。
蔬菜類	以地瓜葉、莧菜、菠菜、高麗菜等綠葉蔬菜為主，因纖維細，水煮易軟、較易吞嚥消化。
瓜果類	絲瓜、大黃瓜、南瓜、胡瓜為佳。
根莖類	山藥、地瓜、馬鈴薯等質地較細軟者，是較好的選擇。
水果類	木瓜、哈密瓜、西瓜、香蕉、奇異果、火龍果、葡萄、酪梨等水果，質地較軟。

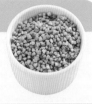

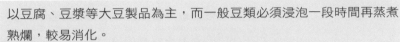
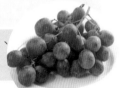

利用中藥材搭配食材改善體質提升免疫力

　　中藥材加入食材可燉湯補充體力，如本書 PART4 介紹的香蘋湯、元氣湯、補氣粥食譜；中藥材茶飲可改善嘴破、嘔吐、食慾不振、失眠等不適症狀，可見 PART4 的甘麥大棗湯、紫蘇綠茶、蔥薑紅糖汁、三花茶、山楂洛神茶等食譜。

採用健康烹調及謹慎用油

　　以蒸、炒、煮、涼拌方式，低溫烹調，保存完整營養素，減少產生致癌物，請參考第 55 頁「素食的正確烹調」。中溫烹調可選用橄欖油；高溫炒煮可用苦茶油；低溫烹調用亞麻仁油；調味用芝麻油，參考第 62 頁「了解植物性油脂的冒煙點及適用烹調」。

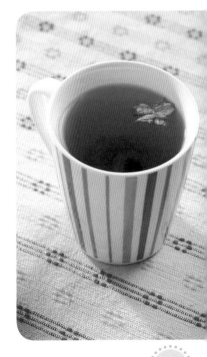

恢復期可交替食用生食及熟食

生食／熟食	飲食重點
每天交替食用 生食與熟食	每天有一餐選用生食食譜如蔬果沙拉，再漸進式增加種類及餐數，讓腸胃逐漸適應，且應視個人體質的腸胃狀況調整，以免增加腸胃負擔。
生食 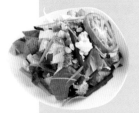	**好處** ＊生食能減少維生素、礦物質、某些抗癌因子的損失。 ＊生食蔬菜中的營養素含量超過熟食，且具有阻止上皮細胞發生癌變的作用，可阻斷致癌物與宿主細胞結合，如木質素、β-胡蘿蔔素被人體吸收後，會引發免疫系統中巨噬細胞的活力，增強免疫力，甚至將癌變細胞消滅。 ＊生鮮蔬菜含有酵素，有助於消化吸收，且不會消耗體內能量及酵素，可使身體獲得休息，增加體力。 **注意事項** ＊體質虛寒、腸胃虛弱者，不適合食用生冷食物，會增加腸胃負擔；化療治療期間因免疫力下降，容易遭受感染，故也不建議生食；而恢復期則可使用生食，每日僅一餐生食，再採漸進式增加。 ＊選用當季及當地盛產、安全、無農藥、無菌殘留的有機食材，優先考慮葉菜類、芽菜類、水果類等，減少食物中毒的危險，並替換各類食材；然後，必須依各類蔬果特性，清洗乾淨且滴乾（參考第52頁「蔬果清洗有一套」）。生食所使用的食器、餐具、砧板皆需注意清潔，操作時更要注意有無污染。 ＊剛開始生食時可能不適應生菜味道，可選用本書介紹的醬汁增加口感，如芝麻味噌醬汁、綠茶優格醬汁、油醋醬汁等，但避免使用過量油、鹽、糖、味精等人工調味品。剛開始可選用自己比較喜歡的蔬菜，如葉片較柔軟、無苦味的萵苣類生菜或芽菜類開始。
熟食 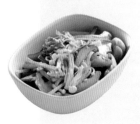	**好處** ＊熟食烹調會使纖維質軟化、體積變小，較容易食用吸收；而且有些營養素必須透過加熱、加油烹調，才能釋放出來，如脂溶性維生素A、D、E、K；植化素中的茄紅素等。 ＊五穀根莖類富含澱粉，必須透過加熱程序使澱粉轉化，更容易被人體吸收；至於生大豆幾乎無法消化，且含有特殊味及皂素，必須加熱後再食用，比較不會脹氣。 ＊熟食可揮發去除蔬菜中殘留的農藥，也可改變食物性味，更適合腸胃吸收，如白蘿蔔生食性寒，煮熟則屬溫熱性。

＊可利用蒸煮方式烹調蔬菜，並同時將蔬菜汁喝掉，因其中含有多種營養素，如綠花椰菜蒸煮，較不會破壞植化素成分。但要注意的是，蒸煮時應使用有機蔬菜，才能飲用蔬菜湯汁。

注意事項

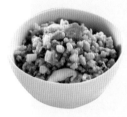

熟食

＊選擇安全來源的有機蔬菜、當季蔬菜，較少農藥殘留；正確清洗；多採用蒸煮、燉、氽燙等健康烹調方式，少用燒烤、油炸方式；最好低溫加熱，選用少量健康油脂或無脂烹調；少用加工調味品，多用天然醬汁、醬料。

＊控制每餐蔬菜食用量，如每人每天 300 ～ 400 克為基本量（生食 1 碗是 100 克；熟食 1/2 碗是 100 克），以免剩菜太多，下餐再加熱食用，會流失營養素。

＊烹調冬瓜、絲瓜、黃瓜、苦瓜、大白菜、小白菜芥菜、芹菜等寒性蔬菜時，可加溫熱性香料或中藥材，如生薑、香菜、辣椒、八角、紅棗，以改變食物性質。

＊宜採用不鏽鋼鍋、陶鍋、砂鍋等無毒、傳熱快的烹調用具，不用鋁鍋、鐵鍋、鐵氟龍鍋。

使用天然調味料，不使用人工加料

味道	天然調味料
鹹味	海鹽、岩鹽、味噌、醬油、芝麻醬、香椿醬、胡椒鹽、酵母粉、堅果粉。
甜味	冰糖、黑糖、甜菜汁、甘蔗汁。
酸味	檸檬、番茄、鳳梨、蘋果醋、梅子漿、優酪乳、梅子醬、莓果醬、桑椹醬、紅酒醋。
辛香料	蔥、薑、蒜、辣椒、九層塔、香菜、巴西利、茴香、八角、胡椒、迷迭香、香茅、紫蘇、薄荷、百里香、薑黃、芥末、咖哩。

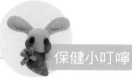

保健小叮嚀

如何增加素食變化？

靈活選用 各類食材	* 選用蔬菜的不同部位：如根莖、葉菜、芽菜、種子等不同部位作搭配變化，如本書食譜的「田園蔬菜湯」（P.190）、「蘿蔔玉米湯」（P.199）。 * 搭配不同顏色的蔬果：如綠、白色配的「翡翠菇菇湯」（P.196）；黃色的「玉米餅」（P.133）；紅、黃、綠、白色搭配的「彩色蒟蒻」（P.176）。 * 搭配五穀雜糧類，補充胺基酸的不足：本書食譜利用黃豆、糙米、蕎麥的「三寶飯」（P.152）；胚芽、小米、薏仁的「胚芽飯」（P.155）；紫米、野米、紅豆煮成的「紅豆物語」（P.154）。
巧妙變化 烹調方法	* 多選用以蒸、燉、汆燙、涼拌等健康烹調法互相變化：如本書副食涼拌的「雙色甜菜」（P.162）、炒煮的「香椿炒飯」（P.146）、蒸煮的「菜根香」（P.170）、汆燙的「石蓮山藥」（P.175）。
聰明運用 調味醬料	* 多運用調味品，烹調出變化的酸甜苦辣鹹味料理：如酸辣味「東炎高麗菜」（P.178）、酸鹹味「梅汁芭樂」（P.135）、鹹味的「味噌芽湯」（P.192）、甜味的「珊瑚露」（P.204）。 * 選用自製醬料搭配食材：如以本書自製醬料中的墨西哥莎莎醬（P.111）、凱撒沙拉醬（P.113）、青醬汁（P.109）、東炎醬汁（P.114）、綠茶優格醬（P.115）等，均可搭配食材，作出不同的變化，如 PART4 食譜中墨西哥土司（P.145）、黃瓜棒（P.144）。
正確搭配 中藥食材	* 選用適合自己的中藥材入菜：如寒涼體質選用當歸、黃耆、紅棗、枸杞等溫熱中藥材；燥熱體質選用人蔘鬚、薄荷葉、金銀花等寒涼中藥材。如利用川芎、黑棗的「香蘋湯」（P.186），可補氣溫血；選用菊花、茉莉花、金銀花的「三花茶」（P.218），可清熱解毒。 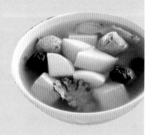

治療與恢復期的素食飲食

治療期間的藥物作用是殺死癌細胞，但同時在傷害腸胃、毛髮、皮膚、黏膜處正在分裂的細胞，所以會呈現許多副作用，如口腔潰瘍、掉髮等，加上癌細胞在體內大量增殖時，會令人失去食慾，影響體重，嚴重影響抵抗力。

因此治療期間如何維持體力、補充營養，是抗癌的關鍵。營養的補充可增加體力，提升治療耐受力；增加免疫功能，提高抵抗癌細胞的免疫力；維持精神層面的平衡，樂觀面對，提升抗癌戰鬥力。藉由營養調適，恢復體力、改善疲倦感、提升睡眠品質，並舒緩腸胃不適症狀，有助提升整體的生活品質。

接著經由恢復期的飲食調配，可改善化療期間造成的不適症狀，如貧血、血球量不足；並多攝取微量元素，如抗氧化物、植化素等，也可預防及延緩癌症的復發。針對癌症治療期藥物引起的傷害及副作用，視病患身體所需及副作用症狀，來調整飲食內容，除了參考病友一般素食原則外，更需要加強以下幾項原則，可幫助病友更快適應及恢復體力、提升抗癌力。

治療期的素食飲食

除了參考第 63 頁「癌症病友的健康素原則」中的選擇清淡、易消化食物；選用無污染的真食材，不使用加工食材；選用健康烹調方法，並用健康油脂烹調外，其他應特別注意的事項說明如下。

●**少量多餐，不限制進食量及時間**

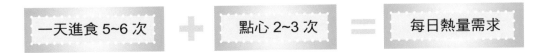

以病友進食意願為優先，採取「能吃盡量吃」為原則，一天內可進食 5～6 次，除三餐之外還可加點心 2～3 次。也可以用點心或湯品搭配，補充三餐不足，如本書提供的點心如潤肺銀耳羹（P.206）、糙米奶凍（P.202）、補氣粥（P.208），或湯品類如黃金湯（P.188）、田園蔬菜湯（P.190）、山藥濃湯（P.194）、元氣湯（P.185），都能補充正餐不足的熱量，增加體力、提升免疫力。

●採用高熱量高蛋白飲食

因癌症所耗損的組織細胞，必須有足夠蛋白質來修補，並提供抗體，增強免疫力；並藉由蛋白質維持體重平穩，防止體重下滑過多，導致癌症預後惡病體質。成人病友每公斤體重補充 1.5 公克蛋白質，熱量需求為每公斤體重 35 大卡，素食病友蛋白質來源以豆類、奶類、五穀雜糧為主。

●攝取足夠水分，有利於身體的排毒

| 每公斤 | × | 50～65c.c. | = | 每日水分需求 |

每日水分的需求量為每公斤乘以 50～65c.c. 的水，例如 50 公斤乘以 50c.c. 為 2500c.c，而身體康復期間的水量則為每公斤體重乘以 65c.c.。

一般水分攝取每日至少 2000～2500c.c. 水分，包含每日飲用的湯汁及茶飲，可分數次飲用。如分早上、中午、下午三時段喝水，每個時段可再分 3～4 次，每次飲用量 180～200c.c.；尤其是在用餐前 1 小時更需喝水，因為空腹喝水可刺激胃液分泌，增加腸道蠕動，有助提升食慾。

喝水時不建議飲用過度冰冷的水，因為容易造成消化功能障礙，導致營養吸收不良，體內血液循環不順暢。因此建議飲用接近體溫的溫水（約 40～45℃），才可促進新陳代謝，幫助排毒。

●進食前後輕度的走動及按摩

進食前或飯後半小時有適度活動，可增進食慾、幫助消化，例如可以在室內走動或多做腹部按摩，以增加腸道蠕動及減輕腹脹不適。

●治療期不適合生食，注意食品安全

治療期間因白血球數值容易下降、免疫力降低，因此要特別注意食物清潔衛生及餐具的安全性。例如水果，宜選擇有外皮保護的柑橘類、瓜果類、水梨、香蕉等，較為安全。

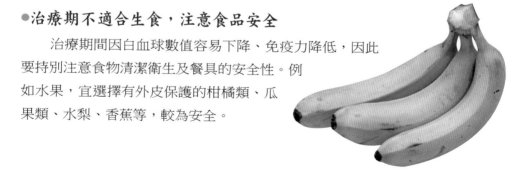

◎選用有外皮保護的水果，較為安全。

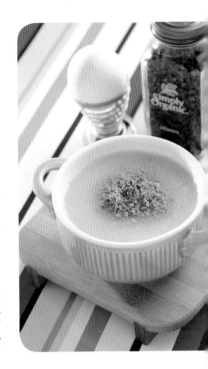

●無法食用一般食物時，考慮以流質食物代替

治療期間，病友容易有口破等現象，不易咀嚼食物，可利用湯品、清粥或奶類等流質食物，如本書食譜的山藥濃湯、補氣粥或杏仁奶、香蕉奶昔，幫助熱量補充及營養素攝取，提供身體需求。

●保持愉悅的用餐情緒，及家人陪伴進食

進餐時宜注意保持心情愉悅，並安排安靜舒適的環境，不要勉強進食，以免影響食物消化吸收。心情好壞會影響食慾與進食量，以及消化液分泌如唾液、胃液。因此舒適的進食環境，不只能穩定病友情緒，更利於腸胃道的消化吸收。

此外，家人的陪伴或親自為病友烹調食物，也可提升病友進食意願。家屬對癌症病友的支持、鼓勵，可提升抗癌的意志力，當病友感受到家人的溫暖及期待時，會更有意願去接受治療，並更努力地補充營養，幫助恢復病體。

●可適時攝取營養補充品

癌症病友常食慾不振，沒胃口，這時可由醫師或營養師評估病友身體狀況，選擇合適的營養補充品。市面上有許多種營養補充品，可依病友營養需求，如熱量、蛋白質的補充，以維持體重，提升抵抗能力。

●改變錯誤飲食觀念，不聽信偏方

每位病友生病後，常會茫然接受各方的飲食資訊，包含許多偏方及抗癌食品，卻容易錯過寶貴的黃金治療期，並加重身體負擔，增加更多毒素囤積體內。許多來路不明的偏方成分，極可能影響化療藥物作用，影響治療效果。因此不要食用來源不明及不了解的藥品及食品。

另外，有許多錯誤的飲食觀念，也會影響病友進食，如不可以吃太營養的食物，擔心腫瘤變大，結果反而造成營養不良；而只吃某些特定食物，造成飲食不均衡，營養素缺乏；錯誤的生食觀念，增加化療期間感染的機會，尤其是白血球下降、免疫力最弱時，更應該避免感染源；或採用斷食法，想用不吃餓死腫瘤細胞，反而讓病情更為惡化。

最有利於病友抗癌及身體復原，莫過於「自然的食物」，包含身體所需的各種營養素及抗癌的植化素，只要病友選用自然健康素食食材，配合適切的治療，並保持愉快心情，正面積極思考，就有益於改善病情。

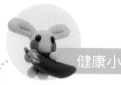

健康小叮嚀

白血球低下時如何補充營養？

　　素食來源中的營養素如蛋白質、維生素 B₆、葉酸（B₉）、維生素 C 及礦物質鋅、鐵等，都與造血系統有關，能幫助製造白血球，幫助白血球生長，並提升免疫功能。

　　另外，配合有益補血的中藥材食補，更能促進白血球增生及增強免疫功能，如人蔘、粉光蔘、當歸、枸杞、紅棗、黑棗、熟地等藥材，可參照本書中藥材運用食譜的「四君子免疫粥」（P.151）、「香蘋湯」（P.186）、「珊瑚露」（P.204）、「補氣粥」（P.208），都能有助於白血球增生，提升抗癌及免疫力。

選對素食來源改善白血球低下

營養素	功用	食物來源	本書應用食譜
蛋白質 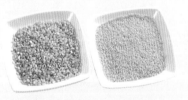	提供白血球及抗體組成的養分，及建構免疫系統的功能。	豆類（大豆、黑豆）；蔬菜類（芽菜）；堅果類（腰果、核桃）；五穀類（糙米、小米）；種子類（芝麻、葵瓜子）；豆製品（豆腐、豆漿、味噌）；菇類等。	＊PART4 主食篇中「三寶飯」（P.152），運用黃豆、糙米、蕎麥的蛋白質，合成抗體，增強免疫。 ＊主食篇的「四君子免疫粥」（P.151），運用四君子藥材、糙米、粳米、白蔥根頭熬粥，增強體力及免疫力。 ＊主食的「紅豆物語」（P.154），有補血的紫米、野米，搭配糯米、長米，可補血補氣、增強體力。
維生素 B₆	有助形成血紅蛋白及抗體，維持免疫系統功能。	小麥麩、麥芽、黃豆、高麗菜、燕麥、玉米、花生、核桃等。	

葉酸 （維生素 B$_9$）	幫助體內合成蛋白質，是 DNA 及 RNA 必要物質，幫助紅血球及白血球快速增生及代謝，也有助於造血及提升白血球數目。	綠色蔬菜（萵苣、菠菜、蘆筍、花椰菜等）；甜菜根；蘑菇；豆類及豆製品；核桃、杏仁；草莓、櫻桃、檸檬、葡萄、奇異果等。	＊副食篇中「雙色甜菜」（P.162），以甜菜根為主醃漬的小菜，可滋補氣血，幫助提升白血球數量。 ＊副食篇的「翠綠雙菇」（P.184），運用美白菇、鴻禧菇中的蛋白質；青江菜中的葉酸，提升白血球數目。
維生素 C	促進淋巴母細胞的生成，提高免疫功能，特別是加強免疫系統進而消滅外來細胞。	青江菜、韭菜、菠菜、青椒等綠色蔬菜中含量豐富；而柑橘、奇異果及苜蓿芽等食物，也有豐富維生素 C。	
鋅	鋅能促進免疫功能，活化免疫系統胸腺激素，增加細胞活性，維持 T 細胞正常功能。 當鋅不足時，會造成免疫系統功能衰退，如 T 淋巴球量減少，白血球數量及活力減少。	花生、大豆、芝麻、小麥胚芽、酵母粉等植物性蛋白質食物。	
鐵	促進形成白血球，提升帶氧量，恢復體力，並提升免疫系統的抗癌力，增加 T 淋巴球的激素分泌。	豆類、核桃、葡萄乾、紫菜、海帶、黑芝麻、龍眼肉、桑椹、蓮藕粉、黑木耳等。	

恢復期的素食飲食

經過急性治療期便進入痊癒恢復期，病友的病情雖然漸趨穩定，仍不可掉以輕心，必須將飲食調養視為一件大事，因為身體復原及後續長期抗癌，都需要足夠營養素，藉此改變酸性致病體質，排除體內毒素及攝取有益的抗癌食物，使癌細胞無法在體內繼續擴散，甚至將它消滅。也要配合適度的運動，保持愉快喜悅的心、感恩的心，才能提升體內免疫力。

癌症的治療其實就像高血壓、糖尿病等慢性疾病，在病友體內長期共存，必須長期追蹤，面對它、接受它、處理它、放下它，與它和平相處，也希望它能轉為正常細胞，不再危害我們的健康。

恢復期的素食飲食，要特別注意增加身體的抗癌力，及加強體內有毒物排除，減少癌症復發機會。除要遵守癌症病友健康素原則，如三低二高的飲食；多吃抗癌食物；避免食用有害的致癌物質；選用當地當令的自然食材外，其他應特別注意的事項說明如下。

●逐漸回復至正常的熱量及蛋白質需求量

因為治療期的熱量需求高，及為了修補受損組織細胞，所以蛋白質與脂肪需求相對的也較高，但恢復期的熱量應回歸正常，要降低蛋白質和脂肪攝取，提高碳水化合物，調整比例為蛋白質：脂肪：碳水化合物為 15：25：60。而恢復期的熱量計算，可依據身高體重及個人活動量評估，如每公斤體重熱量需求為 25 ～ 30 卡。

在蛋白質攝取可以植物性蛋白質為主，採取互補的方式補充胺基酸的不足，如穀類加豆類，可參考第 34 頁「如何有效補充植物性蛋白質和維生素 B 群？」。

●適量的水分有助於代謝體內毒物

多注意排尿是否順暢，以及每天排便次數平均約 1 ～ 3 次；飲用乾淨及過濾過的水，才能有益身體代謝吸收；飲用排毒的中藥材茶飲，如本書茶飲食譜的牛蒡茶及山楂洛神茶等。

●不吃精製加工食材，多吃原始好食物

不吃如白米、白糖、白鹽、白麵粉等精製食物，減少加工調味品及食品，改吃粗糙原始風味的真食物，如糙米、礦鹽、全麥麵粉，減少有害物質囤積體內。

●每天選擇 30 ～ 35 種食材，調整各類食物分配

食物種類	食物比例
五穀雜糧	＊以熱食為主，比例可占 50%。 ＊包含糙米、胚芽米、堅果類；及具有澱粉質的根莖類，如地瓜、山藥、芋頭、蓮藕；全穀類食品如麥麩等，含有極高纖維質，有利於排除腸道毒物。
蔬菜類	＊以有機食材為主，比例可占 20 ～ 25%。 ＊可採部分生食，選用芽菜及綠嫩葉最適宜，如深綠色及黃綠色葉菜；根莖類；花菜類；瓜果類；菇類如香菇、金針菇；芽菜類如豆芽、蘿蔔嬰；芽筍類如蘆筍、金針花、茭白筍。
水果類	＊可用打成汁不去渣的方式生食，占 5 ～ 10%。 ＊多選擇低糖指數水果，如柑橘類、瓜果、草莓、藍莓、蘋果、梅子、李子及榴槤等。
豆奶蛋類、海藻類	＊豆類、海藻各半，共占 20%。 ＊豆類如黃豆、四季豆、扁豆、毛豆，必須熟食；藻類如海帶、紫菜，可生食或熟食；蛋類需熟食。
每天飲食份量表（參考衛生署制定之飲食建議量）	＊這段期間仍須加強蔬菜份量及減少脂肪攝取量。 ＊五穀雜糧根莖類 2 ～ 3 碗（6 ～ 11 份；1 碗等於 4 份）；豆類 1 又 1/2 碗（3 份）；水果類 1 碗（2 份）；蔬菜類 1 又 1/2 ～ 2 又 1/2 碗（3 ～ 5 份）；奶類 1 ～ 2 杯；油脂類 2 ～ 3 匙，若以堅果類代替，則為每天 1 大匙。

●做好食物管理，維持食物新鮮度

依食物類別分類儲存，食物冷藏務必採先進先出原則，較早存放的食物先食用，以防過久失去新鮮口味。冰箱外可貼標籤，標示食物儲存、種類、數量及放入日期，可作為取用參考及購買參考。

蔬果類宜冰在冰箱冷藏室，且勿一次購買太多，以 1 ～ 2 天為限；香菇、金針等乾貨類及五穀根莖類須放於冷藏室；中藥材必須放入冷凍庫，防止產生黃麴毒素。

● **逐漸增加生食比例及餐數，提升抗癌力**

　　視身體接受度調整，由早餐開始食用生食，再逐漸增加中餐、晚餐食用；以一道菜為生食，另外一道熟食為輔，採漸進式改變增加。

　　生食新鮮蔬果，可攝取維生素 C、纖維質、大量酵素等，維生素 C 可防止致癌物的形成；纖維質在腸道內有助排除毒素，減少致癌物；補充食物中的酵素減少體內酵素消耗及幫助消化食物。

　　人體內的酵素是隨著年齡增長而逐漸減少，而食物經過烹調加工後，攝氏 48℃以上酵素就被破壞，蛋白質也會凝固，變得較難吸收，維生素也會流失。所以生食富含酵素的鹼性食物如新鮮蔬果、發芽種子、堅果、穀物及海藻類等，可改變體質轉變為癌細胞不易生存的環境，有益於身體復原。

● **依食物消化時間決定用餐順序**

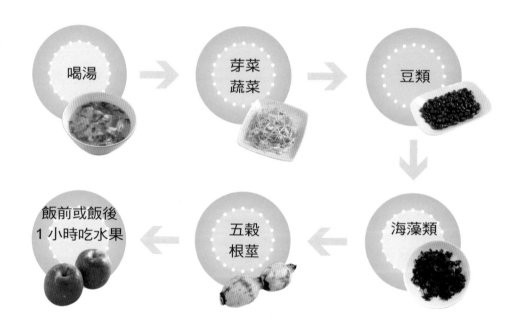

喝湯 → 芽菜蔬菜 → 豆類 → 海藻類 → 五穀根莖 → 飯前或飯後 1 小時吃水果

　　每種食物消化時間不同，如五穀根莖類 4 ～ 6 小時、蛋白質 3 ～ 4 小時、蔬菜 1 ～ 2 小時、豆類 1 ～ 2 小時、芽菜類 50 ～ 60 分鐘、水果 30 ～ 60 分鐘。根據食物的消化時間，決定用餐的種類順序，不但可減少腸胃的負擔，還可以促進營養的吸收。

　　用餐前先喝湯可暖胃，增加飽足感控制食量，因為恢復期的病友需要的營養及熱量，已和一般人相同，過多的熱量攝取反而會加重身體的負擔；而水果於飯前或飯後 1 小時食用為佳，因為水果在胃裡面容易發酵發酸。

　　每餐只吃七分飽，每口食物宜咀嚼 30 次，細嚼慢嚥增加唾液分泌，有助於消化及殺菌解毒；且人體處於緊張焦慮不安時，咀嚼有助於安撫緩和情緒。

●三餐飲食早餐宜早、中餐宜飽、晚餐宜少

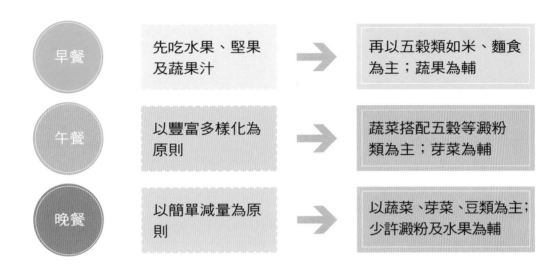

早餐	先吃水果、堅果及蔬果汁	→	再以五穀類如米、麵食為主；蔬果為輔
午餐	以豐富多樣化為原則	→	蔬菜搭配五穀等澱粉類為主；芽菜為輔
晚餐	以簡單減量為原則	→	以蔬菜、芽菜、豆類為主；少許澱粉及水果為輔

　　三餐飲食調配原則為早餐宜早、中餐宜飽、晚餐宜少，且盡量在家自己烹調。

　　早餐以滋養、量足、易消化為原則，可先吃水果、堅果或蔬果汁，隨後再改為以米、麵食為主，蔬果為輔。人體在下午時段消化吸收最好，所以午餐要吃飽，並以豐富多樣化為原則，以蔬菜搭配五穀、全麥麵包等澱粉類為主，芽菜為輔。晚餐則以簡單減量為原則，因為晚上腸胃必須休息，不宜多吃，增加腸胃負擔，可以蔬菜、芽菜、蛋白質為主，搭配少許澱粉類及水果為輔。

　　每餐主食以全穀及豆類為主，副食搭配一道生菜、一道熟食，可多選用海產植物如海帶、紫菜、海帶芽等。若要外食則要選擇健康素食食材，並以五穀類為主，搭配豆、蛋、蔬菜為副食，再選擇海藻、堅果類，才會獲取均衡營養。

●配合適度的運動及樂觀的生活態度

　　健走（快走）是病友極佳的運動方式，每週快走 5 次，每次 30 分鐘，可降低結腸癌、乳癌機率，有助於體內代謝毒素及維持正常的體重，同時可促進腦內啡（Endorphin）分泌，產生愉悅感及減少焦慮，幫助恢復期病友身體復原。

　　而積極正面思想如觀想（Visnalization），能使人更清醒、靈活，更有能力去改變，達到想要的結果。觀想有兩種，一種是引導式觀想，能幫助將意識中的意象引導至潛意識及感官中，另一種是接收式觀想，能幫助想起被遺忘或忽略的資訊。

　　進行引導式觀想時，可閉上眼睛，找個舒服的姿勢，運用「視、聽、觸、嗅、味」兩種以上感官，例如觀想主題為「活得健康、快樂」，可以想像自己身上癌細胞已完全消失，可以隨心所欲享受每一天的生活。完成觀想動作時，就會覺得未來充滿希望及力量。而進行接受式觀想時，可以反問自己：「我該做那些事，未來才能更健康？」可能幫助病友獲得週遭生活可得到的資訊，並利用它們來完成願望。

如何選擇安全的營養補充品？

了解自己的體質及營養需求	*使用營養補充品前，可請教醫師或營養師，避免不適合自己需求或不必要的副作用。 *需了解健康食品不是萬靈丹，只可作為輔助性營養補充劑，但在飲食上仍需注意攝取的營養素，而非單純依賴營養補品。
慎重選擇誠實的商家	*在可靠的地點如健保特約藥局、連鎖藥局等，購買營養補充品會較有保障。 *若對產品有疑慮時，可向消基會、行政院消保會等機構，提出相關查詢。
仔細查看產品包裝標示	***重品牌**：選擇有信譽的品牌，再比較價格及功效。 ***挑包裝**：若是瓶裝方式，宜選暗色瓶身的產品包裝；若為粉裝產品，宜選小包裝，防潮效果較佳。 ***看說明**：注意外盒上的產品成分、營養素含量、產品功能、每次使用量及使用方法等說明標示，是否清楚。 ***可諮詢**：最好選擇有售後服務，及提供諮詢電話的廠商，較有保障。 ***不貪心**：不可因為促銷或價格優惠，而一次購買過多的營養補充品，以免食用太久、保存不當，造成產品變質或受潮。
了解正確的食用方法	*初次服用營養補充品，需依標示說明採漸進式服用，由少量開始，再增加用量，以防身體不適。 *配合溫開水服用，盡量避免和茶、咖啡、酒、果汁一起服用。 *若期間有服用中西藥的習慣，需間隔 2 小時後再服用營養補充品。
觀察服用後是否有副作用	*營養補充品是食品而非藥物，因此不會產生類似藥物的副作用，但有些營養補充劑若過量食用，便可能引發不適症狀，若出現不適，便應停止服用並諮詢營養師或護理師。
服用禁忌	*晚上 6 點後，不建議服用維生素 B 群，以免影響夜間睡眠。 *服用鐵劑時，不可與茶一同服用，且應盡量少喝茶及咖啡，以免影響藥效。

Note

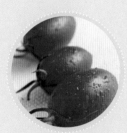

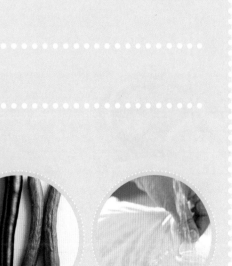

Part 3

健康廚房的食材準備

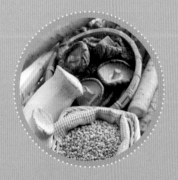  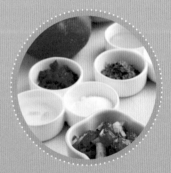

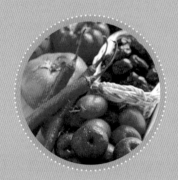

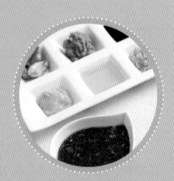

　　癌症病友改變錯誤的飲食，學習正確的飲食習慣，是治療期與恢復期中非常重要的課題。

　　因此本章節提出素食者最佳來源的七色植化素，由各色天然蔬果中獲取最強的抗癌功效。以及正確選擇病後調養的中草藥材，以緩解治療期的不適症狀，認識自己的體質屬性，選對適合的藥膳茶飲，達到增加免疫的功效，對抗癌症的復發。

　　另介紹數種有利於病友抗癌的市售調味品及醬汁 DIY，以天然健康的食材及油脂作出可口的醬料，盡量不使用人工添加的醬料，不增加身體負擔，並能改善病友食慾，增加食餚的多變及營養，幫助身體能更快的恢復健康。

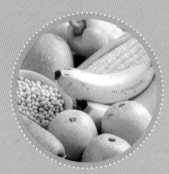

認識 7 色抗癌植物生化素

　　植化素存在於天然植物中，屬於天然食物色素，科學研究發現植化素能有效對抗紫外線與自由基的破壞，協助植物體免受日照、昆蟲咬傷、細菌感染及化學藥品的傷害；相同地，植化素也能協助人體對抗外來的侵襲，並降低罹病的傷害。

　　1980 年開始有許多研究指出，天然植物具有防治疾病、抵抗癌症的功效，尤其黃、紅、綠色蔬菜及水果、蔥蒜類、豆類、全穀類、海藻類、堅果類等植物性食物，能降低多種癌症的發生，目前已有 4000 多種植化素被發現。

　　日本研究學者更將植化素分為紅、黃、白、綠、紫、黑、褐等七種顏色，其內含香味、澀味部分等微量營養素，隱藏強大細胞活化力，與多種特有營養素相乘後，能發揮更大力量，只要平均攝取七色食物，即能攝取到所有營養素。

植化素的驚人抗癌力量

功效	食物來源
提升免疫力	如菇類、薏仁、黃耆等因富含多醣體，可增加自然殺手細胞及 T 細胞數目，產生抗體，抑制癌細胞成長。
誘導細胞良性分化	大豆、大蒜、番茄等能使癌細胞由惡性轉為良性，不再分裂成長。
抑制血管新生功能	大蒜、大豆、兒茶素能停止供應癌細胞成長的血流營養，不再生長而且避免癌症轉移。
促進癌細胞死亡	人蔘、茄紅素、茶葉中的兒茶素、大豆促進癌細胞死亡，控制其生長。
良好的抗氧化功能	茄紅素、大蒜、葡萄、兒茶素、堅果，以及深綠色、橙色、黃色蔬菜具有良好抗氧化功能，能降低有害自由基對細胞的傷害。
抑制癌細胞的傳遞訊息，延緩分裂成長	大豆、大蒜、蔬果可延後癌化過程，並抑制癌細胞分裂成長。
具有植物性雌激素的拮抗作用	豆類、蔬果、芽菜類、堅果類能抑制與荷爾蒙相關的癌細胞成長。

吃對 7 色植化素

植化素讓植物具有特殊的顏色及味道，除了紅、白、黃、綠、黑、紫、褐七種顏色外，每個植物所含植化素不同，其生理功能也不一樣。人體有 60 萬兆個細胞，每天需要攝取約 35 ～ 45 種不同食材，進行身體新陳代謝，注意挑選顏色愈深的蔬果，抗癌、抗氧化功效更大。

但一天當中要同時攝取到 7 色食材並不容易，可安排 3 ～ 4 天分餐攝食，選材時盡量挑不同及多樣的食材，如五穀、蔥蒜、十字花科、豆類、堅果、海藻、蔬果，每樣色彩食物平均攝取。

烹調時可以數種顏色混合搭配，如最簡單的「三色原則」：紅綠白或紅綠黃，藉以彌補單色食物的不足，也可選用 7 色食材作一道彩虹大餐，享受健康美食。每天 5 蔬果，以 3 份蔬菜、2 份水果搭配基本量，或以蔬果 579 來說，即是男性 9 蔬果、女性 7 蔬果、兒童 5 蔬果。

●7 色抗癌植化素的食物來源

顏色	植化素成分	食物來源	代表食物的抗癌作用
紅色	β - 胡蘿蔔素、酚酸類、有機硫化物、類黃酮等。	蔓越莓、草莓、紅椒、番茄、蘋果、西瓜等。	＊ **番茄**中的茄紅素、β - 胡蘿蔔素，為強力的抗氧化劑，能預防攝護腺癌、肺癌。 ＊ **蘋果**中的槲皮素、類黃酮、蘋果酸、檸檬酸等，皆為超級抗氧化物。 ＊ **紅椒**中的茄紅素、維生素 C、β - 胡蘿蔔素等，可修復 DNA 破損，防止自由基破壞。 ＊ **蔓越莓**具花青素、槲皮素等，可抗氧化、抗發炎。 ＊ **草莓**中的鞣酸，可排除致癌物，具解毒功能。 ＊ **西瓜**的茄紅素及 β - 胡蘿蔔素，具強效抗氧化作用，排除自由基，預防大腸癌、乳癌、膀胱癌、攝護腺癌等。

綠色	類黃酮、β-胡蘿蔔素、酚酸類、有機硫化物、檸檬苦素、皂素等。	十字花科、繖形花科、小米、茶葉、毛豆、苦瓜、菠菜、高麗菜等。	＊綠花椰菜又稱為防癌戰士，其中的蘿蔔硫素、吲哚、檞皮素等成分，可排除致癌物、預防大腸癌、降低乳癌、子宮內膜癌等女性癌症。 ＊菠菜中 β-胡蘿蔔素、葉黃素等皆為抗氧化劑，可降低大腸癌的發生率。 ＊高麗菜的蘿蔔硫素、吲哚、膳食纖維，可將致癌物無毒化，並將毒素排出體外。 ＊大白菜中的異硫氫酸鹽、異硫氰酸苯乙脂，可活化解毒酵素，消滅致癌物。 ＊酪梨又稱為窮人的奶油，具 β-麥胚固醇、β-胡蘿蔔素，可抑制攝護腺腫瘤生長、降膽固醇及抗氧化。 ＊綠茶中的兒茶素，抗氧化能力是維生素 C、E 的 25～100 倍，有效消除自由基，活化解毒酵素。
白色	類黃酮、酚酸類、有機硫化物、苦瓜苷、薯芋皂等。	十字花科、蔥、蒜、白蘿蔔、竹筍、山藥等。	＊白蘿蔔的異硫氰酸鹽，可加強排毒，誘發腫瘤凋零。 ＊洋蔥中的檞皮素、山奈酚，為超級抗氧化物，兩者有協同作用，可加強抗癌功效。 ＊大蒜中的蒜素，可預防細胞癌化，促進神經細胞活性。 ＊竹筍中的植物固醇、纖維質、木質素，有助排除腸道毒素及致癌物。 ＊山藥的薯芋皂、過氧化氫酶，可抑制腫瘤生長，消除自由基。 ＊白色花椰菜的吲哚、檞皮素、蘿蔔硫素及異硫氰酸鹽，為超級抗氧化物，可降低乳癌、子宮內膜癌、胃癌、腸癌、攝護腺癌罹患率。 ＊白苦瓜中的苦瓜苷，可抑制癌細胞生長，增強免疫力。

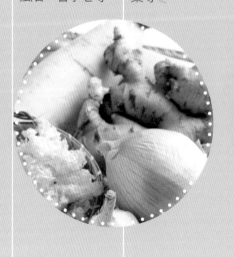

黃色	β-胡蘿蔔素、檸檬黃素、葉黃素、異黃酮等。	豆類、根莖類、柑橘水果、南瓜、地瓜、紅蘿蔔、葡萄柚、黃豆等。

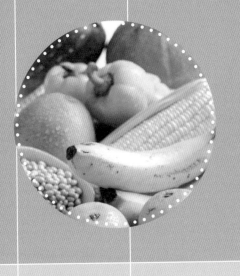

＊**南瓜**中的 α-胡蘿蔔素、β-胡蘿蔔素、葉黃素、山奈酚、穀胱甘肽，皆為抗氧化物，可預防肺癌、攝護腺癌。

＊**地瓜**的 β-胡蘿蔔素是蔬菜中最高含量，可修復細胞；而豐富的纖維質，可清除腸道毒物，減少致癌物刺激。

＊**紅蘿蔔**的 β-胡蘿蔔素，可降低乳癌、膀胱癌、大腸癌發生率。

＊**葡萄柚**中的檸檬黃素、柚素，可抑制過多雌激素合成，預防乳癌。

＊**柳丁**中的檸檬黃素，可活化排毒酵素；β-隱黃素可降低肺癌發生率。

＊**黃豆**的異黃酮、蛋白酶抑制劑，可抑制促進癌細胞增殖的酵素，預防乳癌、攝護腺癌。

紫色	類黃酮、花青素、有機硫化物、白黎蘆醇、沒食子酸等。	莓果類、茄子、葡萄、紫高麗菜、紫菜等。

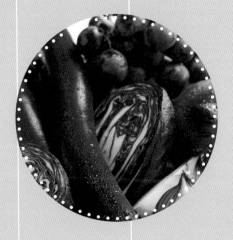

＊**茄子**中的果膠、皂素可降膽固醇；花青素可強化血管，防止破裂。

＊**藍莓**又稱為抗氧化發電機，其中的花青素可消除自由基；前花青素、鞣花酸，可抑制腫瘤細胞分化，使癌細胞凋零。

＊**紫葡萄**的白黎蘆醇，可抗氧化、抑制血小板凝集；沒食子酸可抑制腫瘤細胞形成、誘導癌細胞死亡，可預防肺癌、乳癌、肝癌、攝護腺癌。

＊**紫菜**原為青色或紅色經陽光照射為紫色，其中的維生素 B_{12}、鐵質，為造血元素，預防貧血；葉綠素可抗氧化及抗癌。

＊**紫高麗菜**生食最佳，其中的前花青素，可改善視力、降血壓；異硫氰酸鹽、吲哚，可活化解毒酵素，抑制肺癌、胃癌、腸癌。

＊**紫洋蔥**的蒜素，可預防血栓；異硫氰酸鹽可活化解毒酵素。

褐色	膳食纖維、異黃酮、多醣體。	五穀雜糧、根莖類、菇類、堅果類等。	＊**牛蒡**中的木質素，幫助腸道排除毒素；綠原酸可清除自由基，預防癌症。 ＊**全麥麵粉**中的類黃酮、植酸，可防止細胞病變。 ＊**蕎麥**中的水溶性配醣體，可強化維生素 C 機能；硒可將自由基轉為無毒化。 ＊**菇類**的 β-葡聚糖，可提升免疫力，增強對細菌抵抗力。
	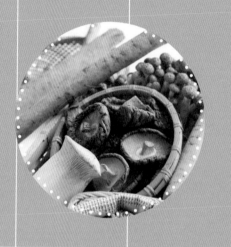		
黑色	β-胡蘿蔔素、海藻酸、多醣體、類黃酮、膳食纖維。	海藻、豆類、黑木耳等。	＊**昆布**中的海藻酸，具抗癌功效；U 黏溶性多醣聚合體，破壞癌細胞基因，促使癌細胞自我消滅。 ＊**海帶芽**因為纖維素易被熱破壞，較適合涼拌，U 黏溶性多醣聚合體，抑制癌症發生，預防大腸癌。 ＊**黑芝麻**的抗氧化能力大於白芝麻，其中的前花青素能提升免疫力，預防癌症；芝麻酚可抑制膽固醇形成，防止動脈硬化及抗癌。 ＊**黑豆**的黑色素，可抗氧化、降血糖；花青素則能對抗自由基，降低癌症形成。
	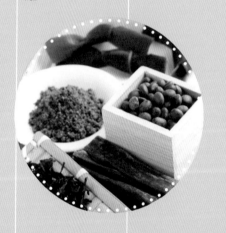		

特別說明

＊**自由基**：指自由行走於人體內的不穩定電子，奪取細胞內 DNA 的電子，平衡自己的電子，使人體內 DNA 異常，引發細胞突變。自由基的殺傷力強，會改變細胞膜細胞及組織，引發連續性過氧化反應，使身體產生退化性疾病及癌症。

＊**抗氧化物**：是指抵抗氧化作用的物質，能在生物體內負責平衡因氧化作用產生的自由基，使其失去破壞力。因為抗氧化物的抗氧化作用，能抑制癌細胞的活性，修護氧化受損細胞，保護 DNA 不受致癌物的侵襲，中和腸道致癌酵素，且活化酵素，增強肝臟解毒功能，可預防乳癌、子宮頸癌、肺癌、大腸癌。

15 種輔助抗癌飲食的中藥材

一般癌症所做的化療及放射治療，目的是殺死癌細胞，但同時也會造成免疫功能降低；而對各種癌症病友來說，提升自體免疫是相當重要，他們需要增強白血球來吞噬癌細胞，及提升細胞的活性來對抗癌細胞。為了有效協助化療及放射治療控制癌症，首要就是增強病友的免疫能力。

免疫功能即是中醫所重視的「正氣」，在兩千多年前的《內經》記載著：「正氣存內邪不可干」。由此可知，中醫的治療原則不只是消滅細菌、病毒及癌細胞，更重要的是強調扶正固本，增加人體的抗病能力。而中醫就是利用中藥材加強自體免疫力，達到控制腫瘤的目的。中藥材能提高體內超氧化物岐化酶（Superoxide dismutase, SOD）的活性，清除自由基對人體的損傷。

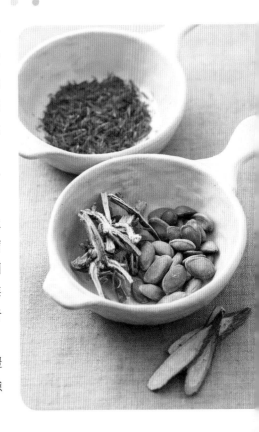

在使用中藥材之前，最重要的就是了解自身的體質，依照體質選擇自己的中藥材，才能真正達到增強免疫、強身等作用。

簡單認識體質

中醫所說的體質，與現代醫學所說的「基因」有關。每個人的基因加上環境影響，在生長發育或衰老過程中，身體結構機能及代謝的反應就會有所不同。而體質往往決定身體與生理反應，如吹到寒風，體質偏虛者可能有頭暈、打噴嚏反應；而有些人可能就無特別的反應。

可以利用下頁表格，了解各體質的表現症狀，簡單認識自己可能的體質。除了寒熱體質分類、虛實體質分類外，還有燥濕體質分類。燥性體質容易皮膚乾燥、乾咳無痰、口渴、便祕等情況；濕性體質容易因體內水分過多，身體浮腫、多痰、腹瀉、腸鳴、血壓高等症狀。

但體質的辨證及適用何種中藥材，仍必須經由專業的中醫師確認，才能避免愈補愈不利健康，特別是癌症病友，使用中藥材時一定要小心謹慎。

認識體質

中性體質	☐氣色良好 ☐注意力集中 ☐尿色淺黃 ☐月經正常色鮮紅 ☐精神佳，不會煩躁不安	☐喝水正常 ☐脈搏正常 ☐尿量正常 ☐舌苔少，語調及速度中等	☐無口臭也不易乾燥 ☐四肢濕暖 ☐排便正常
熱性體質	☐臉色紅潤 ☐全身發熱不安 ☐呼吸氣粗 ☐尿液色黃 ☐月經量多色暗紅	☐喜歡冷飲，愛喝水 ☐情緒躁動 ☐脈搏快又強 ☐尿量多 ☐容易口乾舌燥，有口臭	☐嗓門大 ☐注意力不集中 ☐四肢熱 ☐易便祕
寒性體質	☐臉色蒼白 ☐易疲勞及頭暈 ☐脈搏細弱無力 ☐尿量少 ☐不愛說話，說話有氣無力 ☐不易口渴，口中無特殊氣味	☐喜歡熱飲，不愛喝水 ☐記憶減退 ☐手腳冰冷 ☐軟便易腹瀉	☐精神不佳，無力 ☐呼吸氣短 ☐尿色淡黃白 ☐月經量正常色淡
實性體質	☐身體肌肉結實 ☐容易便祕 ☐呼吸氣粗抵抗力佳，抗癌力足	☐心情煩躁 ☐說話宏亮大聲	☐臉色紅潤，少出汗 ☐尿液色黃
虛性體質	☐言語無力，體力虛弱 ☐臉色蒼白，多汗 ☐說話聲音小 ☐呼吸氣短	☐心情萎靡 ☐容易下痢 ☐尿液色淡且白 ☐抵抗力弱，免疫差	

虛性體質又分為 4 類：

*氣虛體質：易疲倦、全身無力、臉色蒼白、多汗、氣短。

*陽虛體質：易疲倦、全身無力、臉色蒼白、多汗、氣短、怕冷、手腳冰冷、易腹瀉。

*血虛體質：容易月經失調、經期過長、長期營養不良、臉色蒼白、多汗易頭暈眼花、心悸、健忘、失眠多夢。

*陰虛體質：兩頰容易發紅、身體發熱、盜汗、口乾。

Healthy ＊15種輔助抗癌飲食的中藥材

　　因為癌症病友在治療期及恢復期的體質會有所改變，須依狀況選用適合的飲品及藥膳。例如化療或放射線治療的病友，因治療期副作用的影響，體質較傾向虛熱型、燥熱型，常會有容易疲倦、食慾不振、嘴破、口腔潰瘍等不適症狀，宜選用清熱退火、健脾開胃、補中益氣、補養氣血的藥材來調整體質，提升免疫力，如PART4的茶飲食譜「三花茶」、「山楂洛神茶」、「蔘甘茶」。

　　另外，恢復期體質較傾向於血虛、氣虛型，宜選用補血、補氣藥材，如PART4主食篇「四君子免疫粥」；點心「珊瑚露」、「補氣粥」；湯品「香蘋湯」。

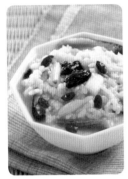
◎四君子免疫粥（P.151）

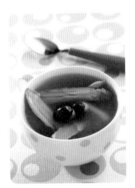
◎珊瑚露（P.204）

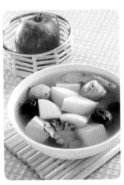
◎香蘋湯（P.186）

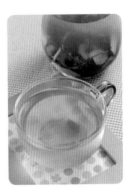
◎蔘甘茶（P.215）

健康小叮嚀

改善治療期症狀的中藥材

中藥材效果	適用中藥材	適用症狀
補養氣血	黃耆、當歸、黨蔘、西洋蔘、紅棗、白朮、枸杞、五味子。	可治療氣血不足及提升白血球數目。
健脾和胃	白朮、黨蔘、茯苓、陳皮薏仁、生薑、山藥。	可治療化療後的食慾不振、噁心、嘔吐症狀。
滋補脾腎	枸杞、生地、白木耳紅棗、川芎。	可緩解全身倦怠、補充體力及提升白血球數目。
清熱解毒	麥門冬、金銀花菊花、蒲公英、薄荷。	可減緩口腔潰瘍、口乾舌燥、嘴破等不適症狀。

西洋蔘（粉光蔘）

含有多醣體，能抑制腫瘤生長及調節免疫活性細胞，增強免疫功能；另外，可抗脂質過氧化，抗缺氧，抗疲勞等作用；還含人蔘皂苷約 17 種，可增強自然殺手細胞活性，也適用於病癒後身體的調養。

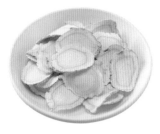

性　　味	味甘微苦、性涼。
食用部分	五加科多年生草本植物，西洋蔘的根。
一般功效	益肺陰、清虛火、生津止渴、提神、健脾開胃。

黨　蔘

含十多種胺基酸及微量元素如鉀、鈣、鈉、鎂、鐵，皆能提升免疫力；另含有皂苷、生物鹼、黨蔘鹼，能提高淋巴細胞的免疫功能。黨蔘的功效與人蔘接近，但藥力較弱，若要用來取代人蔘時，用量須提高。

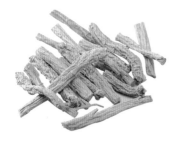

性　　味	味甘、性平。
食用部分	桔梗科多年生草本植物，黨蔘的根。
一般功效	能補中益氣，治脾虛胃弱、生津養血、提神益智、緩解疲勞及加強新陳代謝等功效。

人　蔘　鬚

目前發現至少含有 34 種皂苷，具有抗 DNA 損傷及突變，能防止細胞癌化，且能提高淋巴細胞的防禦功能，消滅體內異物。

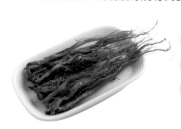

性　　味	味甘微苦、性微涼。
食用部分	五加科植物，人蔘的鬚根。
一般功效	大補元氣、補脾益肺、生津止渴及安神增智。

黃　耆

所含的黃耆多醣，可加強免疫作用、增強身體的耐力；抗癌的硒元素，能增強白血球的吞噬功能，及降低化療產生的副作用。

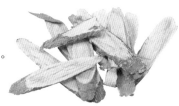

性　味 味甘、性微溫。
食用部分 蝶形花科植物，黃耆乾燥的根。
一般功效 補氣止汗、補氣血、護肝、消腫，改善氣虛及血虛。

當　歸

具有廣泛的免疫促進作用，其中的當歸多醣體及阿魏酸（Ferulic acid）兩種成分，能刺激白血球功能，可調節免疫及恢復作用，並能促進淋巴細胞轉化，對抗外來病毒及細菌，有助健康。另外，對於婦科腫瘤治療最適宜，如子宮頸癌、子宮內膜癌的中晚期血虛消瘦，及化療、放射治療後正氣虛弱者，可以增強體力抗癌。

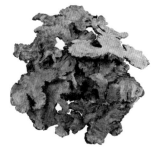

性　味 味辛、性溫。
食用部分 繖形科植物，當歸的根。
一般功效 補血補氣、調經止痛、潤腸通便、抗炎抗菌、
　　　　　　 防老抗老、提高免疫力等功效。

川　芎

所含川芎嗪、阿魏酸及多醣等成分，能增強免疫功能、提升 γ - 球蛋白及 T 淋巴球細胞的功能，並增強巨噬細胞的能力，有利於消除病原，殺死腫瘤細胞。

性　味 味辛、性溫。
食用部分 繖形科植物，川芎的根莖。
一般功效 活血行氣、祛風止痛。

芍　藥（白芍）

具有抗炎、抗病毒、抗氧化作用，及調節免疫、護肝、保健腸胃道等功能。製作成芍藥甘草湯（芍藥二錢及甘草一錢，加上熱開水 300　400c.c.，泡 15 ～ 20 分鐘），可緩解癌症引發的胃腸痙攣不適及疼痛，幫助解痙、鎮靜、止痛、保肝等功效，尤其是改善癌末所引發的腸胃不適效果更佳。

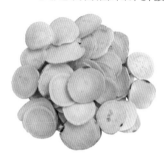

性　　味 味苦帶酸、性微寒。

食用部分 毛茛科植物，芍藥的根。

一般功效 養血保肝、緩解胃痛、改善月經不調、痛經等婦科病。

玉　竹

含有多醣體、皂苷、維生素等成分，可緩解化療所造成的口腔潰瘍及口乾舌燥、口臭等不適症狀；其中多醣體能活化免疫細胞，進而提升免疫功能，並具有抗氧化能力。

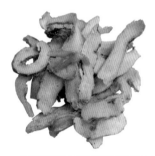

性　　味 味甘、性平。

食用部分 百合科植物，玉竹的根莖。

一般功效 養陰潤肺、生津止渴、強心利尿。

麥　門　冬

含有皂苷類、異黃酮類、多醣體及鈣、鉀、鎂、鋅等成分，能抑制癌細胞增生，以及提高體內超氧化物歧化酶（SOD）的活性，具有抗癌功效。

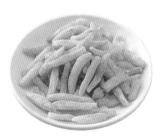

性　　味 味甘、性平。

食用部分 百合科植物，麥門冬的塊根。

一般功效 潤肺止咳、清心除煩、降血糖、降血壓、提升免疫力等功效。

五 味 子

含木質素（Lignans）成分，具有保肝、抑制自由基減少細胞損害，及提高免疫力等功效，並能興奮中樞神經系統，提高活力及工作效率。

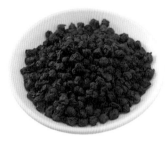

性　　味　味酸、性溫。
食用部分　木菌科落葉藤本植物，五味子的果實。
一般功效　斂肺滋陰、生津收汗。

山 楂

含有山楂酸及維生素 C、維生素 B_2、類黃酮等極佳的抗氧化劑，能清除有害自由基，減少致癌性。

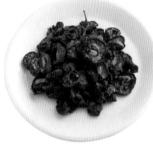

性　　味　味酸微甘、性微溫。
食用部分　薔薇科植物，山楂的果實。
一般功效　化積滯、散瘀血及降血脂等作用。

洛 神 花

含強效抗氧化劑類黃酮成分，能清除體內自由基；原兒茶酸（多酚類）能抑制化學致癌物引發，如肝癌、腸癌、口腔癌等癌症；花青素，則具有抗氧化及抗突變性，能清除腸中氧化物，抑制黃麴毒素形成，減緩肝細胞被氧化的傷害，具有保肝作用。

性　　味　微酸帶甜、性溫。
食用部分　錦葵科草本植物，洛神花的果萼。
一般功效　能降火、清暑、止咳，還能降血壓、降血脂、
　　　　　　保肝、防止動脈粥狀硬化等功效。

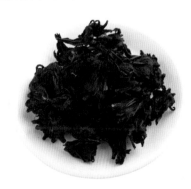

金銀花（忍冬花）

主要成分為綠原酸（酚酸類）及揮發油。綠原酸具有抗氧化作用，能清除自由基、防止傷害細胞，活化肝臟解毒功能，及活化酵素活性，加速致癌物排出體外。皂素成分則能激發身體的免疫力，降低癌症發生率，抑制癌細胞生長。

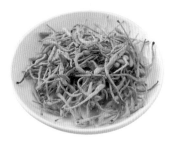

性　　味	味甘、性微寒。
食用部分	忍冬科木質藤本植物，忍冬的花蕾。
一般功效	清熱解毒、抗炎消暑、涼血活瘀、淨血殺菌。若製作成涼茶使用，可預防中暑、感冒、腸道感染。

薄　　荷

薄荷具有冰涼口感，可以緩解口腔不適、改善口腔潰瘍，幫助病友消腫及消炎；另外還可抗病毒、抗氧化，能保護呼吸道，防止感染。

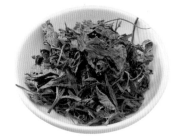

性　　味	味辛、性涼。
食用部分	唇形科草本植物，薄荷的莖葉或全草。
一般功效	疏風散熱、緩解喉痛、清肝火、清穢解毒、消腫。

浮　小　麥

含有碳水化合物、蛋白質、蔗糖、維生素 B 群等成分，能養心氣、治療精神衰弱、安眠，非常適合焦慮或有憂鬱患者；而對於癌症病友有助於安神助眠、穩定情緒。

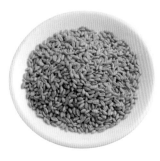

性　　味	味甘鹹、性微寒。
食用部分	禾木科植物，小麥的種仁。
一般功效	清熱止煩、益氣止汗、安神助眠。

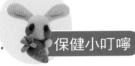

保健小叮嚀

如何挑選適用的茶葉？

茶葉含有維生素、礦物質等營養，平常適度飲茶，配合正常作息及運動，可幫助維持體液偏鹼性，有助抗衰老、預防糖尿病及高血壓。

尤其茶葉中所含的多酚物質如兒茶素，在近年的醫學及流行病學研究中發現可降低癌症罹患率。而茶葉中綠茶的兒茶素含量最高，也最具抗癌功效，建議病友於恢復期時可適度飲用綠茶輔助抗癌。

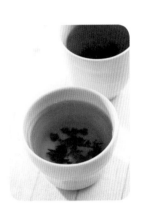

茶葉功效	＊中和體內所產生的自由基，減緩衰老。 ＊含有可加速脂肪代謝的咖啡因（Caffeine），降低血脂。 ＊含鉀離子，可促進排除血液中鈉離子，預防高血壓。 ＊降低血糖，預防糖尿病。 ＊兒茶素可減少牙菌斑，防止牙周病。 ＊兒茶素與其氧化聚合物具有抗氧化、抗炎、抗細胞突變、抗癌，增加體內維生素攝取量等作用。 ＊兒茶素能抗輻射線和紫外線傷害。
茶葉營養	＊維生素 B_1、維生素 B_2、葉酸、維生素 C、維生素 E、維生素 K、菸鹼酸、生物素等。茶葉中可溶性礦物質 60 ～ 70％可釋出於熱水中。 ＊多酚類占茶葉含量 30％，主要成分為兒茶素類，是茶湯中苦澀味主要來源；茶中的兒茶素有 6 種，包括茶中特有的兒茶素 EGCg（Epigallocatechin gallate）。 ＊一天可攝取咖啡因的容忍量為 300 毫克以下，但孕婦、胎兒及對咖啡因過敏者須限制攝取量。
挑選好茶	＊慎選茶葉來源，需認清包裝上 ISO、HACCP 品質認證，或為政府輔導合格產銷班生產，或具有「生產履歷」的有機茶農、茶場，並主動檢附農藥殘留報告。 ＊也可透過認識的茶農、熟悉的茶莊或茶行購買。一定要檢查茶葉包裝，詳讀標示內容物、生產地、產量、製造者、進口商、保存方法及沖泡方法。

正確喝茶	*標準泡茶法，如 3 克茶包沖泡 150c.c. 沸水，浸泡 5 分鐘，沖泡 3 次，第一道茶汁沖泡應丟棄不喝。
	*冷泡茶，最適合夏天沖泡，方法是將 5 ～ 8 克茶葉（選用條形茶，如包種茶、東方美人茶，較易泡開）放入 600c.c. 杯子中，以同室溫的水溫浸泡，茶葉放入杯中後，旋緊蓋子，放置 4 ～ 6 小時即可飲用，也可放入冰箱冷藏。
	*最佳喝茶時間是飯後 1 ～ 2 小時喝及下午 4 點以前喝最佳，晚上 5 ～ 6 點後不適合飲茶，因為會影響睡眠。
	*一天喝茶量約為 2 ～ 10 杯茶量（一杯是 200 ～ 240c.c.），維持咖啡因含量不超過 300 毫克，而且注意飲用後有無心悸、頭痛、顫抖不適等症狀，若出現這些症狀，應停止飲用。
	*腸胃不適如胃痛或不易睡者，可選用烏龍茶、紅茶、普洱茶等半發酵茶及發酵茶為佳；而腸胃功能不佳如消化不良或胃潰瘍、貧血、心律不整、腎功能不佳、孕婦、兒童則不宜喝茶。
	*隔夜茶不能喝，因為茶泡太久，會一直釋放出茶單寧酸、咖啡因，容易心悸或胃部不適；且茶中胺基酸若長期置於空氣中容易變質，滋生細菌。
	*服藥又飲茶會干擾藥效，所以吃藥後應隔 2 ～ 3 小時再喝茶。

台灣生產各類茶葉的兒茶素含量

發酵程度	種類	兒茶素含量
不發酵茶	綠茶如煎茶、玉露。	100%，含量最多。
輕發酵	白茶如白毫銀針	90%
半發酵	包種茶	87.3%
	烏龍茶、阿里山茶。	70%
	凍頂老茶	50%
	白毫烏龍（東方美人茶）	30%
	鐵觀音	20%
全發酵	紅茶如阿薩姆紅茶	18%
後發酵	普洱茶	含微量兒茶素，可潤喉養胃、緩解口乾舌燥。

10 種輔助抗癌飲食的市售素調味品

　　癌症病友在化療及放射線治療期間，由於化學藥物及放射線的影響，病友會出現許多副作用，尤其是化療後味覺的改變、食慾不振及噁心、嘔吐等腸胃不適症狀，往往無法正常進食，同時影響到免疫力及體重的維持。為了引發病友食慾，本書提供 20 種適合輔助化療的素調味品及自製醬汁，搭配素食材料。

　　這些特別挑選的自製醬汁，皆以自然、健康、美味為前提，所有素材都是以自然食物為出發點，再搭配富含植化素的堅果類、辛香料、健康油脂、茶葉、優格、大豆類所調製出來的，如綠茶優格、杏仁美乃滋、味噌芥末醬、青醬汁等，利用自製醬汁不僅增加食物的美味及變化，更能讓病友攝取到有利抗癌的植化素。

　　另外本書食譜內也加入許多天然調味料，使食譜有更多的選擇及變化，如香椿炒飯中的香椿粉、鑫鑫飯的薑黃粉、綠意沙拉中的芥末、東炎高麗菜的東炎醬等，巧妙運用各種辛香料，增加食物中的色、香、味，加強病友食慾及飲食的樂趣。

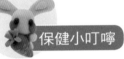

保健小叮嚀

簡單認識輔助化療素調味品

調味品	味道	使用方法	本書運用食譜	哪裡買
已催芽芝麻醬	微苦帶甘	＊涼拌　＊沾醬 ＊麵包塗醬	＊山蘇南瓜（P.172） ＊石蓮山藥（P.175）	素調味品可在有機專賣店、超市購買。
東炎醬	酸辣	＊炒菜　＊沾醬	＊東炎高麗菜（P.178）	
芥末醬 （山葵醬）	嗆辣	＊沾醬 ＊沙拉拌醬	＊梅汁芭樂（P.135）	
薑黃粉	辛香，但不帶辣味	＊熬湯 ＊拌炒	＊黃金豆腐（P.123） ＊鑫鑫飯（P.150） ＊黃金湯（P.188）	
香椿粉 （香椿嫩芽）	微鹹	＊拌炒 ＊茶飲	＊香椿炒飯（P.146）	
啤酒酵母粉	微甘	＊添加於牛奶、蔬果汁等飲品及湯品中飲用	＊全麥壽司（P.141）	

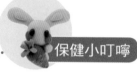

保健小叮嚀

簡單認識輔助化療調味油

調味油種類	使用方法	選購及保存方法	哪裡買
催芽芝麻芽油	*涼拌 *湯品提味	選購 *選擇冷壓榨取、玻璃瓶裝，顏色淡黃、清澈無雜質，帶有淡淡芝麻香味者為佳。 保存 *開瓶後可不必冷藏，置於陰涼通風處保存。	調味油可在有機專賣店、超市購買。
亞麻籽油	*涼拌 *拌入煮好米飯 *加入優格	選購 *選用初次冷壓油，以暗色瓶身包裝，小瓶包裝（250c.c.）者為佳，以免使用過久變質。 保存 *開封後應置於冰箱冷藏，並盡速使用完畢。	
苦茶籽油 （東方橄欖油）	*煎煮炒炸 *涼拌	選購 *高品質冷壓苦茶油，有淡清香味，色偏黃綠色。 *高溫炒過苦茶油，味極濃、色深褐，可保存較久。 *而化學溶劑萃取的苦茶油，味道及顏色都淡，不宜選購。 保存 *好的苦茶油需趁新鮮使用，開封後冷藏較佳。	

調味油種類	使用方法	選購及保存方法	哪裡買
特級冷壓橄欖油	＊小火炒煮的低溫烹調 ＊涼拌醬汁	**選購** ＊橄欖油依據榨取方式區分。 **初榨橄欖油**：冷壓取出，不用化學方式，採用物理性方式低溫 40℃ 榨油，保留原始營養素； **精製橄欖油**：採化學方式，以高溫除色、除味，精製過程去除雜質，其營養成分較差； **橄欖渣油**：第一道初榨所留下的橄欖殘渣，經過化學溶劑乙烷萃取得到的油。 ＊選用橄欖油，以未經過熱化處理及化學處理的初次榨油（Extra virgin olive oil），也稱為冷壓油為最佳選擇。 選購時，須注意產地及保存期限，宜選用玻璃瓶，並且暗色為佳。 **保存** ＊特級冷壓橄欖油開瓶後，必須在 1～2 個月內用完，因容易被光照破壞成分，保存時最好栓緊瓶蓋，放置陰涼處。	調味油可在有機專賣店、超市購買。

已催芽芝麻醬

可增強身體免疫力，改善健康狀態。富含類似雌激素成分的木酚素，可抑制雌激素作用，防止乳腺細胞增生，避免腫瘤形成；另外含有抗氧化物的植酸，可抑制結腸癌細胞的擴散，降低結腸癌罹患率。

成　分

芝麻發芽後蛋白質、脂肪皆轉為容易吸收的胺基酸、脂肪酸，也會產生大量的維生素及礦物質，內含維生素 B 群、維生素 E、微量元素、鐵、鎂、鉀、磷、鈣等成分，其中的維生素 B_1、維生素 B_2、維生素 B_3、鈣及鉀含量特別高，而且葉綠素含量豐富，這些成分皆為製造紅血球的主要元素。

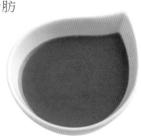

用　途

可做為調味料，用來調味拌菜、拌麵條或是當余燙蔬菜的沾醬，亦可作為塗抹麵包的醬料。

東　炎　醬

可刺激食慾、幫助消化，在化療期間病友容易食慾不振、味覺改變，可利用此調味料來拌菜、拌麵或拌飯，可健胃開脾、提升食慾。

成　分

含辣椒、粗柑葉、香茅、酸柑汁、南薑、香菇、植物油，屬熱性食材，顏色偏橘紅，為泰式醬料。具有抗癌作用的植化素，如薑辣素、辣紅素、多醣類等。

用　途

可做為炒菜、拌菜、拌麵的調味料。若覺得太辣，可用沙拉醬或醬油來稀釋（如 1 大匙東炎醬加 3 大匙沙拉醬），減低辣味。若有嘴破、口腔潰瘍等現象的病友，則不適合食用。

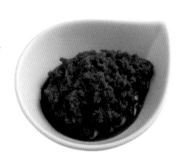

芥末醬（山葵醬）

因為含芥子油成分，所以辣味強烈，可刺激唾液及胃液分泌，幫助開胃及增強食慾，但胃潰瘍者不宜多食。另外，還有殺菌、解毒、防癌的功效，能抑制食物中黴菌及細菌的生長；而內含植化素的異硫氰酸鹽成分，則具有抗癌作用。

成　分

含蛋白質、脂肪、β-胡蘿蔔素、維生素 A、維生素 E 及礦物質鈣、磷、鉀等成分。芥末籽可預防及抑制腫瘤發生。

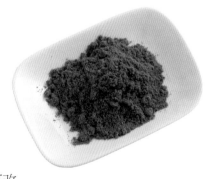

用　途

一般芥末醬分兩種，綠芥末是由山葵根部磨製，剛磨好的顏色為淡綠色，空氣中放久後變更綠，用為生食的沾醬，如生魚片；黃芥末是芥末籽磨出的，經過醋浸泡磨碎加入醋汁而成黃色，多做為熟食的沾醬。

薑　黃　粉

可增進食慾、促進發汗、幫助新陳代謝。另外，具有抗發炎、抗氧化、抗腫瘤作用，可防止及中和自由基，阻止、抑制癌症形成。還有體內環保功效，有助於肝臟排毒，進而保護肝臟。

成　分

主要為薑黃素，亦是咖哩的主要食材。具有獨特香味，含有鈣、鐵、鎂、磷、鉀、鋅及維生素 B_1、維生素 B_2、維生素 B_3、維生素 C 以及檸檬精油、松脂、丁香油等植化素成分。

用　途

味道較辛辣，可做為湯品、拌菜、炒菜的調味料。可改善化療期病友食慾不振的問題，可提升食慾。

香椿粉（香椿嫩芽）

味辛、性寒，具有清熱解毒、健胃理氣、抗氧化、提升免疫力等功效。另具有芸香素，可健脾開胃、促進食慾，非常適合化療期的病友。

成　分

香椿粉所使用的為香椿嫩芽，香氣濃郁、風味獨特，富含蛋白質、維生素 B 群、維生素 C 及鈣、鐵、磷等成分，所含的蛋白質及鈣為蔬菜之首。香椿在 4 月中旬前採收最佳，鮮嫩且營養價值更高。

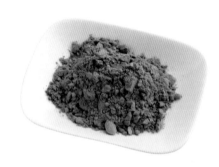

用　途

香椿不可使用過量，每天約 30 ～ 50 克（約 2 大匙）為宜。新鮮的香椿葉因葉片上含有亞硝酸鹽，所以需用開水燙過再食用，否則易誘發癌症。

香椿可製成醬汁或製成粉狀儲存備用，可做為拌醬或沾醬，多用於炒飯、炒麵等拌炒烹調，也可沖泡成保健茶飲（1 小匙加 300c.c. 的熱開水沖泡），用途多元。

啤酒酵母粉

含豐富的維生素 B 群、蛋白質，可以增進食慾、提升基礎代謝率及補充體力、改善便祕、強化免疫系統；在化療期及恢復期，可多加攝取，增進食慾及加強體力。另外，所含微量元素，如硒、鋅、鉀、磷等，可提升抗癌力。

成　分

啤酒酵母粉是釀啤酒後的殘餘物，含所有必需胺基酸、15 種礦物質，包括有加強胰島素功能的「鉻」，還含有造血元素的維生素 B_{12}，是素食者最佳食物，好消化且營養價值高，是最佳的健康食品。

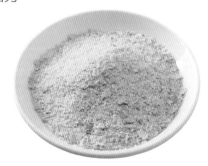

用　途

可添加於果汁、牛奶、優酪乳或湯品中一起飲用，或與蔬果一起打成精力湯。癌症病友可每日食用（每次 1 大匙，一天平均 3 大匙），提升體力、增進食慾，特別適合食慾不振及體力不濟的病友。

催芽芝麻芽油

含有雌激素、木酚素等抗癌成分，具有提升免疫力及預防有關荷爾蒙的癌症，如乳癌、子宮內膜癌、攝護腺癌等；另外維生素 E 含量豐富，更具抗氧化、抗癌的作用。

成　　分

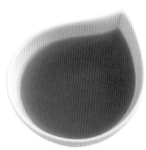

由新鮮芝麻發芽，再經冷壓萃取轉化為穩定的油脂，屬於頂級油脂，保有原始的成分。含有豐富胺基酸、脂肪酸及維生素 B_1、B_2、B_3；植化素芝麻酚，具有強力抗氧化作用；芝麻素，能抑制體內發炎物質的生成。

用　　途

建議低溫使用，可涼拌蔬菜，或在湯品起鍋前滴數滴提升香氣味道，是廚房內必備的調味好油。

亞麻籽油

可預防心血管疾病、癌症、關節炎及退化性疾病，還能提升免疫力，改善皮膚品質及有助於穩定血糖。其中含有豐富的木酚素，就是雌激素一種，能改善更年期婦女的不適症狀外，還能預防與荷爾蒙相關的癌症，如乳癌、子宮內膜癌、攝護腺癌。

成　　分

Omega-3 為主要成分，其他還有 Omega-6 及 Omega-9，為相當平衡的脂肪酸來源。並含高品質、易消化的蛋白質及必需胺基酸、纖維質，可防止便祕，維護腸道健康。

用　　途

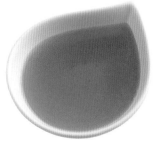

亞麻籽油開瓶後，必須冷藏，防止變質產生油耗味。一般可用來涼拌蔬果，或拌入剛煮好的米飯中（2 杯米加 1c.c. 的油）；也可在手工自製饅頭或麵包時加入；也可加入優格、果汁混合食用，例如 50c.c. 的優格可加 5c.c. 的亞麻籽油。

苦茶籽油（東方橄欖油）

可以抗癌、防止癌細胞轉移、抗紫外線傷害、加速傷口癒合、預防自由基傷害、具抗氧化、抗病毒、殺菌等功效。

成　　分

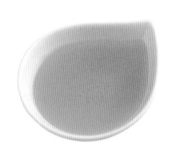

含有多種脂肪酸，如肉荳蔻酸、棕櫚酸、花生烯酸、油酸、亞麻油酸等 7 種，不飽和脂肪酸含量高達 85%，居所有食用油之冠。油茶樹為常綠本木植物，生長於丘陵地，不需用農藥、化肥，不受污染，為安全無害的天然植物油，其脂肪酸構成與橄欖油相似，故稱為「東方橄欖油」。

用　　途

是可耐高溫的食用油。煎、煮、炒、炸、涼拌等烹調方式皆可，一般常用來拌菜、拌麵線或炒菜用。因為可用來保護胃黏膜，促進修護，所以胃寒者，可做為炒拌菜，每次飲用 5 ～ 10c.c. 的量，每天不超過 1 大匙。

初級冷壓橄欖油

含有橄欖多酚，可抗發炎、抗氧化、抗凝血、抗骨質疏鬆，其中因多酚為抗氧化物，能穩定細胞膜，減低致癌物侵入，所以能降低乳癌、攝護腺癌、結腸癌的罹患風險，並能預防腫瘤擴大。

成　　分

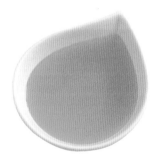

為第一次榨取的冷壓橄欖油（Extra virgin olive oil），含豐富營養素、Omega-9 與單元不飽和脂肪酸、維生素 E、橄欖多酚。多酚在體內可以對抗自由基，阻斷有助癌症生長的酵素，進而抑制癌細胞生長及誘發癌細胞凋亡；而維生素 E 為抗氧化物，可防止細胞突變引發癌症。

用　　途

特級冷壓橄欖油不適合高溫炒煮，其冒煙點（Smoke point）為 160℃，冒煙點過後油便開始變質，產生自由基及致癌物質，所以特級冷壓橄欖油只適合小火炒煮，油脂不冒煙的低溫烹調、涼拌蔬果的調味醬料，如本書第 110 頁的油醋醬汁等。

10 種輔助抗癌飲食的素醬汁 DIY

青醬汁

成品份量：150c.c.

醬汁口味：微辣鹹味

保存期限：冷藏 3 ～ 4 天

運用食譜：青醬義大利麵（P.156）

變化應用：可做為義大利麵佐醬或拌菜之用

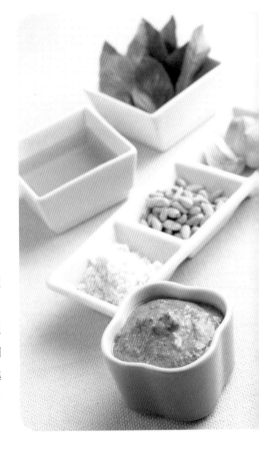

材　料

羅勒葉（或九層塔）50 克、松子 3 大匙、大蒜 6 粒、
起士粉 2 ～ 3 大匙、橄欖油 3 大匙

作　法

1 〉所有食材洗淨；將松子放入乾淨的鍋子裡炒至顏
　　色變黃至熟；大蒜去膜；羅勒葉切碎。

2 〉將炒熟的松子與大蒜一同放入果汁機裡，攪打至
　　細碎後，加入橄欖油 1 大匙，攪打均勻，接著加
　　入碎羅勒葉，繼續攪打後，再放入橄欖油 1 大匙
　　攪打，最後加入起士粉攪勻後，再放入橄欖油 1
　　大匙拌勻可防止變黑，即成醬汁。

貼心小技巧

＊使用羅勒、大蒜及松子打出的青醬汁，具微辛辣鹹味，可刺激食慾，而且
　色澤青綠，美味可口。松子、大蒜與橄欖油的比例是 1：2：1，可依此比
　例來增加醬汁的份量。

＊羅勒含多量的維生素 A、維生素 B_2 及鈣質，可增進氣血循環及消炎止痛；
　松子富含鐵、鎂、鋅成分，是消除疲勞、抗壓力的最佳食物；大蒜含有蒜
　素硫化物，可促進解毒、抗氧化；大蒜也含有抗癌的礦物質、維生素，為
　第一抗癌食物。

油醋醬汁

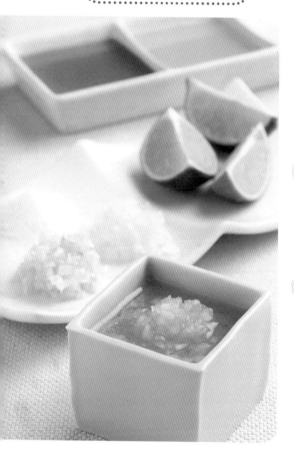

成品份量：80c.c.
醬汁口味：微酸
保存期限：冷藏 3～4 天
運用食譜：五色沙拉（P.166）
變化應用：可用於拌麵或汆燙青菜的淋醬

材　料

蘋果醋 2 大匙、檸檬汁 1 小匙、胡椒粉 1 小匙、碎洋蔥 3 大匙、冷壓橄欖油 2 大匙、鹽 1/4 小匙或糖 1/2 小匙（依個人喜好）

作　法

1〉將蘋果醋、檸檬汁、胡椒粉及碎洋蔥一起放入乾淨的料理碗內，攪拌均勻。
2〉再將少量橄欖油加入拌勻，重覆此動作直到橄欖油完全加入，最後加鹽或糖攪拌調味即可。

貼心小技巧

＊這道素醬汁中所用的蘋果醋和檸檬汁為鹼性食材，可清除疲勞，改善體質，促進新陳代謝，健胃整腸，抗壓抗癌等功效。

＊洋蔥所含的檞皮素，具有強大抗氧化及軟化血管作用，可預防癌症、高血壓、動脈硬化；橄欖油所含的多量油酸不易被氧化，也不易形成過氧化脂質，可預防癌症及動脈硬化。

墨西哥莎莎醬

成品份量：100c.c.

醬汁口味：酸甜帶辣

保存期限：冷藏 1～2 天

變化應用：可搭配烤過的厚土司或薄餅，或做為
拌麵、拌生菜的醬料

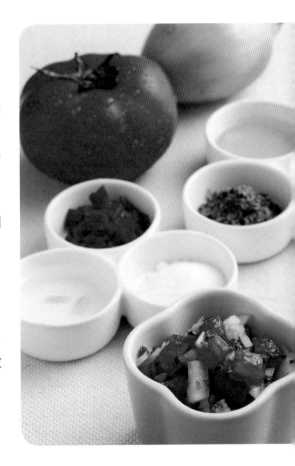

材　料

番茄丁 1 大匙、洋蔥丁 1 大匙、香菜末 1 大匙、
辣椒末 1 大匙、白醋 1 小匙、檸檬汁 1 小匙、細
糖 1/2 大匙、橄欖油 1/2 大匙、冷開水 2 大匙、
白胡椒粉少許、鹽 1/4 小匙

作　法

1 〉將番茄丁、洋蔥丁、香菜末、辣椒末、白醋、
檸檬汁一起放入乾淨的料理碗內拌勻，再放
入細糖、橄欖油、冷開水、白胡椒粉及鹽，
繼續攪拌均勻即可。

貼心小技巧

＊此道素醬汁可刺激食慾、增強免疫力，尤其適合化療期間食慾不振的病友
食用。

＊番茄切丁時，要先去籽，以免生水影響口感。番茄富含茄紅素，加上橄欖
油，茄紅素更容易釋出，搭配洋蔥末中的硫化物成分更具抗癌功效；而香
菜末具有極強的抗氧化作用。

基本沙拉醬

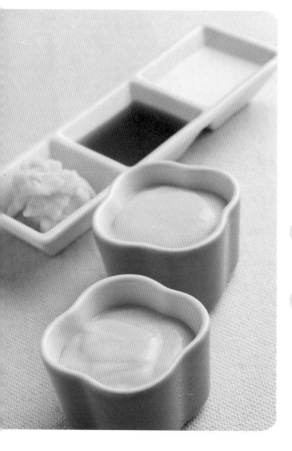

成品份量：200c.c.

醬汁口味：微酸

保存期限：冷藏 1 ～ 2 天

運用食譜：貝果沙拉（P.137）

變化應用：可做為菜餚的沙拉沾醬或調味醬；另
　　　　　可做為基本沙拉醬，加入不同材料如
　　　　　芝麻、芥末、味噌，變化成各種口味
　　　　　的醬汁

材　料

馬鈴薯 100 克、低脂鮮奶 150c.c.、蘋果醋 20c.c.

作　法

1 〉將馬鈴薯洗淨後去皮，蒸熟後趁熱壓成泥狀
　　備用。

2 〉把低脂鮮奶 50c.c. 及馬鈴薯泥放入果汁機
　　內攪打均勻後，再慢慢加入剩餘的低脂鮮奶
　　100c.c. 及蘋果醋，攪打均勻即可。

貼心小技巧

＊這道素醬汁為健康的無油沙拉醬，可做為基本沙拉醬，再添加其他佐料，
　變化成其他口味的素醬汁。

＊馬鈴薯富含鉀、纖維素及維生素 C，可預防感冒、解除疲勞及抗癌，並能
　強化免疫及抵抗力。最新醫學研究發現，馬鈴薯其中所含物質有強大抗病
　毒作用，能夠防止細胞突變，是預防癌症的理想蔬菜。

凱撒沙拉醬

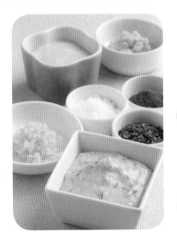

成品份量：70c.c.　　　　醬汁口味：酸甜帶微嗆辣
保存期限：冷藏 3～4 天　運用食譜：黃瓜棒（P.144）
變化應用：可做為蔬果沙拉的佐醬，或可塗抹於麵包及
　　　　　餅乾食用

材　料
市售無蛋沙拉醬 3 大匙、黃芥末醬 1 小匙、帕瑪森起士
粉 1 大匙、黑胡椒粉 1/2 小匙、義大利香料或巴西利末
1 小匙、蒜末 1 小匙、鹽 1/4 小匙

作　法
1〉將無蛋沙拉醬、黃芥末醬放入乾淨的料理碗內拌勻，
　　再加入起士粉、黑胡椒粉、義大利香料、蒜末及鹽，
　　攪拌均勻即可。

貼心小技巧
＊醬汁使用的黃芥末醬、蒜末皆具有防癌功效，且添加起士粉更增添風味，
　口感更佳。

杏仁美乃滋

成品份量：120c.c.　　　　醬汁口味：酸甜濃郁
保存期限：冷藏 3～4 天
變化應用：塗抹於麵包或餅乾，或拌麵及汆燙青菜醬料

材　料
杏仁果 50 克、傳統豆腐 1/2 塊（約 150 克）、梅子漿
1 大匙、檸檬汁 2 小匙、鹽 1/4 小匙、胡椒粉 1/2 小匙

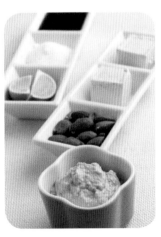

作　法
1〉將烤箱預熱到 150℃，放入杏仁果微烤 1 分鐘；豆
　　腐壓碎並擠乾水分備用。
2〉將作法 1 材料放入果汁機內打勻，再加入梅子醬
　　1/2 大匙及檸檬汁 1 小匙攪打均勻，最後再放入剩下的梅子醬、檸檬汁、鹽、
　　胡椒粉調味拌勻即可。

貼心小技巧
＊此醬汁滑膩香醇，非常適合口腔潰瘍的病友。豆腐含有大豆異黃酮、維生
　素 E，可抗氧化及抗癌；杏仁果含抗癌的鋅、銅及多酚類化合物。

芝麻味噌醬汁

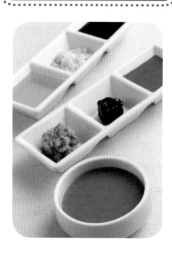

成品份量：120c.c.　　　醬汁口味：鹹香味

保存期限：冷藏 3 ～ 4 天　運用食譜：山蘇南瓜（P.172）

變化應用：拌麵醬、火鍋沾醬、汆燙青菜淋醬，或塗抹
　　　　　在麵包、餅乾上

材　料

已催芽芝麻醬 2 大匙、味噌 1 小匙、豆腐乳 1 小塊（約
10 克）、醬油 1 小匙、橄欖油 1 小匙、糖 2 小匙、溫
開水 4 大匙

作　法

1〉先將已催芽芝麻醬、味噌、豆腐乳、醬油及橄欖油
　　一起放入乾淨的料理碗內，攪拌均勻後加入開水及
　　糖，攪拌到混合均勻即可。

貼心小技巧

＊豆腐乳與味噌的比例 2：1。味噌及豆腐乳皆為大豆製品，富含維生素 B_6、
卵磷脂，尤其是味噌的色素更具抗氧化作用，可遠離癌症及慢性成人病。

東炎醬汁

成品份量：80c.c.　　　醬汁口味：酸辣味

保存期限：冷藏 3 ～ 4 天　運用食譜：石蓮山藥（P.175）

變化應用：可用來拌麵、米粉，或是炒菜當沾醬使用

材　料

東炎醬 1 大匙、市售無蛋沙拉醬 4 大匙

作　法

1〉將兩種材料一同放入乾淨的料理碗內，混合攪拌均
　　勻即可。

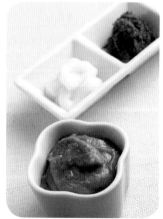

貼心小技巧

＊東炎醬與無蛋沙拉醬的比例為 1：4 或 1：5，可依個人口味調整，若喜愛

辣味，可增加東炎醬；若不愛辣味，可加無蛋沙拉醬或少許醬油稀釋濃度。

＊化療期病友若食慾不振，可選用此醬汁，但不超過 1 ～ 2 大匙，以免過度

辛辣；若有口腔黏膜破損症狀時，則不宜食用。

味噌芥末醬

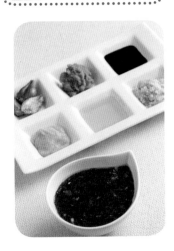

成品份量：70c.c.　　　醬汁口味：微辣鹹味

保存期限：冷藏 3 ～ 4 天

變化應用：可當作沾醬，或是用於拌麵醬料

材　料

紅蔥頭 4 ～ 5 粒、味噌 1 小匙、芥末醬 1 小匙、紅酒醋 1 大匙、橄欖油 1 大匙、冰糖 1 小匙

作　法

1〉將紅蔥頭去膜、洗淨後，切細碎末，放在乾淨的料理碗內，加入其他材料攪拌均勻即可。

貼心小技巧

＊這道素醬汁可幫助化療期食慾不振或味覺遲鈍的病友，提升食慾，但量勿使用太多，以 2 大匙為限。紅酒醋含有多酚類，具抗氧化及抗癌作用。

綠茶優格醬

成品份量：60c.c.　　　醬汁口味：微苦帶酸

保存期限：冷藏 1 ～ 2 天　運用食譜：綠意沙拉（P.163）

變化應用：可當生菜或水果的佐醬，亦可塗抹於麵包

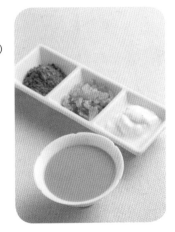

材　料

綠茶粉 1 大匙、優格 4 大匙、冰糖 1 小匙

作　法

1〉將全部材料放入乾淨的料理碗內，混合攪拌均勻。

貼心小技巧

＊綠茶優格可搭配富含膳食纖維的蔬果一同食用，增強其排毒及降血脂肪功能，減少致癌性。綠茶粉與優格的比例是 1：4，若綠茶粉過多，會有苦味。

＊綠茶粉富含兒茶素、維生素 C 及 E，具極佳的抗氧化功能，防癌抗癌；優格可增強腸道有益菌，促進排便及新陳代謝，增強免疫功能。

Part **4**

健康廚房的食譜示範

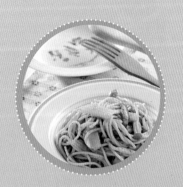
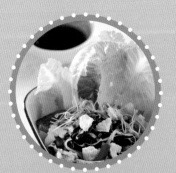
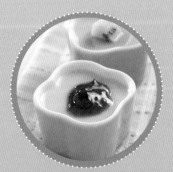

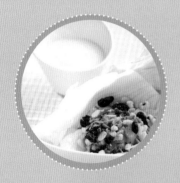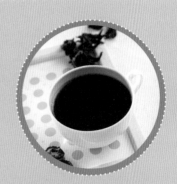

一天熱量的需求及三餐熱量的分配，會依治療期及恢復期的需求熱量不同而區分。治療期時每公斤體重約需要 30 ～ 35 卡熱量，例如 50 公斤的女性一日熱量需求約 1600 ～ 1800 卡，而 60 公斤的男性約需要 1800 ～ 2100 卡；恢復期時每公斤體重約需要 25 ～ 30 卡熱量。

早餐熱量占全日熱量的 35%，選擇原則以 1 道奶豆類，1 道五穀根莖類，加上 1 ～ 2 種的蔬果。提供身體一頓好的早餐，才能提供一天能量需求，提高免疫細胞功能。

午餐熱量占全日熱量的 35%，選擇原則以 1 道主食＋ 1 ～ 2 道副食＋ 1 道湯品。而治療期應以熟食為主；恢復期則可採用生食及熟食。男性病友在治療期熱量需求較高，可在午餐分量上再增加 1 道副食。

晚餐熱量占全日熱量的 30%，選擇原則以 1 道主食＋ 1 道副食（熟食）＋ 1 道湯品，選擇清淡、熱量較低及易消化的餐點，減少腸胃負擔。晚餐的副食也應以熟食及蔬果類為主。晚餐吃得少以免食物滯留消化道，增加身體過多的負擔。

點心類可幫助補充熱量，改善治療期因藥物副作用而引發的不適如食慾不振、嘔吐，造成的營養攝取不足。每份點心選擇熱量約 150 ～ 220 卡，可在兩餐之間攝取。若三餐有足夠的熱量，則較不需要補充點心。

茶飲的選擇原則，熱量約 50 ～ 100 卡，主要為緩解治療期的不適症狀，可幫助清熱退火、排毒及提升免疫力。

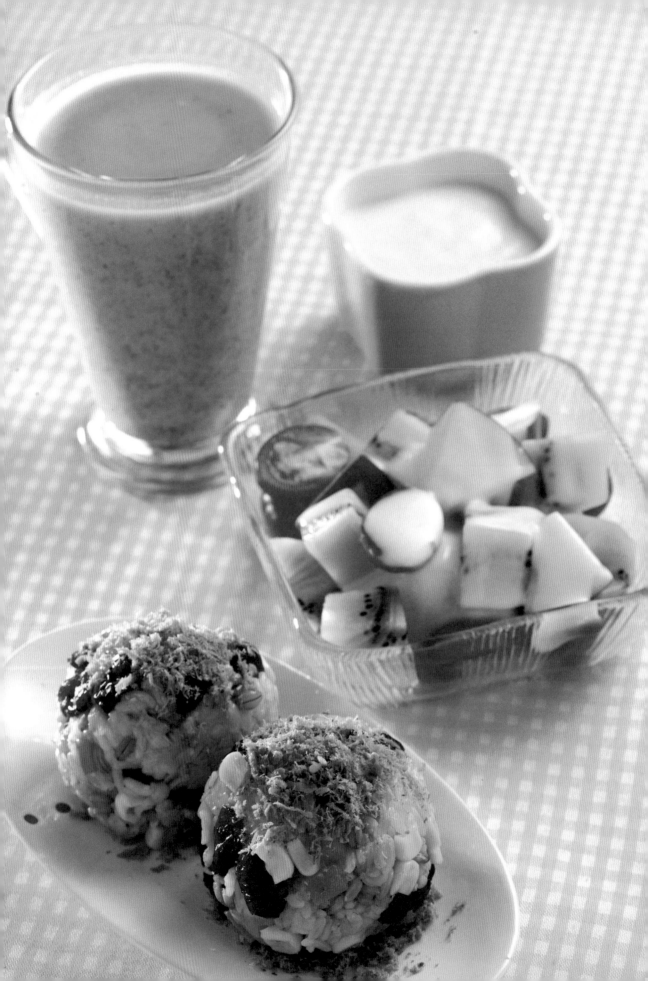

Breakfast
第1套　早餐

☑治療期　☑恢復期　＊改善口腔潰瘍・補充體力

芝麻豆漿
改善口腔不適、增強體力

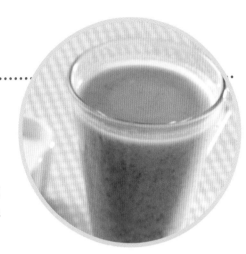

材　料

豆漿 240c.c.、黑芝麻粉 2 小匙

作　法

1〉將豆漿倒入乾淨湯鍋裡，開小火微煮加熱，不用煮滾，接著加入黑芝麻粉攪拌均勻即可。

♡食材營養貼心小語

● **黑芝麻粉**中維生素 E，含量為植物之冠，可中和自由基的破壞，還含有芝麻木質素，具有強大抗氧化作用，預防癌症及老化。

● **豆漿**即為豆奶，為黃豆製品，口感較柔軟，容易吞嚥，有利於口腔潰瘍的病友食用。所含的維生素 E 為抗氧化劑；大豆異黃酮則抑制癌細胞增殖，可預防乳癌、攝護腺癌。

◎烹調健康實用技巧

● **芝麻粉**可用催芽芝麻粉更佳，催芽芝麻粉含有胺基丁酸（GABA）的特殊成分，能紓解緊張情緒及安眠。

● **芝麻豆漿**適合牙口不良的年長者食用，可補充蛋白質、增強體力及提升免疫力。

芝麻豆漿

熱量（卡）	蛋白質（克）	脂質（克）	醣類（克）
192	6	8	24

水果沙拉

整腸健胃、提升免疫力、改善睡眠

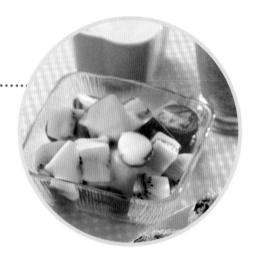

材　料

奇異果 1/2 顆（約 40 克）、
蘋果 1/4 顆（約 35 克）、小番茄 5 粒（約 30 克）、
原味優酪乳 50c.c.

作　法

1〉所有食材洗淨；奇異果去皮，切小丁；蘋
　果連皮切小丁狀；小番茄每粒切對半。

2〉將所有水果擺於盤上，直接淋上優酪乳後即可。

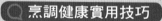

♡ 食材營養貼心小語

- **奇異果**的維生素 C 含量高與檸檬相似，可抑制自由
　基，增強免疫力及有助緩解壓力。另外含有豐富的
　鈣質，可穩定及放鬆神經系統，有助於睡眠；豐富的
　纖維質，能減少毒素殘留於腸道。

- **優酪乳**中的有益菌能將腸道內有害物質排出，活化腸內環境，促進排便順暢；半
　乳糖成分，容易被人體吸收，可緩解腹痛、腹瀉等腸胃不適，並抑制腸道中壞菌
　繁殖，降低膽固醇、改善便祕、增強免疫力的功效。

🔍 烹調健康實用技巧

- 水果以一人份為主，一次處理的量不要太多，以免切開後氧化而不夠新鮮；另外，
　除了這裡介紹的水果之外，鳳梨、香蕉、芭樂也很適合。優酪乳食用時再淋上，
　才不會生水影響口感。

- 年長者，可由沙拉中的優酪乳攝取好菌，及預防便秘。

水果沙拉

熱量（卡）	蛋白質（克）	脂質（克）	醣類（克）
90	2.5	1.2	17.5

彩虹飯糰

提供能量、幫助排毒

材 料

五穀米 40 克、圓糯米 20 克、罐頭玉米粒 10 克、
煮熟紅蘿蔔丁 10 克、葡萄乾 5 克、
小紅莓果乾 5 克、牛蒡香鬆 5 克

作 法

1〉五穀米及圓糯米混合洗淨後，泡水 3 ～ 4
小時，加入 1.2 倍水量，用電子鍋煮成飯
後取出，放涼備用。

2〉將罐頭玉米粒、煮熟紅蘿蔔丁、葡萄乾、
小紅莓果乾混入五穀米飯中，混合後揉捏成圓形狀。

3〉最後表面再灑上牛蒡香鬆即可。

♡ 食材營養貼心小語

● **五穀米**是以糙米為主，再搭配其他穀物，如燕麥、薏仁、
蕎麥及小米。含有豐富的維生素 B 群、膳食纖維、礦物
質等營養成分，可提供熱量、增加體力。

● **小紅莓**含豐富的維生素 A、維生素 C 及礦物質，並具
有防癌的植物生化素如檞皮素、花青素等超級抗氧化劑，
能阻止自由基，引發癌變。至於含前花青素成分，則可阻止大腸桿
菌存留於泌尿道中，防止細菌的感染。

🔍 烹調健康實用技巧

● 煮五穀飯前，米要先浸泡 3 ～ 4 小時，煮時可加入少許橄欖油，口感更佳；而作
法中加入圓糯米的目的是要增加飯糰的黏著性。飯糰的米飯不妨一次多煮一些，
分成一人份包裝後冷凍，食用前再解凍，加熱即可。

彩虹飯糰

熱量（卡）	蛋白質（克）	脂質（克）	醣類（克）
265	5.8	1.5	57

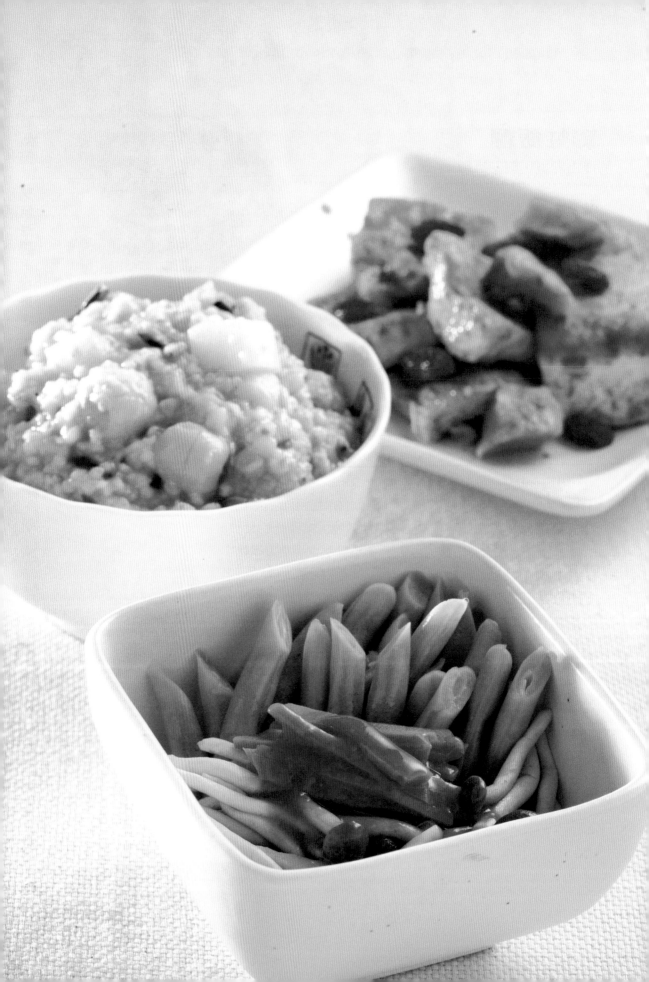

Breakfast
第2套　早餐

☑治療期　☑恢復期　＊改善食慾不振・補充元氣

黃金豆腐
補充體力、抗癌、補血、排毒

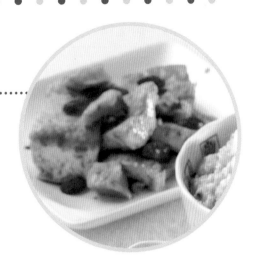

材　料
傳統豆腐1/4塊（約80克）、豆皮1片（約30克）、
蘿蔔乾片 20 克、枸杞 10 克、橄欖油 1 小匙

調味料
薑黃粉 1 大匙、調味酵母粉 1 大匙（或鹽適量）

作　法
1〉 所有食材洗淨；豆腐切成約 2～3 公分塊狀；豆皮切成 6 小塊；蘿蔔乾切成 1
　　公分碎塊；枸杞略沖洗一下，瀝乾備用；薑黃粉加入 2 大匙水調勻備用。
2〉 起油鍋，放入豆腐及豆皮煎至兩面呈金黃色後，加入蘿蔔乾碎塊，再加入調水
　　的薑黃粉、酵母粉拌勻，最後加入枸杞拌炒均勻即可。

♡ 食材營養貼心小語
● **豆腐**含大豆異黃酮，可預防癌症，改善女性更年期障礙。
● **蘿蔔乾**的鈣、鐵成分都比新鮮蘿蔔高，尤其是鐵質，有助於造血，可防貧血。

Q 烹調健康實用技巧
● **蘿蔔乾**到有機店購買較安全，挑選時可用聞的，無酸味及色澤較深黃，且乾燥品
　質較佳，需避免帶酸味或色澤太光亮；使用前用清水多洗 2～3 次，可去除鹹味。
● **豆腐**選用傳統豆腐較具豆香味，豆腐未立即煮食時，必須用水煮過再放涼保存，
　或加少許鹽或直接把豆腐泡水；豆皮則建議選用有機食品，煮出來的口味會更香
　甜，且無添加漂白劑，更加安全可靠。
● **薑黃粉**使用時先用 2 大匙水拌勻再加入食材，薑黃粉才容易均勻附著材料上。

黃金豆腐

熱量（卡）	蛋白質（克）	脂質（克）	醣類（克）
220	16	10.5	15

元氣養生粥

健脾開胃、補虛體、安神

材　料

野米 20 克、即食燕麥片 1 大匙、小米 5 克、
蕎麥 10 克、乾蓮子 8 粒（約 5 克）、山藥 40 克

調味料

鹽 1/2 小匙

作　法

1 〉所有食材洗淨；將野米泡水約 3 ～ 4 小時；山藥削皮後切成小塊，用薄鹽水浸泡，
　　以防氧化變色。

2 〉將野米、燕麥片、小米、蕎麥、蓮子放入電鍋內鍋中，加水 500c.c. 後移入電
　　鍋裡，外鍋加水 1 又 1/2 杯，待開關跳起、材料煮熟時，再加入山藥，外鍋再
　　加水 1/2 杯繼續蒸煮至熟，待開關再度跳起時，不掀蓋，續燜 20 ～ 30 分鐘，
　　最後加鹽調味即可。

♥ 食材營養貼心小語

● 此粥品可幫助病友滋補病後身體，加速復原，最適合化療期的營養補充。其中蓮
子含有豐富的維生素 B 群、鈣、鎂及色胺酸、酪胺酸等多種舒壓成分，能緩解緊
張、穩定情緒。

● **小米**富含色胺酸，有利血清素合成能安定心神，但所含的纖維質較少，若與燕麥
一同煮食，可幫助消化吸收。燕麥片必需胺基酸的含量高，利用率也高；並具有
調節消化吸收，潤腸通便功能，能補充營養、強化體力，非常適合食慾不振的病
友食用。

Q 烹調健康實用技巧

● 利用電鍋煮粥不能立即食用，須燜 20 ～ 30 分鐘，可幫助粥更有黏性、入口滑嫩。

元氣養生粥

熱量（卡）	蛋白質（克）	脂質（克）	醣類（克）
231	7	3.7	42

爽口鮮蔬

排毒、抗癌

材　料

四季豆 30 克、鴻喜菇 50 克、紅蘿蔔 30 克

調味料

芝麻味噌醬汁 30c.c.（作法可參照本書第 114 頁）

作　法

1〉所有食材洗淨；將四季豆撕除兩旁老筋後，
　　斜切約 3～4 公分小段；紅蘿蔔切成細絲待用。

2〉起一鍋滾水，放入所有材料余燙至熟後取出，瀝乾水分放置盤上，食用時淋上
　　芝麻味噌醬汁即可。

♡ 食材營養貼心小語

● **四季豆**含豐富鐵質，有助於造血、補血功能；膳食纖維含量多，有助於排便。其
　內含皂苷和血球凝結素兩個成分，必須煮熟才能食用，若未煮熟食用，會引發頭
　痛、噁心等症狀。

● **芝麻味噌醬**主要是芝麻醬和味噌調和而成，利用芝麻的油脂，可幫助四季豆裡維
　生素 A 的吸收；而味噌是黃豆製品，含有抗癌成分。

○ 烹調健康實用技巧

● 菇類可自由搭配，除了鴻喜菇外，可選用菇片較大的，較不
　容易出水，咀嚼口感較佳，如杏鮑菇、鮑魚菇、美白菇等。

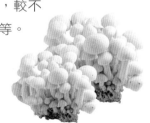

◎美白菇

爽口鮮蔬

熱量（卡）	蛋白質（克）	脂質（克）	醣類（克）
102	6	1.6	16

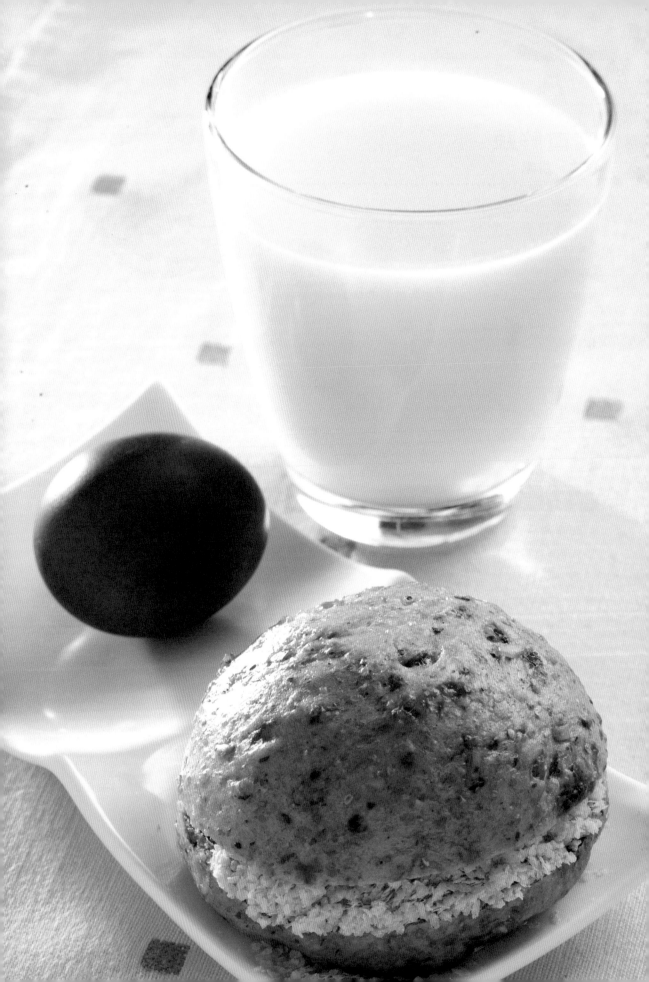

Breakfast
第3套 早餐

☑ 治療期　☑ 恢復期　＊改善口腔潰瘍·補充體力

杏仁奶

滋潤肺氣、增強抗癌力

材　料

杏仁粉 1 大匙、山藥粉 1 大匙

調味料

蜂蜜 1/2 小匙

作　法

1 〉準備溫熱開水 250 ～ 300c.c.，
先加入山藥粉攪拌，再加入杏仁粉一起混合拌勻後，
加入蜂蜜調勻即可。

♡ 食材營養貼心小語

● **杏仁粉**含有維生素 E、精胺酸、維生素 B_2、維生素 B_3 等成分，能抑制體內細胞氧化，具抗炎、防癌作用；其中苦杏仁苷（維生素 B_{17}），能強化白血球吞噬作用破壞癌細胞。但所含的不飽和脂肪酸熱量高，因此每日食用量不可超過 **30** 克。
● **山藥粉**有多種必需胺基酸、澱粉酶，有助消化吸收，並可改善腸胃虛弱、身體無力等症狀；黏蛋白的成分，則有助於蛋白質的消化吸收。一天建議最多可食用 **6** ～ **7** 匙，約 **200** 克。

🔍 烹調健康實用技巧

● 不喜好甜味者，可不加蜂蜜，改用麥片取代，因麥片較無甜味，且能增加滑嫩感。
● 年長者食用杏仁奶，可保護氣管、肺部、預防呼吸道感染。

杏仁奶

熱量（卡）	蛋白質（克）	脂質（克）	醣類（克）
128	1	2	27

茶葉蛋
優質蛋白質修補組織、抗癌

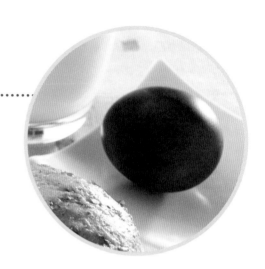

材　料
蛋 1 個、滷香包 1 包、紅茶包 1 包

調味料
鹽 1/2 匙、醬油 1 大匙

作　法
1〉將蛋表面洗淨，再放入適量冷水中後開火
煮熟，取出，把蛋殼微微敲碎，幫助讓醬汁滲入而入味，備用。

2〉鍋內加水約 500～600c.c.，放入煮熟的蛋、滷香包、茶包及調味料，用小火煮
約 40～50 分鐘，待蛋殼呈深褐色即可。

♡ 食材營養貼心小語

● **雞蛋**營養豐富，可稱為全方位營養支援軍。其中的蛋白質，容易讓人體消化吸收，
能夠修補受損的肝組織。對於治療期食慾不佳、營養不良的病友，可以每天一顆，
補充大部分的營養素增強體力。

● **紅茶**是完全發酵的茶，其所含的兒茶素較綠茶少。不過紅茶性溫和、味道醇厚；
平時可經常飲用，或利用紅茶漱口，有預防流感的作用。

🔍 烹調健康實用技巧

● 選用黃殼雞蛋來煮，蛋香味濃且蛋殼不易破碎。一次可煮 10 個蛋以上的量，注
意滷時水量要增加 2 倍，但滷包、茶包份量不變，而且熬煮時間愈長，會愈入味；
量大時的保存方法是，將煮好的滷蛋連同湯汁一起直接放入冰箱冷藏，食用時將
蛋與湯汁一起加熱。

● 也可用電鍋烹煮，外鍋水量是 1 又 1/2 杯；滷香包選用市面上的茶葉蛋滷包即可。

茶葉蛋

熱量（卡）	蛋白質（克）	脂質（克）	醣類（克）
144	12	10	1

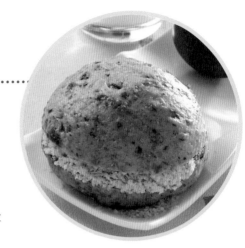

五穀饅頭

提供熱量、補充體力、清除疲勞

材料

五穀饅頭 1 個（約 75 克）、
素香鬆 5 克

作法

1〉將五穀饅頭蒸熟軟後，從中間切開，然後
　　夾入素香鬆即可。

♡ 食材營養貼心小語

● **五穀饅頭**是用五穀米加上全麥麵粉及少許堅果所製成，裡面含有維生素 B 群、膳
　食纖維及礦物質，能提供熱量、增加體力、消除疲勞，具有飽足感，經細嚼慢嚥
　後可以控制食量。

🔍 烹調健康實用技巧

● 五穀饅頭可至有機店購買，亦可用全麥饅頭、芝麻堅果類饅頭替代；素香鬆可用
　牛蒡香鬆，或海苔香鬆及堅果粒代替。

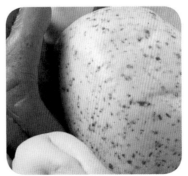

五穀饅頭

熱量（卡）	蛋白質（克）	脂質（克）	醣類（克）
241	6.5	5	42.5

第 3 套早餐 ● 杏仁奶＋茶葉蛋＋五穀饅頭

Healthy

129

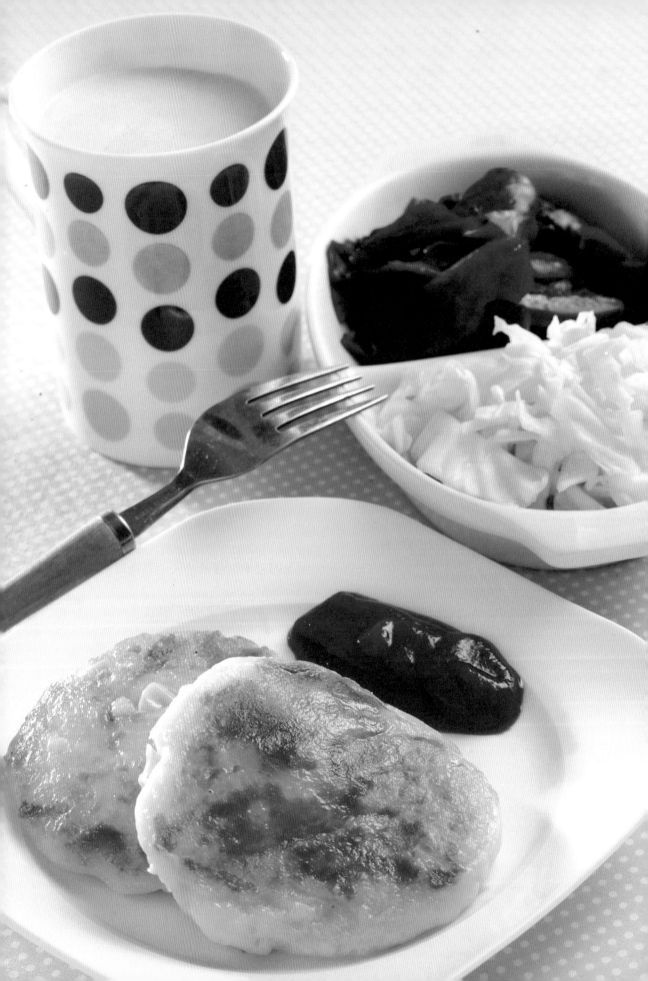

Breakfast
第4套　早餐　　☑治療期　☑恢復期　＊改善食慾不振‧補充體力

雙色高麗
補充體力及抗癌力、增進食慾

材　料
高麗菜 100 克、紫色高麗菜 100 克

調味料
梅子味噌醬 1 大匙、有機蘋果醋 50c.c.

作　法
1〉紫色高麗菜洗淨瀝乾水分後，剝成小片，

　　加入梅子味噌醬醃泡，放入冰箱冷藏 1 天以上，浸泡時間愈久愈入味，可泡 2
　　～ 3 天，再取出食用。

2〉高麗菜洗淨瀝乾水分後，剝成小片，淋上蘋果醋，放置 1 小時後攪拌勻即可。

♡ 食材營養貼心小語
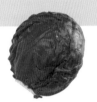
● **紫高麗菜**中的異硫氰酸鹽、吲哚含量比綠高麗菜多出 4 ～ 5
倍，更具抗癌功效，建議以生食為佳。紫高麗菜還含有前花
青素，可抗癌。

✎ 烹調健康實用技巧
● 紫色高麗菜的粗梗較硬，可以剔除不用，用葉片醃漬，口感較軟。在醃泡時，可
先用鹽微醃，使葉片軟化，待沖掉鹹味再加入醬汁，而醬汁必須蓋過葉片才會入
味；綠色高麗菜的葉片較軟脆，可直接加入蘋果醋，葉片會立即軟化即可食用。

雙色高麗

熱量（卡）	蛋白質（克）	脂質（克）	醣類（克）
100	5	1.5	17

糙米奶
補充體力、修補受損組織、改善睡眠

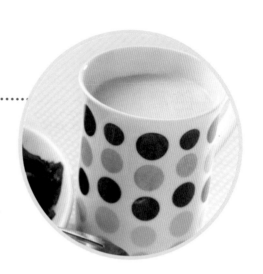

材　料
糙米粉 2 大匙（約 60 克）、低脂奶粉 1 大匙

作　法
1 〉將糙米粉及奶粉依 2：1 比例，加入溫熱
　　開水 200c.c.，混合攪拌均勻即可。

♡ 食材營養貼心小語

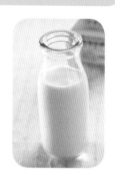

- **糙米粉**是由糙米精製磨成粉的產品，含豐富的維生素 B 群
  及鉀、鎂、鋅、鐵、錳等礦物質，保留了大量的膳食纖維，
  可促進腸道有益菌增殖、預防便祕及腸癌。早上喝一杯糙米
  奶，不只有飽足感更能有滿滿的元氣。
- **牛奶**含有必需胺基酸，被人體吸收率高；又含有維生素 B
  群及鈣質等成分，是最好天然營養保健品；含共軛亞麻油酸
  （CLA）物質，能保護細胞膜免受傷害。

Q 烹調健康實用技巧

- 糙米粉可在有機商店購買真空包裝，品質較安全，一般商店賣的非真空包裝，若
  存放太久容易滋生黴菌，購買時需留意保存期限。可用黑芝麻粉代替糙米粉，增
  加口感及補充熱量。
- 可用低脂鮮奶 200c.c. 取代奶粉及溫熱開水，但須微加熱至 40℃，才能沖泡糙
  米粉。
- 牙口不良者，可多食用米奶來補充營養，可作為午餐及點心用。

糙米奶

熱量（卡）	蛋白質（克）	脂質（克）	醣類（克）
181	8.5	2.8	30

玉米餅

補充體力、提供能量、排毒、抗癌

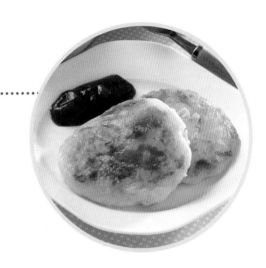

材　料

馬鈴薯 1/2 個（約 60 克）、蛋黃 1/4 個、
罐頭玉米粒 20 克、玉米粉 1 大匙、
乳酪絲 1 小匙、橄欖油 1 小匙

調味料

番茄醬適量

作　法

1〉將馬鈴薯洗淨後削皮，放入電鍋蒸熟，取出趁熱壓成泥狀；蛋黃打散備用。

2〉將馬鈴薯泥加入玉米粒、玉米粉、乳酪絲一起拌勻，接著分成 2 等份，每份先搓成圓形小糰狀，再壓扁作成薯餅狀。

3〉起油鍋，將薯餅一面先塗上蛋黃液後放入，用小火煎，待呈金黃色時，另一面也塗上蛋黃液後翻面，煎熟呈金黃色即可，可沾番茄醬一同食用。

♡ 食材營養貼心小語

● 在日本的醫學研究中發現，**馬鈴薯**含有特殊的酚類物質，能夠抑制致癌物的代謝，發揮抗癌作用。

● **玉米粉**其中含有精胺酸，可以緩解抗癌藥物對身體產生的毒性副作用，能抑制腫瘤生長；所含穀胱甘肽的抗癌因子，能使致癌物質失去作用排出體外。

🔍 烹調健康實用技巧

● 煎薯餅時，可將餅面微微壓扁，幫助內部受熱。另外，須注意火候及餅面顏色，火太大容易煎焦且內部不易熟透。可一次多煎一些，放保鮮盒內冷藏，食用時取出烤熱，或用平底鍋不加油、乾煎熟即可。

● 乳酪絲建議選用披薩專用，亦可用乳酪片切成細絲代替。

玉米餅			
熱量（卡）	蛋白質（克）	脂質（克）	醣類（克）
260	7	14	27

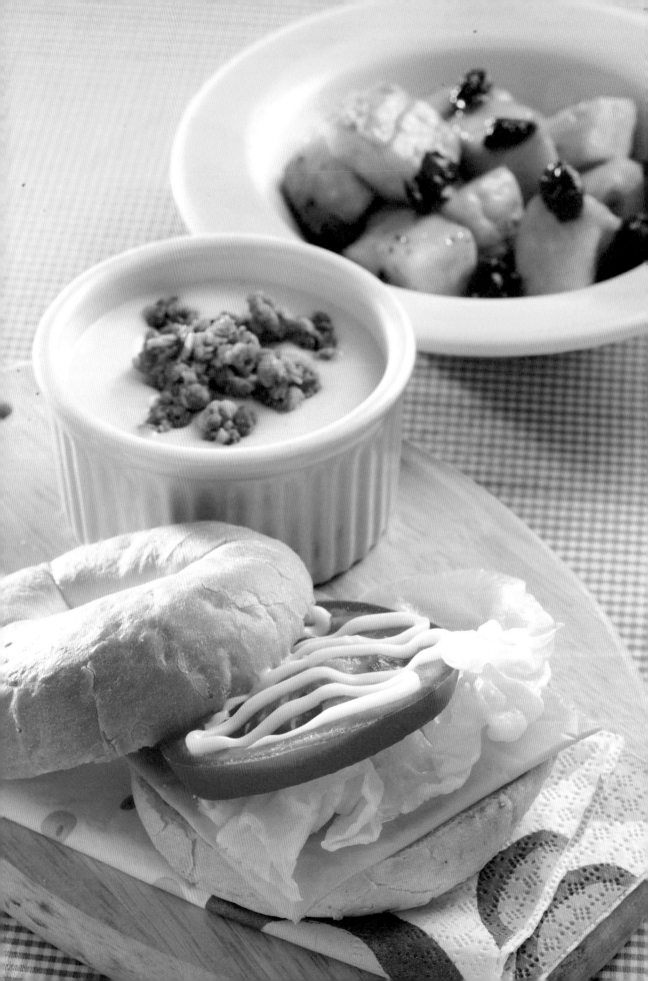

Breakfast 第5套 早餐

☑ 治療期　☑ 恢復期　＊改善味覺異常・抗氧化

梅汁芭樂

防癌、抗癌、提升免疫力、增進食慾

材　料

芭樂 1/2 個（約 150 克）、小紅莓果乾 1 大匙

調味料

芥末醬 1 大匙、梅子醋 1 大匙、醬油 1 小匙

作　法

1〉芭樂洗淨外皮，切開後去籽，切成約 2 公
　　分大小的塊狀。

2〉將調味料全部混合拌勻後，加入芭樂塊攪拌均勻，
　　讓每塊芭樂均勻沾上調味汁，最後撒上小紅莓果乾即可。

♥ 食材營養貼心小語

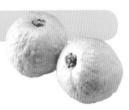

● **芭樂**含豐富的維生素 C，有養顏美容、提高免疫力、預防癌
　症等作用；所含維生素 C、類胡蘿蔔素等成分，皆是強力抗
　氧化劑，能預防癌症；豐富的鉀離子，有助於改善酸性體質。

Q 烹調健康實用技巧

● 若喜歡嗆味者，芥末醬的比例可多加一點；喜歡酸味者，則可多加梅子醋。

梅汁芭樂

熱量（卡）	蛋白質（克）	脂質（克）	醣類（克）
150	2.5	1.4	32

麥果泥
健胃整腸、排毒、提升免疫力

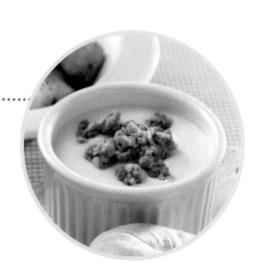

材 料

麥果片 2 大匙、原味優格 150 克

作 法

1〉將麥果片加入原味優格裡，混合拌勻即可。

♡ 食材營養貼心小語

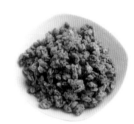

● **麥果片**是五穀麥片再加上葡萄乾等水果乾的優質產品，若搭配優格一起食用，能幫助優格在腸道內更加發揮功效。所含的膳食纖維，能提供有益菌滋養成分，改善腸道環境。

● 常吃**優格**，可保持腸道健康及排除體內毒素，一週建議可吃 3 ～ 4 次。

◎ 烹調健康實用技巧

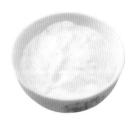

● 麥果片要挑選原味的，在加入優格後須立即食用，才能保持酥脆的口感。

● 選用原味的優格，這樣加入其他帶甜味的食材才能保有其原始風味。

● 牙口不良的長者，常吃有助於補充體力及幫助排便、排毒。

麥果泥

熱量（卡）	蛋白質（克）	脂質（克）	醣類（克）
220	7	2.5	42

貝果沙拉

提供熱量、補充體力

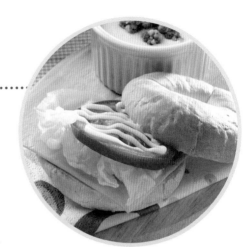

材料

貝果 1 個（約 50 克）、生菜葉 30 克、
低脂乳酪片 1 片（約 20 克）、
番茄圓片 1 片（約 30 克）

調味料

基本沙拉醬（作法可參照本書第 112 頁，也可
用芥末醬或千島沙拉醬代替）

作法

1〉生菜葉洗淨，瀝乾水分；將貝果放入烤箱，用 150℃烤軟，再從中間橫切開成二片備用。

2〉將貝果打開，先放上乳酪片及一半的沙拉醬，接著放上生菜葉及番茄片，再淋上剩餘的沙拉醬，最後蓋上另一片貝果即可。

♡ 食材營養貼心小語

● **貝果**含有豐富的澱粉、蛋白質、維生素 B 群等成分，能提供熱量、增加體力。一份貝果，約等於 3 ～ 4 份的主食量，大約是一碗飯的的份量。

● **番茄**中的茄紅素為抗氧化劑，能清除自由基，保護細胞、防止癌變，有效預防大腸癌、乳癌、攝護腺癌。茄紅素需與油脂類一起烹調，幫助吸收，像番茄片加上乳酪片一起食用，能使茄紅素更容易被人體吸收。

Q 烹調健康實用技巧

● 貝果具有彈性，必須烤熱軟膨脹後再夾材料，才不會失去彈性。

● 材料可依個人喜好來變化，像是蘋果片、黃瓜片、香瓜片、高麗菜絲等；搭配的醬汁，除了基本沙拉醬以外，亦可用原味芥末醬汁、凱撒沙拉醬替代。

貝果沙拉

熱量（卡）	蛋白質（克）	脂質（克）	醣類（克）
184	10	3.5	28

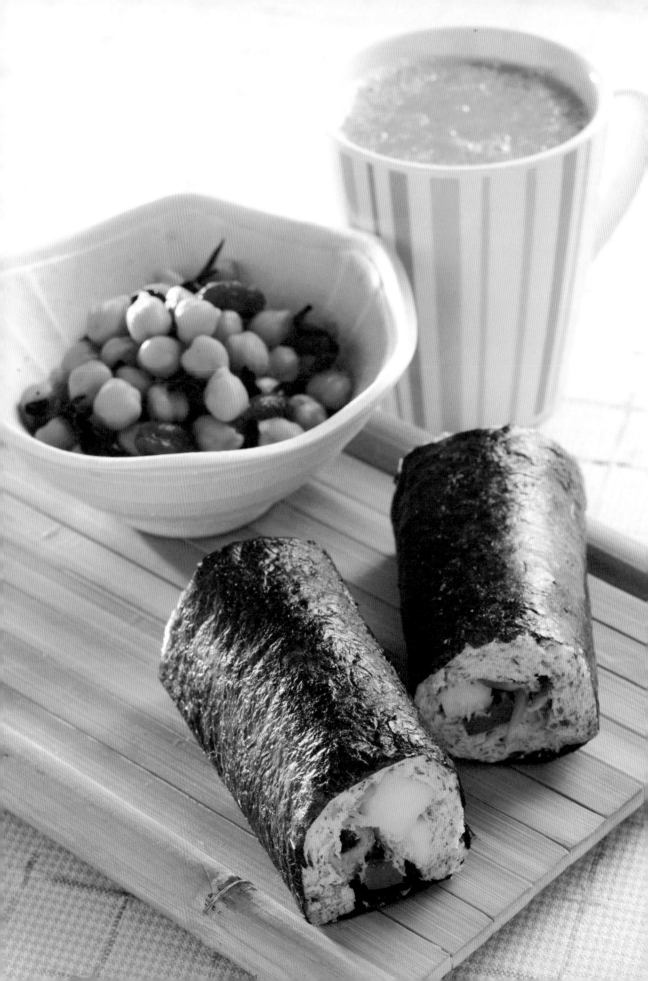

Breakfast
第6套　早餐　　☑治療期　☑恢復期　＊改善食慾不振及口腔潰瘍

抗癌蔬果汁

強化免疫力、補充微量元素、抗癌

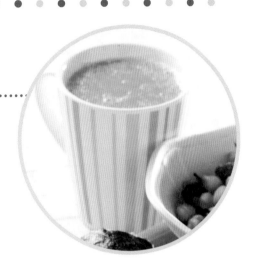

材　料

萵苣 50 克、蘋果 50 克、苜蓿芽 10 克、
削皮鳳梨 50 克（帶皮約 120 克）

調味料

有機梅子漿 1 大匙

作　法

1〉所有食材洗淨；將萵苣瀝乾水分後剝成小片狀；蘋果連皮切成 2 ～ 3 公分大小
的塊狀；鳳梨去皮後切成 2 ～ 3 公分大小的塊狀；苜蓿芽瀝乾水分備用。

2〉把所有材料放入果汁機裡，加入冷開水 100c.c. 及梅子漿混合攪打均勻成果汁
即可。切記，這道果汁必須在 1 ～ 1.5 小時內立即飲用完畢。

♡ 食材營養貼心小語

● **鳳梨**含有特殊蛋白酶，能抑制癌細胞的生長，且有助於人體消化吸收；豐富的維
生素 B_1、維生素 B_2，可消除疲勞、增進食慾；大量的維生素 C，可以增加鈣、
鐵吸收，維持正常免疫功能。

● **苜蓿芽**是牧草種子發芽所產生的健康食品，主要營養有鐵質、維生素 B_{12}，可提
供造血功用、預防貧血；因含有刀豆胺基酸（L-canavanine），自體免疫疾病
者不宜食用過量；其中異黃酮，為天然植物雌激素，可預防乳癌及子宮內膜癌。

Q 烹調健康實用技巧

● 蔬果汁必須現打現喝，以免氧化變色、變味。蔬菜可另外選用綠葉的萵苣類，因
為較無蟲害及農藥污染，如蘿蔓 A 菜、福山 A 菜。

抗癌蔬果汁			
熱量（卡）	蛋白質（克）	脂質（克）	醣類（克）
80	1.5	0.8	16.5

雪蓮美人
強力抗癌、增強體力

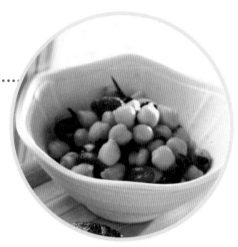

材　料
雪蓮子（雞豆）50 克、東方美人茶葉 10 克、
枸杞 15 克

調味料
鹽 1/2 小匙

作　法

1〉雪蓮子洗淨，泡水 3 ～ 4 小時後瀝乾水分，放入電鍋內蒸熟盛盤待用；枸杞略
　　沖淨，瀝乾。

2〉將東方美人茶葉用滾開水 50c.c. 沖泡，待茶葉出味時濾出茶水，另將少許乾茶
　　葉壓成碎末。

3〉把泡好的茶水淋在蒸好雪蓮子上，接著撒上枸杞及鹽、乾茶葉碎末，拌勻即可。

♡ 食材營養貼心小語

- **雪蓮子**又稱為埃及豆，口感柔軟，含豐富皂苷、異黃酮、葉
  酸、鐵等成分，能提供人體需要，非常適合素食者。其中的
  皂苷是抗氧化物，能強化免疫系統及阻止癌細胞生長。
- **東方美人茶**是經過蟲咬的茶葉嫩芽製成的特殊茶葉，具有果蜜香味，
  為半發酵茶，具有抗癌功效，把沖泡好的茶汁及乾茶葉末淋入煮熟的雪蓮子裡，
  淡淡的苦味可幫助早上提神，且乾茶葉末可吃到更多的兒茶素。

🔍 烹調健康實用技巧

- 雪蓮子加上乾茶葉末可增加兒茶素攝取量，尤其是經過口腔再咀嚼，更容易釋出
  兒茶素。亦可用其他茶葉如綠茶、烏龍茶來代替，口味更清香。
- 雪蓮子煮得較爛，對於牙口不良及口腔潰瘍者，可較好吞嚥及消化。

雪蓮美人

熱量（卡）	蛋白質（克）	脂質（克）	醣類（克）
236	12	1.5	44

全麥壽司
健脾開胃 補充體力、幫助排毒

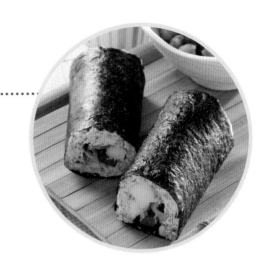

材料

全麥土司 1 片（約 25 克）、紅甜椒 30 克、
黃甜椒 30 克、蘋果 30 克、乳酪絲 10 克、
堅果粉 1 小匙、壽司海苔 1 片（約 5 克）、
啤酒酵母粉 1 小匙

調味料

甜麵醬 1/2 大匙

作法

1 〉所有食材洗淨；紅、黃甜椒切 1 公分粗條狀；蘋果去皮後，切 1 公分粗條狀備用。

2 〉將土司切除四邊硬皮；再將壽司海苔攤平，鋪上土司，依序放上紅、黃甜椒條、
　　蘋果條，乳酪絲及堅果粉、酵母粉，再由底端往上捲成圓筒壽司狀，接縫處用
　　甜麵醬沾黏，切對半即可。

♡ 食材營養貼心小語

- **壽司海苔**含有海藻酸及黏溶性多醣聚合物，具強力抗癌作用，
  預防大腸癌。
- **啤酒酵母粉**是優良的營養補充品，能夠促進消化、恢復體
  力及強化免疫系統。含有豐富的維生素 B 群、纖維質、微
  量元素並含有完整胺基酸，是素食者最佳的蛋白質來源之一。

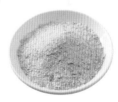

💬 烹調健康實用技巧

- 實作時，將土司去除四邊硬皮，才易捲成壽司狀；紫菜可多加一片，較不易把表
  面撐破；作好的壽司卷必須馬上食用，以免海苔潮掉。
- 夾食的材料，另可選用芽菜類，如苜蓿芽、豆苗，而水果也可另外選用水梨、芭
  樂條等。

全麥壽司

熱量（卡）	蛋白質（克）	脂質（克）	醣類（克）
206	10	5.5	29

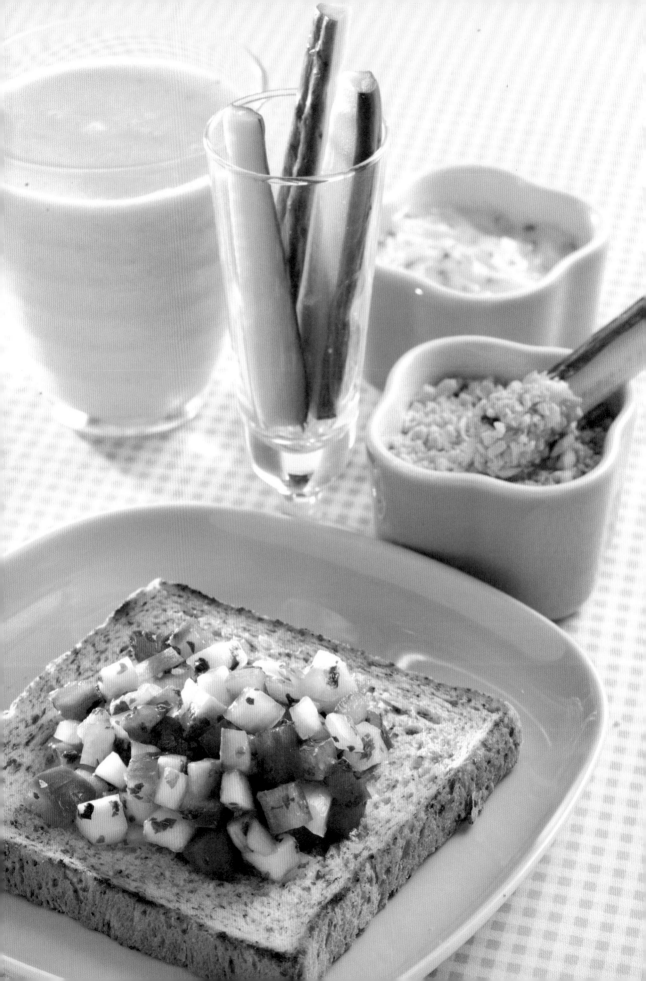

Breakfast
第 7 套　早餐

○治療期　✓恢復期　＊改善口乾舌燥及味覺異常

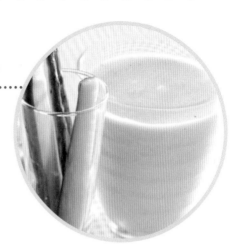

香蕉奶昔
清腸排毒、增強免疫力、安定情緒、補充體力

材　料

香蕉 1/2 條（約 50 克）、低脂鮮奶 120c.c.、
腰果約 5 ～ 6 粒（約 10 克）、檸檬汁 2 小匙

調味料

蜂蜜 1 大匙

作　法

1 〉香蕉去皮，切塊備用；生腰果，先用 120℃烤熱再用。

2 〉將鮮奶、腰果放入果汁機裡攪打至腰果細碎後，加入香蕉繼續攪打成泥狀，最後加入檸檬汁、蜂蜜調勻即可。

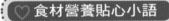

♡ 食材營養貼心小語

● **香蕉**可潤腸通便、助消化；高含鉀量及纖維質，有助腸道排除毒物；果寡糖，可滋養腸道；而有益菌則可改善腸胃不適；至於色胺酸能增進神經傳導物質血清素的合成，安定情緒、緩解壓力。

● **蜂蜜**對肝臟有保護作用，能促使肝細胞再生；含有類黃酮、黃酮醇、黃烷醇，皆具有強效抗氧化作用；且為單醣好消化吸收，能迅速補充體力、消除疲勞，增強免疫力。

🔍 烹調健康實用技巧

● 此飲品適合嘴破無法進食固體食物的病友食用，可幫助補充熱量、增加體力。建議奶昔現打現喝，冰涼後再喝口感更佳。

● 若火氣較大的人，不要加堅果類，以免熱上加燥。腰果在採買時，切記買包裝有標示的，勿買散裝的腰果。

香蕉奶昔

熱量（卡）	蛋白質（克）	脂質（克）	醣類（克）
172	5.3	7	22

黃瓜棒

清涼退火、排毒、抗癌

材　料

小黃瓜 50 克、
熟的腰果及核桃約 2 ～ 3 粒（約 5 克）

調味料

凱撒沙拉醬 1 大匙（作法可參照本書第 113 頁）

作　法

1 〉將小黃瓜洗淨外皮，直切成約 2 公分寬的長條狀；將腰果、核桃壓碎成粉粒狀
　　成堅果粉。

2 〉小黃瓜棒食用時沾上凱撒沙拉醬及堅果粉即可。

♡ 食材營養貼心小語

● **小黃瓜**中的維生素 C、維生素 E，能夠抗氧化、預防感冒、
　促進新陳代謝及清血解毒等功效。而黃瓜頭部含有葫蘆
　素 C，能刺激人體免疫功能，預防肝癌。

● **堅果類**如腰果、核桃等，含有豐富維生素 E，能預防自由基
　造成的細胞癌化及老化；另外含維生素 B 群則可補充體力、消除疲勞。

Q 烹調健康實用技巧

● 小黃瓜可去除中間籽的部分，較不會生水，影響口感。小黃瓜可將其切碎含於嘴
　內，能改善嘴破、火氣大的狀況。

黃瓜棒

熱量（卡）	蛋白質（克）	脂質（克）	醣類（克）
183	4	12.8	13

墨西哥土司

增進食慾、恢復體力、排毒、抗癌

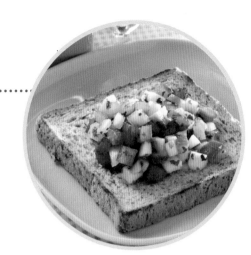

材 料

全麥土司 1 片（約 25 克）

調味料

番茄 1/2 個（50 克）、洋蔥 1/2 個（50 克）、
青椒 30 克、蘋果 1/4 個（約 35 克）、
檸檬汁 1 大匙、香菜（或巴西利）20 克、
糖 1 小匙、鹽 1/2 小匙、黑胡椒粉少許、
橄欖油 1 小匙

作 法

1 〉 所有食材洗淨；將番茄、洋蔥，分別切成約 0.5 公分大小的小丁狀；青椒、蘋果，
　　切成約 1 公分大小的小丁狀；香菜切成碎末狀。

2 〉 把番茄丁、洋蔥丁、青椒丁、蘋果丁及檸檬汁、香菜末混合拌勻，再加入糖、鹽、
　　黑胡椒粉調味拌勻，即成莎莎醬汁。

3 〉 將土司放入烤箱用 170℃烤約 2 分鐘，上面鋪上莎莎醬汁即可。

♡ 食材營養貼心小語

- **洋蔥**含有多種抗癌物質，如二烯丙基、二硫化物、維生素 C、硒、穀胱甘肽；其
  中檞皮素是強力抗氧化劑，可對抗自由基、抑制癌細胞。

- **檸檬**中的檸檬酸、蘋果酸，能促進胃蛋白酶分泌，增加胃腸蠕動，有助消化吸收，
  並能消除疲勞、有助於抗癌。

烹調健康實用技巧

- 可選用厚土司，烤硬後中間挖洞，將醬汁放入洞內，當醬汁滲入土司內時食用更
  可口。此醬汁帶酸甜味可刺激食慾，適用於食慾不振的病友。

墨西哥土司

熱量（卡）	蛋白質（克）	脂質（克）	醣類（克）
207	4	7	32

☑治療期　☑恢復期　＊改善食慾不振・補充體力

香椿炒飯
健脾開胃、提升體力及免疫力

熱量（卡）	蛋白質（克）	脂質（克）	醣類（克）
256	8	8.5	37

材　料

胚芽米或長米 40 克、五香豆乾 1/2 塊（約 20 克）、四季豆 20 克、紅蘿蔔 20 克、
罐頭玉米粒 20 克、橄欖油 1 小匙

調味料

香椿粉 1 小匙、胡椒粉 1/2 小匙、鹽 1 小匙

作　法

1）所有食材洗淨；將胚芽米加上水，以 1：1 的比例，用電子鍋煮成飯，取出待涼備用。

2）豆乾切小丁；四季豆撕除兩旁老筋後，與紅蘿蔔分別切成小丁，再放入滾水汆燙至熟後撈出，瀝乾水分；玉米粒瀝乾水分備用。

3）起油鍋，放入豆乾丁，煎熱呈黃色時取出後，利用原鍋，把放涼的胚芽飯倒入鍋中，用筷子拌炒，將米粒炒開。再加入香椿粉混合炒勻，接著加入豆乾丁、四季豆丁、紅蘿蔔丁及玉米粒一起炒勻，最後加入胡椒粉、鹽調味即可。

♡ 食材營養貼心小語

● **胚芽米**是穀粒米經過碾白處理，含有較多胚芽成分的米粒，含豐富蛋白質、礦物質及維生素 B 群，營養成分與糙米相近，但口感比糙米好、容易咀嚼吞嚥。

● **玉米**是世界公認的「黃金食物」，其所含的纖維素高於精米、精白麵粉 4～10 倍，能夠促進腸蠕動、降低膽固醇吸收。具有抗癌物質如穀胱甘肽，可結合體內的致癌物質，使其失去致癌性；β- 胡蘿蔔素轉為維生素 A，保護黏膜上皮細胞，防止細胞突變作用。

● **香椿粉**具有強力抗氧化作用，能增強免疫力，有健脾、消炎、解毒功效，並可刺激食慾，用香椿粉炒飯，色香味俱全，更可提升病友的食慾。

🔍 烹調健康實用技巧

● 炒飯時可用筷子拌炒，幫助米飯粒粒分明，更有嚼勁；香椿醬氣味香濃，可促進食慾；四季豆及紅蘿蔔先汆燙可以減少下鍋拌炒的時間。

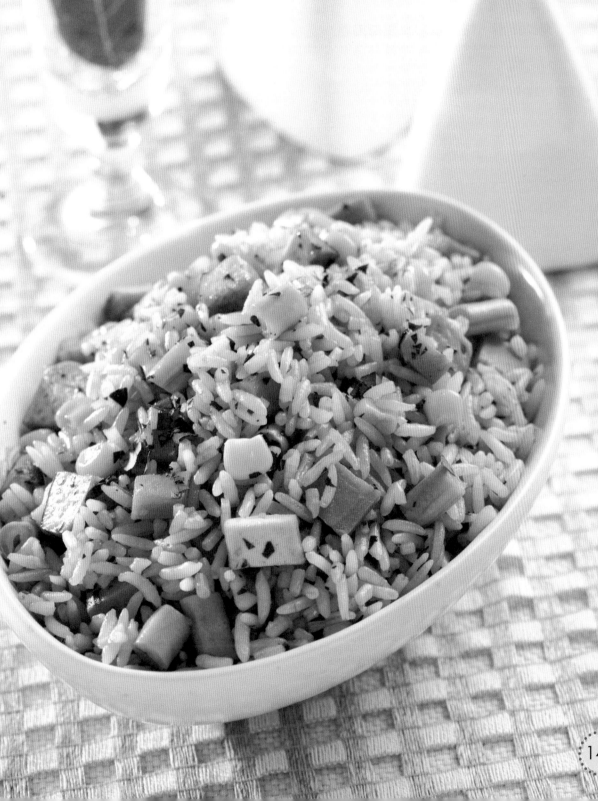

Healthy

☑ 治療期　☑ 恢復期　＊改善食慾不振・排毒・抗癌

梅香壽司
有助排毒、增強體力、強力抗癌

熱量（卡）	蛋白質（克）	脂質（克）	醣類（克）
235	6.5	1.5	49

材　料

五穀米 40 克、圓糯米 10 克、小黃瓜 50 克、紅蘿蔔 50 克、壽司海苔 1 片（約 5 克）

調味料

梅子漿 30c.c

作　法

1 〉 所有食材洗淨；將五穀米及圓糯米混合，用溫熱水 1 碗（約 200c.c）浸泡 2 小時以上，再放入電子鍋煮成飯，取出，趁熱加入梅子漿拌勻，放涼備用。

2 〉 小黃瓜、紅蘿蔔，切成約 1 公分細長條，長度愈長愈佳。

3 〉 準備一個壽司捲簾，攤平，把壽司海苔平鋪在上面，接著在海苔上均勻鋪滿米飯，再把小黃瓜條、紅蘿蔔條放在中間再鋪蓋米飯，提起捲簾往前捲緊成圓筒狀。將捲好的壽司切成 2 ～ 3 公分長的小段即可。

♡ 食材營養貼心小語

- **五穀米**含有維生素 B 群等成分，可改善慢性病及預防癌症發生。**糙米**含有鈣、鐵、纖維質等，可延緩血糖上升、促進新陳代謝；**小米**含多種蛋白質，容易被人體消化吸收；**蕎麥**含有其他穀物所缺少的葉綠素、芸香素及抗氧化多酚類，有助抗癌；**黑糯米**含有維生素 B 群及鐵質，可以幫助澱粉、脂肪的代謝，補充體力，補血安神等功效；**燕麥**所含的 β - 葡聚糖，可促使膽酸排出，降低膽固醇。

- **梅子漿**含有檸檬酸、維生素 B 群、鐵、鈣、錳、鋅等元素，若將梅子漿加入五穀米中拌勻，可以提升美味，酸味口感增進病友食慾。

🔍 烹調健康實用技巧

- 五穀米和糯米的最佳比例為 3：1 或 4：1，而烹煮前用溫熱水泡米，可縮短浸泡時間；小黃瓜中間籽的部分去除，才能避免生水後導致米飯變糊，口感不佳。

- 米飯內加梅子漿，味帶酸甜，有開胃作用，再搭配上小黃瓜及紅蘿蔔，吃來有清脆口感。壽司需現捲現吃，勿放太久，以免海苔潮解。

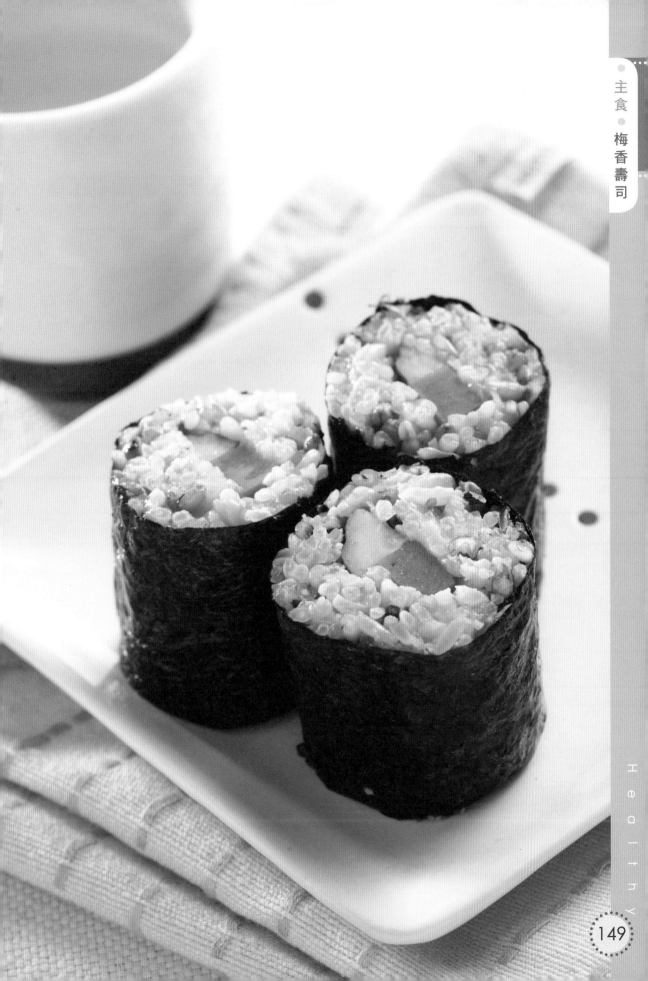

✓治療期　✓恢復期　＊改善食慾不振・排毒・抗癌

鑫鑫飯
促進食慾、增強體力、強力抗癌

熱量（卡）	蛋白質（克）	脂質（克）	醣類（克）
250	6.5	3	49

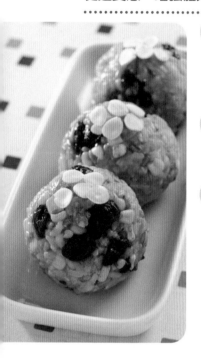

材　料
五穀米 40 克、圓糯米 10 克、罐頭玉米粒 10 克、綜合堅果 5 克、藍莓果乾 5 克、小紅莓果乾 5 克、杏仁片少許

調味料
薑黃粉 1 大匙、調味酵母粉 1 小匙（或鹽適量）

作　法
1 〉 將五穀米及圓糯米混合洗淨後，用溫熱水 1 碗（約 200c.c.）浸泡 2 小時以上，再放入電子鍋煮成飯，取出，趁熱加入薑黃粉、酵母粉拌勻後放涼。
2 〉 把玉米粒、綜合堅果混入米飯內拌勻，利用手掌或空塑膠袋，把適量的米飯，用手捏成圓形，再隨意嵌上藍莓果乾及小紅莓果乾，最後灑上杏仁片裝飾即可。

♡ 食材營養貼心小語

- **糯米**共有紅、白、黑糯米三種，在本食譜中用的是白糯米，而紅、黑糯米鐵質含量高，常做為補血益氣、補充體力之用。一般人認為糯米不容易消化而且傷胃，其實這與烹調方法有關，若把糯米磨碎煮成稀粥，可補脾胃益氣，但不建議將糯米做成糕餅，不只較難消化，也不適合病友食用。
- **薑黃粉**含有的薑黃素為抗氧化物質，可抑制癌症。把薑黃粉加入食物中一起烹調，不只美味且具有體內環保功效，可排除毒素，並具有保肝作用。

🔍 烹調健康實用技巧

- 烹調中加入圓糯米是為了增加五穀米的黏性，雕塑形狀也比較容易；作成圓形飯糰，以兩口份量的飯糰較適口。在病友食慾不佳時，可用小口飯糰，製造可愛造型來增加食慾。且飯糰再佐以堅果、莓果，營養多多，又可補充元氣。

☑治療期　☑恢復期　*改善口腔潰瘍及嘴破

四君子免疫粥
健脾益氣、強化免疫功能

熱量（卡）	蛋白質（克）	脂質（克）	醣類（克）
240	6	1	52

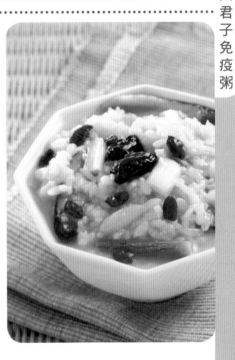

材　料

糙米 30 克、蓬萊米 30 克、蔥白頭（帶鬚根）4 根、
白朮 3 錢、甘草 1.5 錢（約 2 ～ 3 片）、黨蔘 3 錢、
黃耆 3 錢、茯苓 3 錢、麥門冬 2 錢、枸杞 2 錢、
紅棗 2 錢（約 5 ～ 6 粒）

調味料

鹽 1/2 小匙

作　法

1 〉所有食材洗淨；糙米、蓬萊米泡水 1 ～ 2 小時後
　　瀝乾水分；蔥白及蔥鬚切小段。

2 〉所有中藥材洗淨，放入電鍋內鍋，加入水 600c.c.，
　　外鍋加 1 杯水，用電鍋熬煮，待開關跳起時，準
　　備米料放入一起熬煮。

3 〉將糙米、蓬萊米放入藥汁內，外鍋加 1 杯水，繼續用電鍋煮粥，待開關跳起時，
　　加入蔥白及蔥鬚，再按下開關續煮 2 分鐘，最後加入鹽調味即可。

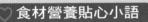

♡ 食材營養貼心小語

● **蓬萊米**所含的蛋白質以離胺酸（Lysine）成分最多，極容易消化。煮成米湯可益
　氣養陰、潤燥，治療期病友，可利用蓬萊米粥補充營養，促進血液循環。

● 四君子湯的中藥材以黨蔘、白朮、茯苓、甘草為主，再輔以黃耆、麥門冬、紅棗、
　枸杞，以增加補氣、補血功效。四君子湯可改善貧血、胃腸不適、食慾不振，最
　適用於消化道腫瘤的改善，如胃癌、腸癌、食道癌。若化療或放射線治療後的病
　友嘴破、無食慾時，都可用四君子湯煮粥調養身體及增強免疫力。

🔍 烹調健康實用技巧

● 食譜的藥材把人蔘改成黨蔘，因黨蔘性味甘、較不熱燥，不會增加嘴破症狀。糙
　米可選用發芽糙米，較軟易吞嚥。蔥白及蔥鬚必須清洗乾淨，以免農藥殘留。

☑治療期　☑恢復期　＊補充體力·排毒·抗癌

三寶飯

優質蛋白、增強體力、整腸排毒

熱量（卡）	蛋白質（克）	脂質（克）	醣類（克）
250	9	3	47

材　料

黃豆 10 克、糙米 50 克、蕎麥 10 克、橄欖油 1c.c.

作　法

1〉將黃豆、糙米分別洗淨後，各自泡水 6 小時以上，瀝乾備用。

2〉蕎麥洗淨，與泡好的黃豆、糙米及水約 135c.c.、橄欖油一起放入電子鍋，煮熟，拌勻即可。

♡食材營養貼心小語

● 這道三寶飯可獲取最佳優質蛋白質，黃豆、糙米、蕎麥三者互補蛋白質及營養素，可提供更均衡的營養。

● **黃豆**含有約 35％的大量蛋白質，而且含有多種人體必需胺基酸，有「植物肉」的稱號。黃豆含鐵量高，容易被人體吸收，有助於造血；而鉬、鋅、硒、大豆異黃酮等成分，可以抑制攝護腺癌、皮膚癌、腸癌、食道癌、乳癌。

● **蕎麥**是素食者極佳的蛋白質來源，含有胺基酸、磷、鐵、維生素 B 群等，含有抗氧化的多酚化合物及芸香素，能夠預防癌症；而且芸香素還有保護細胞完整的作用，防止自由基的傷害，以及加強微血管的強度。而蕎麥中的油酸為穩定的脂肪酸，不容易氧化為過氧化脂肪，不會損傷細胞內的 DNA，也不會引發癌症。

ℚ烹調健康實用技巧

● 在治療期，可多吃三寶飯，因為糙米 50 克就有 70 卡，相當於 ¼ 碗飯的熱量，能幫助迅速恢復體力。食譜中為一人份，可依比例一次烹煮大量，依糙米：黃豆：蕎麥＝ 5：1：1，而水：糙米＋黃豆＋蕎麥 =1.5：1，再分成一人份小包裝，待涼後放入冷凍庫，食用時取出蒸熱即可。

● 蕎麥容易煮熟，不需浸泡，浸泡過久反而容易糊爛。煮米時，加入少許油脂可增加糙米、黃豆的口感滑軟，容易入口。

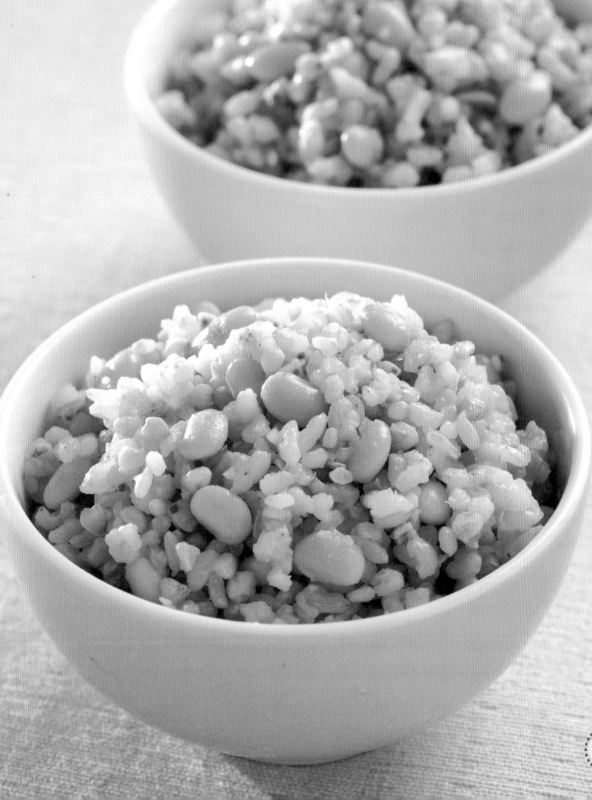

☑治療期　☑恢復期　＊改善食慾不振・補血・抗癌

紅豆物語
健脾益胃、補血補氣、溫補強壯

熱量（卡）	蛋白質（克）	脂質（克）	醣類（克）
231	6	1	50

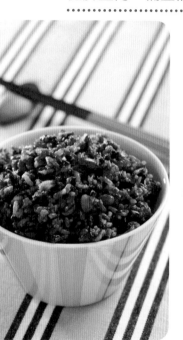

材　料
紫米 10 克、長米（在來米）10 克、野米 10 克、紅豆 10 克、圓糯米 20 克

調味料
冰糖 1/2 大匙

作　法
1〉所有食材洗淨；將紫米、野米及紅豆泡水 8 小時以上，瀝乾；長米、圓糯米分別洗淨，泡水 2 小時待用。

2〉將所有材料一起放入電子鍋裡，加水 90c.c.，按下開關煮熟後，再加入冰糖攪拌均勻，按下開關續煮 5 分鐘即可。

♡ 食材營養貼心小語

● **紅豆**是高蛋白、低脂肪的營養豆類，所含的膳食纖維，可排除體內毒素，減少致癌物的殘留；含豐富鐵質可幫助造血；紅豆的維生素 B 群含量，是所有食物中名列前茅的，能補充體力；皂苷物質則能防止過氧化物形成，具有防癌功效。

● **野米**是生長於加拿大的有機野米，在不施肥、無污染的湖泊中成長，是癌症專家特別推薦的食物。含有纖維質可排除腸道毒物及幫助消化；還含有維生素 B_1、維生素 B_2、維生素 B_{12} 及鐵質，有助於造血；且高含量鋅有利於抗癌。

🔍 烹調健康實用技巧

● 可將煮好的紅豆飯放入長方形容器內，冷藏硬固後再切成長條形，用糯米紙包裝，可當兩餐間的小點心。野米可與其他穀物或豆類一起烹煮，但需要浸泡，其浸泡後的水為墨綠色，富含葉綠素，請勿丟棄，可一起煮食。

● 食譜中的紫米：長米：圓糯：紅豆比例為 1：1：2：1，而水：所有的米材料 =1.5：1，若多加水可煮成紅豆粥，有利於口腔潰瘍、食慾不佳時食用。

☑治療期　☑恢復期　＊補充體力‧清熱退火‧改善睡眠

胚芽飯
清熱排毒、健脾開胃、增加元氣

熱量（卡）	蛋白質（克）	脂質（克）	醣類（克）
240	7	3	46

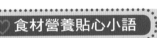

材　料

胚芽米 50 克、薏仁 10 克、小米 10 克、
橄欖油 1c.c.

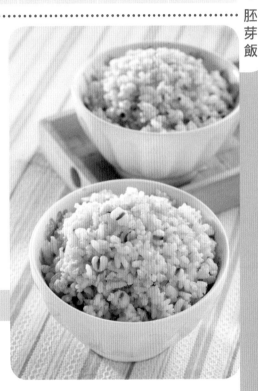

作　法

1〉所有食材洗淨；將胚芽米、薏仁泡水 4 小時
　　以上，瀝乾待用。

2〉將泡水的胚芽米、薏仁與小米一起放入電鍋
　　內鍋，加入水 85c.c.，以及橄欖油，接著外鍋
　　加 1 杯水，按下開關，待煮熟即可。

♡ 食材營養貼心小語

● **薏仁**中含有薏苡素，可解熱、鎮痛，還能抑制
　癌細胞的生長，有效預防胃癌、腸癌、子宮頸
　癌。薏仁裡的維生素 B 群特別豐富，可作為癌
　症術後預防移轉，尤其久病體虛、病後恢復期，
　可用來滋補身體、增加體力。

● **小米**富含蛋白質（尤其是色胺酸量多）、鈣、鐵等成分，其所含粗纖維是雜糧作
　物中最低，易被人體吸收，而蛋白質及醣分吸收率極高，適合病後食用。

🔍 烹調健康實用技巧

● 煮飯時加少許油，可增加口感軟度。飯可一次依比例大量烹煮，依胚芽米：小米：
　薏仁＝ 5：1：1；而水：所有的米材料＝ 1.2：1，再分成一人份小包裝，待涼
　後放入冷凍庫，食用時取出蒸熱即可。

● 可多加水量煮粥，也可多加小米份量，因為小米是最易消化的米食，可修補受損
　組織，最適合治療期恢復體力。購買小米時建議選用糯小米，可增加黏性。

● 此道煮成粥，適合牙口不良、吞嚥吞難之癌友們方便食用。

Staple
青醬義大利麵 **主食**　　☑治療期　☑恢復期　＊補充體力‧抗癌‧抗氧化‧增進食慾

青醬義大利麵
優質脂質、提升體力、強力抗癌

熱量（卡）	蛋白質（克）	脂質（克）	醣類（克）
270	10	9.5	36

材　料
義大利麵條 40 克、紅甜椒 1/4 個（約 50 克）、黃甜椒 1/4 個（約 50 克）、
鴻喜菇 30 克、西洋芹菜 30 克、橄欖油 1 小匙

調味料
青醬汁 1 大匙（作法可參照本書第 109 頁）、鹽少許

作　法
1〉所有食材洗淨；紅、黃甜椒去籽後，切成細長條；鴻喜菇切除蒂頭，分成小朵；
　　西洋芹菜刨去外表老筋後切長條，再用熱水汆燙一下，瀝乾待用。
2〉準備一鍋滾水，放入義大利麵，加少許油、鹽，開中火，麵條煮至八分熟後取出。
3〉鍋內加入橄欖油，微加熱，放入鴻喜菇拌炒一下，再加入煮好的義大利麵及青
　　醬汁拌炒均勻。最後加入紅、黃甜椒及西洋芹，拌勻即可。

♡ 食材營養貼心小語

● **義大利麵條**是用全麥麵粉製成，屬於低 GI 食物，可延緩血糖上升，其中含豐富
　的硒元素，可將自由基清除抑制致癌物產生；而維生素 E、植酸、類黃酮則能防
　止細胞癌病變；膳食纖維則能吸附致癌物質進而排出體外。

● **青醬汁**是由橄欖油、九層塔、松子攪拌而成的醬汁，油酸、油脂含量較高，但多
　為健康的油脂，能抗癌及預防心血管疾病。其中橄欖油含有抗氧化的維生素 E、
　β- 胡蘿蔔素、類黃酮，而橄欖油所含的油酸不易氧化，能抑制過氧化脂質的形
　成，防止自由基傷害，更具有抗癌功效。九層塔則富含維生素 A、維生素 C 及鈣、
　磷、鐵等成分，能增進食慾、促進血液循環。

Q 烹調健康實用技巧

● 青醬汁的用量可隨個人口味調整，但帶嗆辣味，若有口腔潰瘍的病友不宜多吃。

● 煮義大利麵條時，水量要多，烹煮過程不宜再加水，而烹煮時加上少許油、鹽，
　煮好的麵條口感較佳；煮好後不須浸泡冷水，以免增加麵條黏糊性。

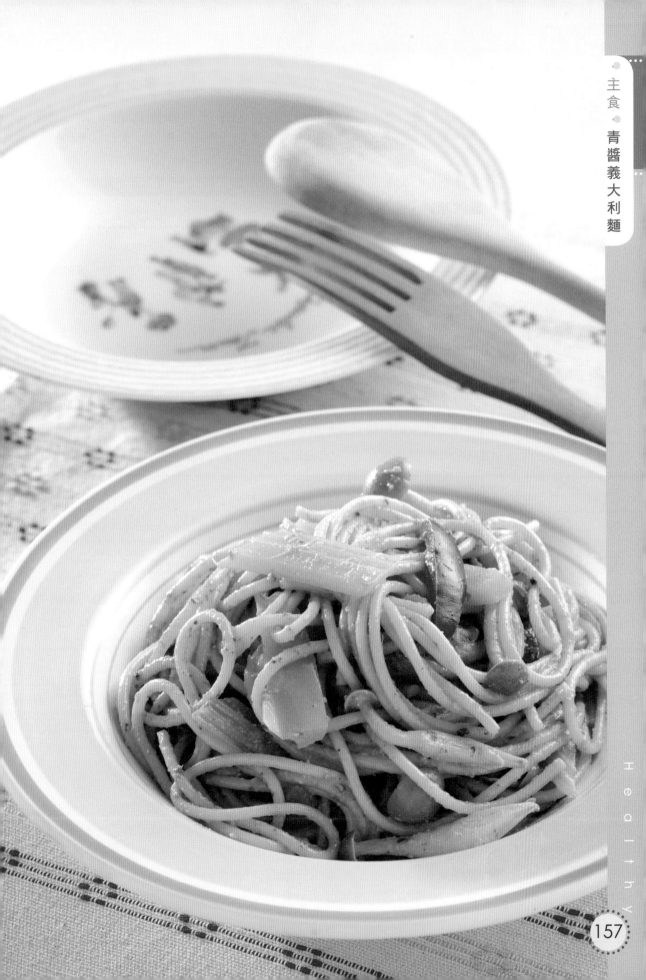

☑治療期　☑恢復期　＊改善食慾不振及味覺異常

金瓜米粉

補中益氣、健脾開胃、改變味覺

熱量（卡）	蛋白質（克）	脂質（克）	醣類（克）
270	5	6	50

材　料

米粉 40 克、青皮南瓜 50 克、乾香菇 2 ～ 3 朵（約 50 克）、紅蘿蔔 30 克、高麗菜 100 克、橄欖油 1 小匙

調味料

糖 1/2 小匙、烏醋 1/2 小匙、醬油 1 大匙、素沙茶醬 1 大匙

作　法

1〉所有食材洗淨；將米粉用溫水泡至微軟後，瀝乾水分備用。

2〉香菇用水泡軟後切絲；南瓜去皮切粗絲；紅蘿蔔去皮後切細絲；高麗菜用手剝小片狀。

3〉起油鍋，先放入南瓜粗絲、香菇絲、紅蘿蔔絲拌炒一下，接著加入所有調味料及水 150c.c.，待南瓜煮熟放入米粉，用筷子拌炒均勻，最後加入高麗菜拌勻即可。

♡ 食材營養貼心小語

● **米粉**是在來米磨成粉末後製成的細粉條狀產品，不帶黏性，較容易消化吸收，有補中益氣、健脾養胃、強壯身體的功效。市面上的米粉常添加綠豆粉來增加韌性，但食用過後較容易胃脹、不易消化，所以要選用純米製作的米粉為佳。

● **南瓜**的 β- 胡蘿蔔素，可轉化為維生素 A，能阻止及抑制癌細胞的生長；而微量元素鈷，能幫助造血；硒元素則是重要的防癌、抗癌因子；食用時請勿丟棄南瓜蕊，因其 β- 胡蘿蔔素含量是果肉的 5 倍。

◔ 烹調健康實用技巧

● 此道食譜建議選用青皮南瓜，因其質感較硬，適合炒煮。烹調南瓜時，可帶皮炒煮較不會糊爛，並加少許油脂以助吸收維生素 A，而且因根莖類澱粉多，較不易因加熱而流失維生素 C；且鋅含量高，對於味覺異常病友，可刺激食慾。

● 純米粉的口感較軟，容易折斷，購買時建議觀察外包裝的標示內容物，作為判斷。除了金瓜米粉外，也可煮成南瓜飯或南瓜粥。

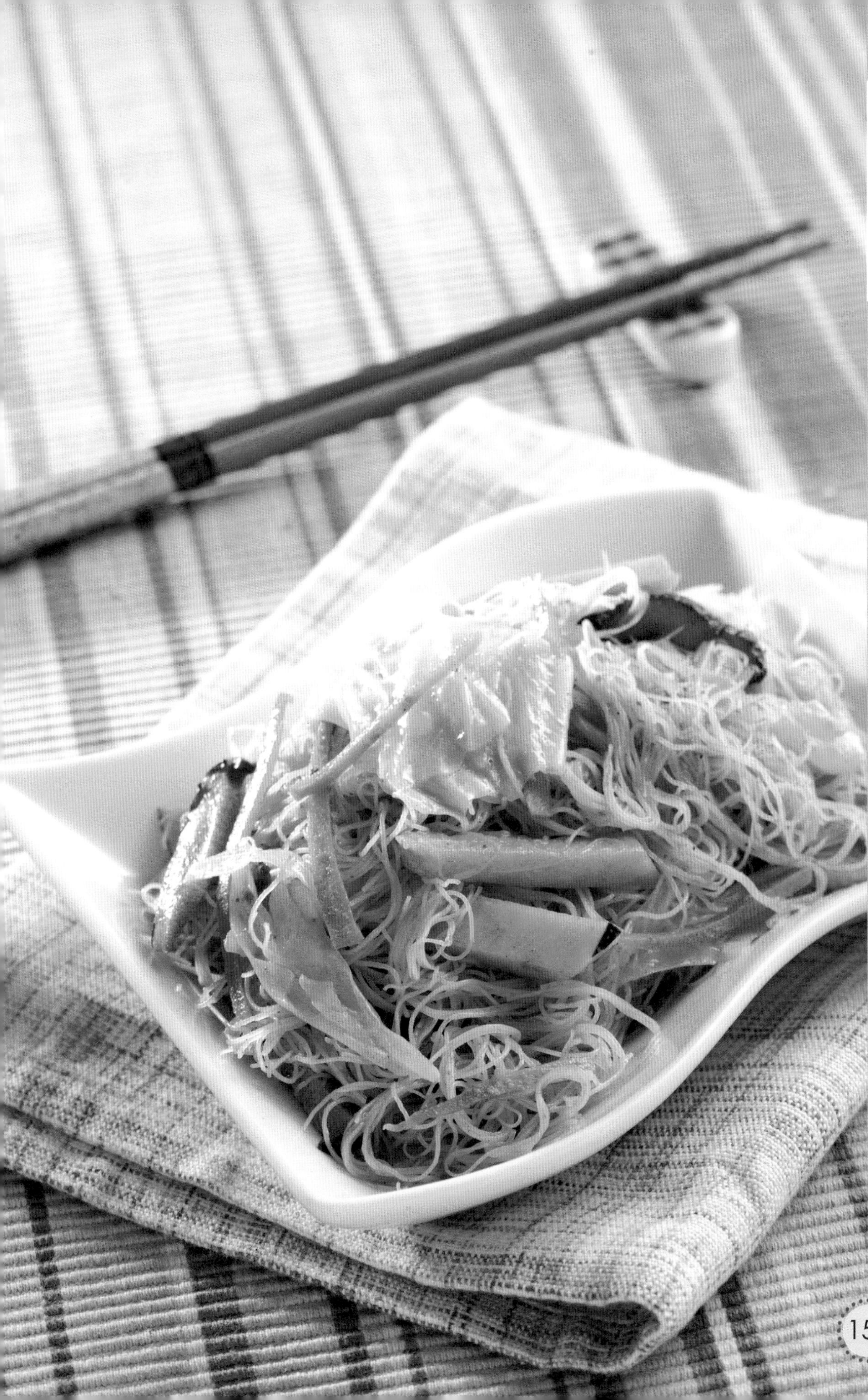

　☑治療期　☑恢復期　＊改善食慾不振及嘴破・提升白血球

三色粄條

強力抗癌、滋補元氣、補血

熱量（卡）	蛋白質（克）	脂質（克）	醣類（克）
230	11	11.3	21

材　料

粄條 60 克、綠豆芽 30 克、豆乾 1 片（約 40 克）、芹菜 20 克、紅蘿蔔 20 克、乾黑木耳 20 克、橄欖油 1 小匙

調味料

醬油 1 大匙、鹽 1/2 小匙、糖 1/2 小匙、烏醋 1/2 大匙

作　法

1 〉 所有食材洗淨；粄條切成 1 公分寬條狀；綠豆芽摘除頭尾；豆乾切薄片；芹菜摘除葉子後切段；紅蘿蔔去皮切絲；黑木耳用溫水泡軟後，切除蒂頭，再切小朵。

2 〉 起油鍋，放入豆乾片、黑木耳絲、紅蘿蔔絲快炒 2 分鐘，接著加入水 100c.c. 及所有調味料拌炒均勻後，加入粄條拌炒 1 ～ 2 分鐘，最後加入綠豆芽、芹菜段再拌炒約 1 分鐘即可。

♡ 食材營養貼心小語

● **粄條**含有與米食相同的營養素如蛋白質、維生素等，尤其是維生素 B 群含量更多；米食對腸胃功能有助益，經常食用可以益氣止瀉、壯筋骨、益腸胃。在治療期的病友，可將粄條煮得柔軟，更易入口，尤其是口腔潰瘍、食慾不振時，能利用粄條增加熱量、引起食慾。

● **綠豆芽**是綠豆泡水數日後發芽的芽菜，營養價值比綠豆還豐富，如維生素 B_2、β 胡蘿蔔素含量增加 2 ～ 4 倍；維生素 B_{12} 大增 10 倍；蛋白質轉為胺基酸更容易消化。綠豆芽中的維生素 E，為抗氧化劑有利抗癌，及預防感冒、消除緊張、減輕疲勞、預防便祕等功效，但是它性味甘寒，腸胃虛寒者不宜多食；素食者平時可多攝取芽菜類補充維生素 B_{12}。

🔍 烹調健康實用技巧

● 烹煮這道料理時要快火拌炒，以免粄條太常翻攪，易糊掉。無食慾、嘴破的病友，可將粄條煮久一點，可較軟嫩，方便入口。

● 綠豆芽的鬚根一定要剔除掉，除非是有機豆芽，否則一般容易有化學物質殘留。

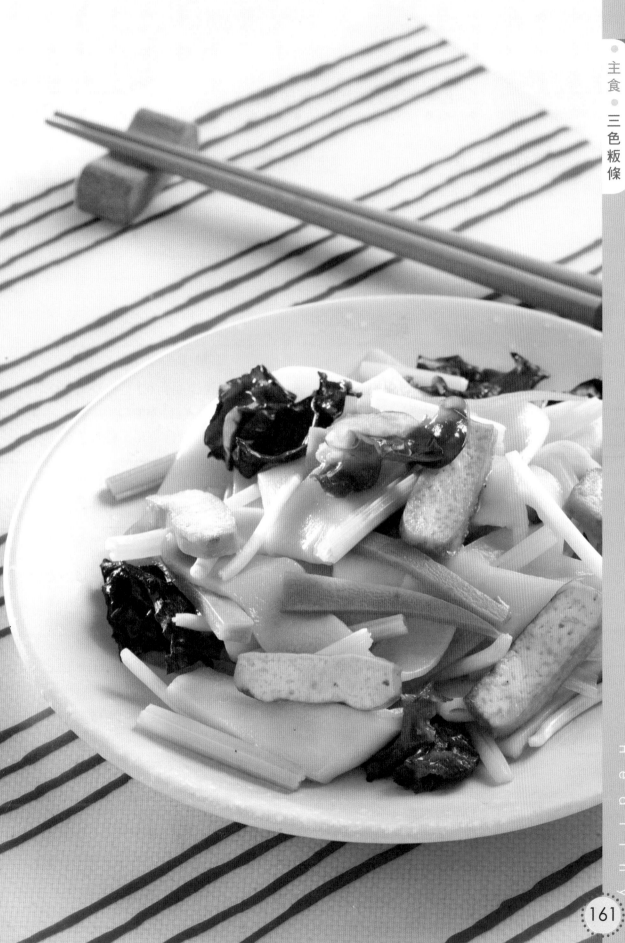

○治療期　☑恢復期　＊改善胃腸脹氣及補血・排毒・抗癌

雙色甜菜
滋補氣血、消除脹氣、排毒抗癌

熱量（卡）	蛋白質（克）	脂質（克）	醣類（克）
117	6	1.5	20

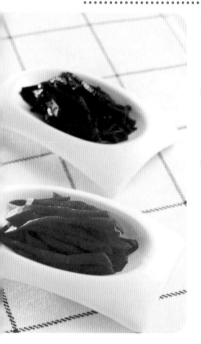

材　料

甜菜根 100 克、白蘿蔔 200 克

調味料

梅子漿 30c.c.、鹽少許

作　法

1〉所有食材洗淨；將甜菜根去皮後切成約 0.2 公分細絲條；白蘿蔔去皮後切成約 0.3 ～ 0.4 公分粗絲條備用。

2〉甜菜根細絲直接加入梅子漿 30c.c. 攪拌均勻，待其軟化後放入冰箱冷藏 1 ～ 2 天即可取出食用。

3〉將白蘿蔔粗絲用鹽抓拌醃 1 小時後，用溫開水沖掉鹽分，再把醃過的白蘿蔔加入浸泡甜菜根的醬汁裡，另外再加入梅子漿 30c.c. 拌勻，放入冰箱冷藏後即可。

♡ 食材營養貼心小語

- **甜菜根**含維生素 B_{12} 及優良鐵質的成分，具有造血、清血的功效，其纖維還可促進鋅及礦物質吸收，能延緩葡萄糖吸收，防止血糖急速上升。甜菜根不只是天然的退燒良方，近幾年醫學界更將甜菜根的營養特性用於癌症病患，協助抗癌。

- **白蘿蔔**有十字花科蔬菜中特有的異硫氰酸鹽，可加強身體排除致癌物及誘發腫瘤凋亡，對於消化道癌症，如食道癌、腸癌、胃癌特別有幫助；另外，白蘿蔔內的食物纖維、木質素，同樣具有抑制癌細胞的作用。白蘿蔔的葉子更含有豐富的維生素 A、維生素 C、鈣、鐵、食物纖維等，可把葉子當成青菜葉炒煮或煮湯。

🔍 烹調健康實用技巧

- 此道雙色甜菜適合無食慾及腸胃脹氣病友食用。

- 甜菜根浸泡在醬汁的時間愈久愈入味，放在冰箱冷藏可保存 7 天；白蘿蔔絲用醃甜菜根的醬汁浸泡後，顏色呈現粉紅，非常亮麗可口。

Side Dishes
綠意沙拉　副食生食　　○治療期　☑恢復期　＊改善食慾不振及口腔潰瘍
●　●　●　●　●　●　●　●　●　●　●　●　●　●　●　●　●　●

綠意沙拉
恢復體力、修補組織、抗氧化、抗癌

熱量（卡）	蛋白質（克）	脂質（克）	醣類（克）
136	8	1.5	23

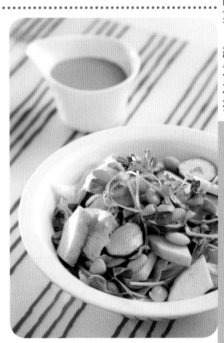

材　料
小黃瓜 50 克、豌豆苗 30 克、萵苣 50 克、芭樂 50 克、
毛豆仁 30 克

調味料
綠茶優格醬 30c.c.（作法可參照本書第 115 頁）

作　法
1 〉所有食材洗淨；小黃瓜擦乾水分後切成薄圓片；豌
　　豆苗瀝乾水分；萵苣剝成小片狀；芭樂切成薄片狀。
2 〉起一鍋滾水，將毛豆仁汆燙至熟後撈出，沖冷水，
　　瀝乾水分。
3 〉準備盤子，把萵苣片、芭樂片鋪底，再放上小黃瓜
　　片、豌豆苗、毛豆仁，最後淋上綠茶優格醬即可。

♡ 食材營養貼心小語

● **小黃瓜**具清血、消腫等功效，可改善咽喉腫痛、口腔炎等，癌症病友若口腔潰瘍、
　嘴破，可將小黃瓜搗碎或磨汁飲用。小黃瓜根部含有大量苦味素，具抗癌作用。
● **毛豆仁**中的蛋白質以麩胺酸最多，而維生素 C 的高含量，相當於柑橘類的含量。
　而毛豆仁所含的食物纖維是蔬菜中含量最高的；還含有抗癌作用的大豆異黃酮及
　β-胡蘿蔔素。其中麩胺酸及天冬胺酸成分，讓煮過後的毛豆仁具有甜味及堅果
　味，是香味特殊的豆類蔬菜，可刺激病友食慾。
● **綠茶**含有抗氧化物的兒茶素，有助抗癌；**優格**含有酵素及微生物，其所含的益生
　菌可增加免疫力及改善消化功能。

🔍 烹調健康實用技巧

● 此道食譜選用的食材皆為綠色蔬果，含豐富的葉綠素、葉酸及維生素 C，能修補
　受損組織。蔬果食材必須將水分徹底瀝乾後，才能淋上醬汁，避免太多水分，影
　響味道；綠茶優格醬另外可用芥末醬加優格調成醬汁替代，另有一番風味。

○治療期　☑恢復期　＊清熱退火・補充體力・排毒・抗癌

彩拌若芽藻
補血補氣、排毒、預防骨質疏鬆

熱量（卡）	蛋白質（克）	脂質（克）	醣類（克）
136	10	0.4	23

材　料
洋菜 5 克、紅藻 10 克、乾燥綠藻 10 克、紅蘿蔔 30 克、蘋果 100 克、
紫高麗菜 50 克

調味料
梅子漿 1 大匙、梅子醋 1 小匙

作　法
1〉所有食材洗淨；將洋菜切段，與紅藻及綠藻一起泡溫開水，3～5 分鐘至軟後
撈起，瀝乾；紅蘿蔔及蘋果分別去皮，切細絲；紫高麗菜切細絲備用。
2〉起一鍋滾水，放入少許油，將紅蘿蔔絲汆燙至熟後取出，放涼。
3〉把泡好的洋菜、紅藻和綠藻鋪於盤底，再把紅蘿蔔絲、蘋果絲、紫高麗菜擺上，
接著把所有調味料調勻，食用前再倒入材料裡一起拌勻即可。

♡ 食材營養貼心小語
● **紅藻**及**洋菜**皆屬海藻類食物，有豐富的 β-胡蘿蔔素、鈣、磷、鐵、鉀、碘等成
分，其中所含的 β-胡蘿蔔素，具有抗氧化抗癌作用；褐藻多醣（Fucoidan），
則可促進癌細胞凋亡；硒微量元素，則是最佳抗癌成分；海藻酸鈉（Sodium
alginate），則能降低骨骼吸收輻射微粒，可抵抗輻射環境污染物。
● **紫高麗菜**含有豐富的花青素、鈣、鎂、鉀、維生素 C、維生素 K 及 β-胡蘿蔔素、
葉黃素、玉米黃素等成分。花青素即為類黃酮素，其抗氧化功效居於首位，具抗
氧化、抗自由基能力，以及抗發炎、抑制過敏反應。紫高麗菜的纖維素含量也很
高，同時也是低熱量食物，可經常食用。

🔍 烹調健康實用技巧
● 此道彩拌若芽藻最適合夏季開胃，做好後可先放冰箱冷藏 1～2 小時再取出食用。
但需注意化療治療期，不適合食用，唯有在恢復期時，多食用有助排毒。
● 紅蘿蔔含有脂溶性維生素，汆燙時加點油，有助於維生素 A 釋出，也讓外觀較亮
麗。

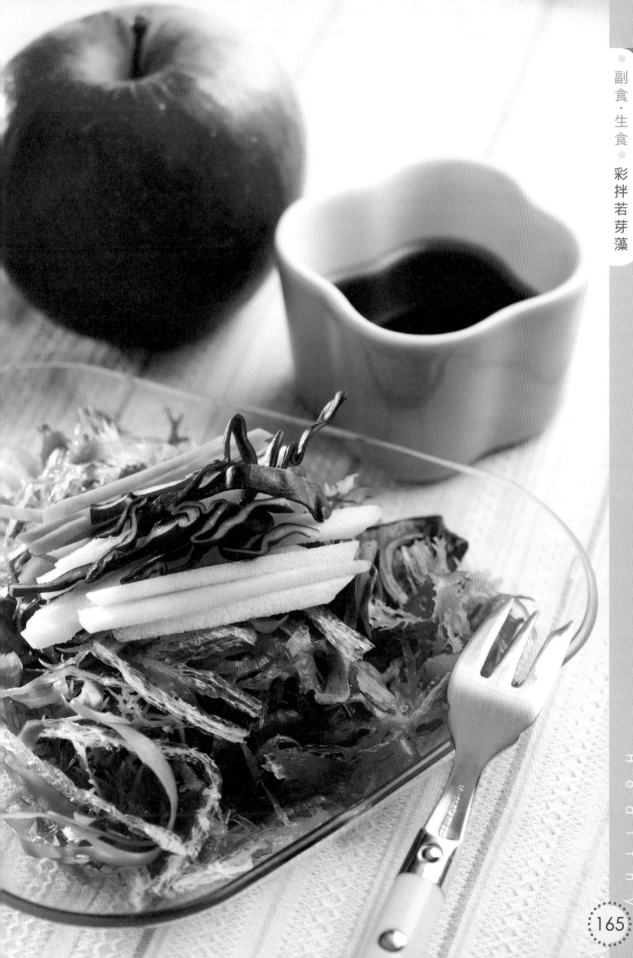

　○治療期　✓恢復期　＊改善食慾不振及睡眠

五色沙拉
強力抗氧化、抗癌、補充元氣

熱量（卡）	蛋白質（克）	脂質（克）	醣類（克）
151	8	7	14

材　料
蘿蔓 A 菜 100 克、紅甜椒 30 克、黃甜椒 30 克、花椰菜芽 20 克、紫高麗菜 30 克、乳酪絲 10 克、蘇打餅乾 20 克

調味料
檸檬汁 1 小匙、紅酒醋 2 大匙、橄欖油 1 小匙

作　法
1 〉所有食材洗淨；將蘿蔓 A 菜瀝乾，撕成片狀；紅、黃甜椒去籽，切細條狀；花椰菜芽瀝乾水分；紫高麗菜瀝乾水分切成細絲；蘇打餅乾壓成碎粒狀備用。

2 〉將蘿蔓 A 菜鋪在盤底，接著把紅甜椒條、黃甜椒條、花椰菜芽、紫高麗菜絲及乳酪絲交替擺入，最後撒上蘇打餅乾碎粒。

3 〉將所有調味料混合攪拌均勻，食用時淋在沙拉上即可。

♡ 食材營養貼心小語

● **蘿蔓 A 菜**能夠耐低溫，生長期間病蟲害少，幾乎可以不使用農藥，故稱為「放心蔬菜」，能改善消化道及肝臟功能，還可刺激消化液分泌進而增進食慾。蘿蔓 A 菜含鉀量高，防止心臟病及高血壓病變；含少量碘，有調節情緒、緩解緊張及有助改善睡眠。另外，還含有抗癌功能的玉米黃素、葉黃素、β - 胡蘿蔔素及葉酸。

● **紅甜椒**含有抗癌的 β - 胡蘿蔔素、茄紅素、維生素 C、槲皮素，亦可中和自由基。還有辣椒素，可促進唾液與胃液分泌，刺激腸蠕動及消除疲勞、恢復體力、提振食慾；香豆酸能結合硝酸鹽，抑制致癌性的硝酸胺，防止胃癌。

● **花椰菜芽**與花椰菜營養成分相同，含有抗癌成分蘿蔔硫素及吲哚，可抗乳癌、子宮內膜癌，而且發芽芽菜所含的抗癌成分更高於花椰菜。不過，芽菜較適合生食，故治療期的病友不建議食用。

🔍 烹調健康實用技巧

● 沙拉必須趁食材新鮮時立即食用，才能吃出蔬菜的脆感與新鮮度。

● 調味醬汁可依紅酒醋：檸檬汁：橄欖油＝ 6：1：1 比例增加調整。調味醬汁可使用本書第 110 頁的「油醋醬汁」或第 111 頁的「凱撒沙拉醬」替代。

○治療期　✔恢復期　＊改善食慾不振・補充體力

豆豆優格沙拉

提供優質蛋白質、修補受損組織、恢復體力

熱量（卡）	蛋白質（克）	脂質（克）	醣類（克）
164	13	2.2	23

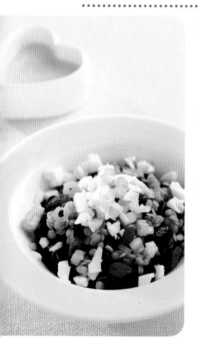

材　料

紅豆 10 克、花豆 10 克、黑豆 10 克、扁豆 5 克、熟蛋白 1/2 個、洋蔥 1/4 個、芹菜 40 克、枸杞 5 克

調味料

新鮮柳橙汁 20c.c.、原味優格 30c.c.

作　法

1〉所有食材洗淨；紅豆、花豆、黑豆用水浸泡 4 ～ 6 小時後瀝乾，放入電鍋外鍋放 1 杯水，蒸熟後取出。將蛋白切成細末狀；洋蔥去膜後，切成小丁狀；芹菜摘除葉子，切碎末。

2〉起一鍋滾水，將扁豆汆燙 4 ～ 5 鐘至熟後取出，放涼。

3〉把紅豆、花豆、黑豆、扁豆、蛋白末、洋蔥末混合拌勻，盛入盤中，接著撒上芹菜末、枸杞。將調味料混合拌勻成柳橙優格，最後淋在豆豆沙拉上即可。

♡ 食材營養貼心小語

- **豆類**含豐富蛋白質，1 杯豆子就含有 15 克的植物性蛋白質，含有許多抗癌成分如薯蕷皂（Diosgenin），能抑制癌細胞增生，降低腫瘤生長速度；蛋白質酶抑制劑更具有降低癌細胞分裂速度的功效。

- **紅豆**為豆類中抗氧化能力最高的食物，次之為花豆、菜豆。中醫觀點，**花豆**具有利水除濕、消腫解毒等功效；**黑豆**營養素與大豆相同，其中鐵質與維生素 A 含量高，可補脾益胃、強壯身體；**扁豆**的蛋白質、纖維質、葉酸含量多，並含有錳元素，對於成長、生育、傷口癒合及加強代謝糖分、胰島素與膽固醇皆有益。

○ 烹調健康實用技巧

- 此道豆豆優格沙拉色彩繽紛，可幫助食慾不振的病友引發食慾，補充體力。還可選用其他豆類如黃豆、埃及豆；蔬菜則可改用番茄、紅蘿蔔丁搭配。

- 留用的蛋黃壓碎後用乾鍋炒成酥狀，撒在汆燙菜餚上，可作為提香調味料。

○治療期　☑恢復期　＊改善口腔潰瘍・補充體力

薏仁香鬆
健脾開胃、清熱解毒

熱量（卡）	蛋白質（克）	脂質（克）	醣類（克）
143	8	3.5	20

材　料

薏仁 5 克、荸薺 20 克、美生菜葉 30 克、
西洋芹菜 20 克、葡萄乾 5 克、小紅莓果乾 5 克、
松子 3 克、杏仁片 5 克、牛蒡香鬆 1 小匙

調味料

檸檬汁 10c.c.、原味優格 30c.c.

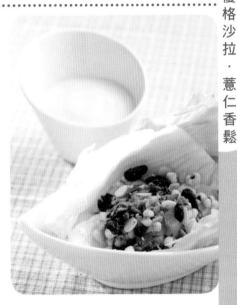

作　法

1〉所有食材洗淨；薏仁泡水 4 ～ 6 小時後，放入電
　　鍋加少許水，外鍋加水 1 杯，煮 10 分鐘以上至熟。

2〉將荸薺去皮後，壓成碎粒狀；生菜葉擦乾後，剪
　　成小圓形碗狀；西洋芹菜去除老皮，切成小丁。

3〉起一鍋滾水，放入西洋芹菜汆燙 1 分鐘，撈出瀝乾。生菜葉盛盤放上所有材料，
　　撒上牛蒡香鬆，食用時淋上調勻的檸檬優格醬即可。

♡ 食材營養貼心小語

● **薏仁**中的薏以酯具抗癌作用，有助預防肺癌、胃癌、肝癌、腸癌等。薏仁滋補性
　強，更具有消炎、鎮痛作用，也可用於癌症手術後防止轉移或營養補充品。

● **荸薺**含大量澱粉、蛋白質、維生素 A、維生素 B_1、維生素 B_2、維生素 C 及鈣、磷、
　鐵等成分，其中不耐熱的抗菌成分，能抑制流感病毒，對大腸桿菌及金黃色葡萄
　球菌、綠膿桿菌有抑制作用。另外，荸薺含抗癌活性物質，可利用荸薺食療改善
　疾病，如荸薺汁可治咽喉腫痛及改善口腔潰瘍不適；荸薺加甘蔗汁，有清熱、消
　炎、生津止渴、預防流感等功效。

🔍 烹調健康實用技巧

● 此道薏仁香鬆設計為中菜西吃，營養豐富且不油膩，非常適合恢復期的癌症病友
　食用。而化療期的病友，荸薺食用前建議先用開水汆燙較為合適，以免生食對身
　體有不良影響。為了病友的食品安全，西洋芹菜要燙過再食用比較妥當。

☑ 治療期　☑ 恢復期　＊改善食慾不振・補充體力

菜根香
提升免疫力、補充體力

熱量（卡）	蛋白質（克）	脂質（克）	醣類（克）
165	5	1.5	33

材　料

白蘿蔔 100 克、紅蘿蔔 50 克、馬鈴薯 50 克、芋頭 50 克、甜菜根 50 克

調味料

醬油膏 1 大匙、味噌梅子醬 1 大匙

作　法

1〉所有食材洗淨去皮後，切成約 2 ～ 3 公分大小的滾刀狀。

2〉將白蘿蔔塊、紅蘿蔔塊、馬鈴薯塊、芋頭塊放入同一蒸盤內，甜菜根塊放在另一蒸碗中，一起放入電鍋內，外鍋加 1/2 杯水，蒸熟。

3〉所有材料蒸熟後裝盤，附上醬油膏、味噌梅子醬沾食即可。

♡食材營養貼心小語

● **馬鈴薯**含維生素 B_1、維生素 C 及鉀、蛋白酶等成分，不含脂肪但熱量高（每 100 克 81 大卡），可健脾益氣，強化免疫。馬鈴薯中的維生素 C，加熱後不會被破壞，人體更易吸收；鉀含量高，有「鉀之王者」美稱，可調整細胞膜滲透壓平衡，消除水腫，防止高血壓、心臟病；蛋白酶成分，可抗病毒及防止細胞變質。

● **芋頭**含豐富的維生素 B_1、維生素 B_2、鈣、鐵、鉀等成分，能改善胃腸機能，因不含龍葵鹼，比較容易消化，非常適合胃腸疾病及恢復期病友食用，但含澱粉量多，多吃容易脹氣，腸胃虛弱者宜謹慎選用。其所含黏液成分，能促進唾液分泌，促進消化、增進食慾，因此治療期病友在食慾不振時，可熬成芋泥粥或煮湯。

🔍烹調健康實用技巧

● 此道菜根香可吃出食物原味，尤其在冬天時趁熱吃，可增加身體暖意，促進血液循環。根莖類食材加熱後所含的澱粉變為糊狀，具有保護作用，可減少維生素 C 加熱後的破壞及流失，可保存更多維生素 C。牙口不好者，外鍋可多加一杯水煮爛較好吞嚥。

● 甜菜根與其他材料分開放，是為了避免蒸時其他材料被染色，影響菜餚美觀。沾醬可隨個人喜好，如醬油膏中可加入蒜末，增加香氣。

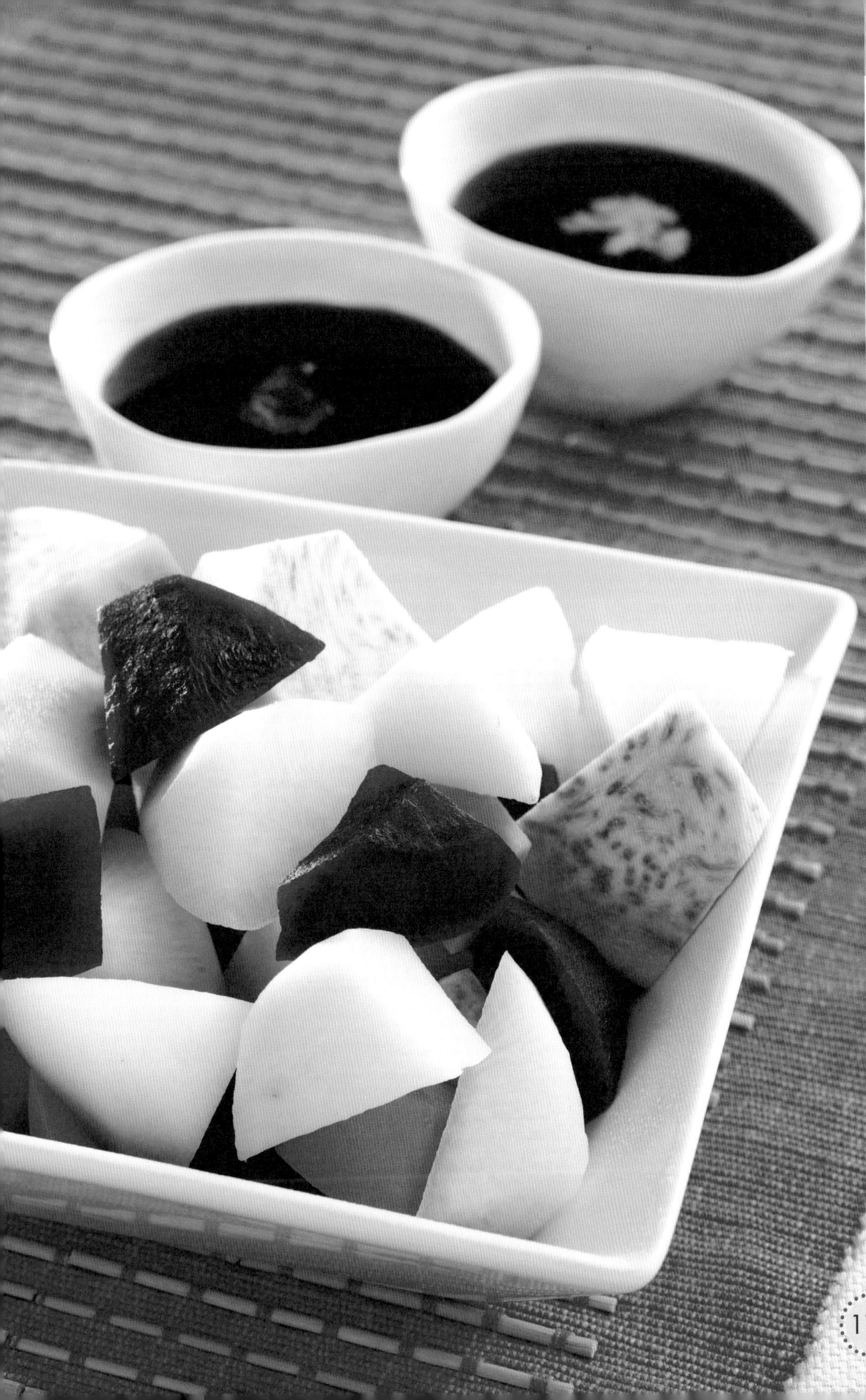

☑治療期　☑恢復期　＊改善腸胃及食慾不振

山蘇南瓜

抗氧化、抗癌、活血解毒、利尿

熱量（卡）	蛋白質（克）	脂質（克）	醣類（克）
136	6	5	17.5

材　料

山蘇 100 克、紅皮南瓜 150 克、熟白芝麻 5 克、堅果粉 5 克

調味料

發芽芝麻醬 1 大匙、醬油膏 1 大匙

作　法

1〉所有食材洗淨；山蘇去除老莖葉後切成兩段；南瓜連皮帶籽切成 3 公分大小的塊狀，放入盤子裡，隔水蒸約 5 ～ 8 分鐘，蒸熟取出。

2〉起一鍋滾水，放入山蘇汆燙熟後取出，瀝乾水分。將煮熟後的山蘇、南瓜裝盤，山蘇撒上白芝麻，南瓜撒上堅果粉後，以發芽芝麻醬、醬油膏沾食即可。

♡ 食材營養貼心小語

● 南瓜與山蘇的搭配，有益於病友腸胃道的滋補，以及提高抗癌功效。

● **山蘇**是蟲不愛吃的植物，所以不需噴灑殺蟲劑，是健康又安全的野菜之一。而且富含維生素 A、鈣、鐵、鉀、纖維質及葉綠素等成分，其中鉀含量高，可預防高血壓及糖尿病；纖維質及葉綠素，皆具有防癌作用。

● **南瓜**與大蒜、洋蔥同屬頂級的抗癌食物。含有抗癌植化素如 β- 胡蘿蔔素、葉黃素、玉米黃素等成分；其中的甘露醇，具通便作用，可防止結腸癌發生；含分解致癌物亞硝胺（Nitrosamine）的酵素，減少消化系統癌症的發生率；豐富的 β- 胡蘿蔔素可轉化為維生素 A，能抑制及阻止癌細胞增長，使組織恢復正常功能。

◯ 烹調健康實用技巧

● 紅皮南瓜口感較軟，又具甜味，適合蒸煮，蒸煮時需帶籽，營養不流失；堅果粉最好能自己買整粒堅果來壓碎製成，可減少黃麴毒素的污染，安全可靠。

● 選購山蘇時，宜選葉片深綠肥厚為佳，清洗時，注意尾端捲曲處要拉開洗淨。山蘇是高抗氧化食材，化療期間可食用，但因有輕瀉作用，所以腹瀉時不宜食用。可用汆燙或涼拌方式，佐以少許調味料，吃出原味的清脆爽口。

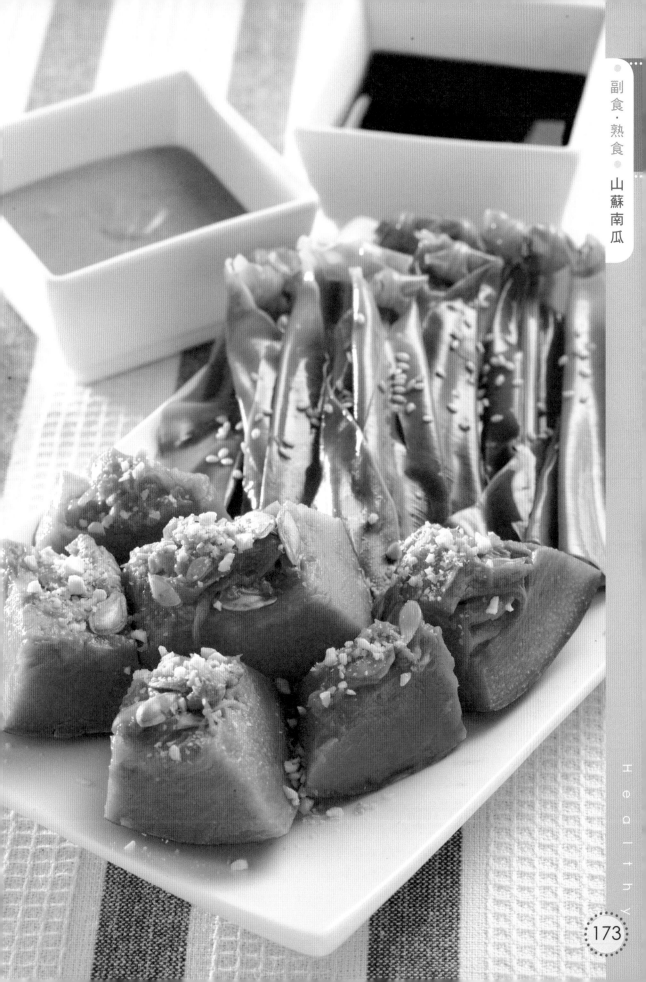

Side Dishes
番茄燴苦瓜 副食熟食　　☑治療期　☑恢復期　＊改善食慾不振‧清熱退火

番茄燴苦瓜
刺激食慾、抗氧化、抗癌

熱量（卡）	蛋白質（克）	脂質（克）	醣類（克）
158	10	5.6	17

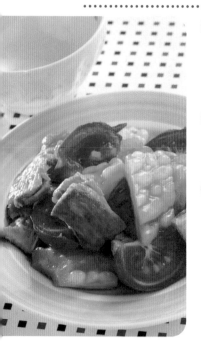

材　料

番茄 1 個（約 150 克）、苦瓜 1/3 個（約 100 克）、
豆包 1 片（約 30 克）、橄欖油 1/2 小匙

調味料

番茄醬 1 大匙、調味酵母粉 1 小匙（或鹽適量）

作　法

1 〉所有食材洗淨；將番茄去蒂後切成 6 個半月形片；苦瓜去
　　籽後切塊；豆包微沖水後，切成 4 小片，擦乾水分備用。
2 〉起油鍋，放入豆包片以中火煎成微金黃色後取出，再利用
　　鍋裡的餘油，放入番茄、苦瓜一起拌炒，接著加入番茄醬
　　及水 100c.c. 煮 5 分鐘，再加入煎好的豆包及酵母粉調味即
　　可。

♥ 食材營養貼心小語

- 此道番茄燴苦瓜，利用番茄、豆包及苦瓜三者搭配，成為強力的抗癌食譜，恢復期的病友可經常食用，調養身體，尤其夏天是苦瓜盛產季節，更能清熱消暑。
- **番茄**中的茄紅素，有清除自由基、保護細胞、防止癌變，更能降低罹患攝護腺癌的風險，亦可預防結腸癌、肺癌、胃癌、食道癌等。但茄紅素為脂溶性營養素，用油烹調才容易讓人體吸收。酚酸則可抑制體內亞硝氨的形成，預防癌症。
- **豆包**含有大豆蛋白、皂苷、卵磷脂、大豆異黃酮等營養素，其大豆蛋白質最容易被人體消化吸收；而大豆異黃酮則具有類似女性雌激素的功能，有抗氧化作用，可預防乳癌、子宮內膜癌及改善更年期障礙、預防停經後婦女骨質疏鬆症。

Q 烹調健康實用技巧

- 此道食譜可用玫瑰鹽取代調味酵母粉來調味。綠色苦瓜口感較脆，白色苦瓜顆粒較大、苦味較淡，可依自己喜好來選用；豆腐可代替豆包，煎成黃色質地更柔軟，更適合口腔潰瘍、無食慾的病友，幫助開胃及暖胃。

石蓮山藥

健脾開胃、清熱解毒、提升免疫力

熱量（卡）	蛋白質（克）	脂質（克）	醣類（克）
130	5	6	14

材　料

石蓮花 10 片（約 60 克）、山藥 50 克、
枸杞少許（約 5 克）

調味料

發芽芝麻醬 10c.c.、醬油 10c.c.、東炎醬汁 15c.c.（詳
見本書 P.114）、沙拉醬 10c.c.

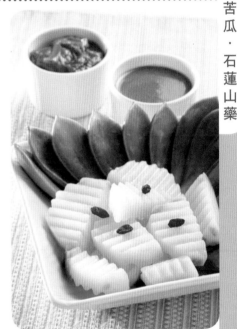

作　法

1 〉 所有食材洗淨；山藥去皮，切成 1 ～ 2 公分厚的
　　 波浪片狀備用。準備一鍋滾水，先放入石蓮花氽
　　 燙一下後撈起，浸泡冷開水至涼；再放入山藥氽
　　 燙至七分熟後撈起，沖泡冷開水至涼。

2 〉 將石蓮花、山藥片瀝乾水分後裝盤，撒上枸杞，
　　 附上兩種沾醬，一是發芽芝麻醬與醬油調勻，適
　　 合沾食山藥；另一種是東炎醬汁加沙拉醬調勻，適合沾食石蓮花。

♡ 食材營養貼心小語

- **山藥**含有黏蛋白及澱粉酶、皂苷、胺基酸、氧化酶等成分，是病友恢復期的滋補
　 聖品。另外，山藥含有豐富的澱粉酶、醣質分解酵素，非常適合胃腸虛弱的病友。
- **石蓮花**屬於鹼性食物，含豐富維生素 B 群，可恢復疲勞增強體力，滋養肝細胞，
　 所含抗氧化成分及特殊活性，可促進肝代謝功能，具有抗癌、抗病毒作用。另含
　 有多醣體，可提高免疫機能，增加白血球及提升抵抗力。如果日常利用石蓮花保
　 健，可將石蓮花 2 ～ 3 兩（約 100 克），加蜂蜜 2 大匙及水 250c.c. 打汁飲用。

Q 烹調健康實用技巧

- 發芽芝麻醬加醬油調成醬汁性較溫熱，適合沾食山藥可溫暖身體；石蓮花性涼，
　 適合沾食熱性的東炎醬汁，這樣可以中和性味，不會過涼或過燥。
- 化療期體質較虛熱，可食用石蓮花退火；且果肉多汁，適合口乾舌燥的病友食用。

○治療期　☑恢復期　＊改善味覺異常‧抗氧化‧抗癌

彩色蒟蒻
排毒抗癌、舒壓助眠

熱量（卡）	蛋白質（克）	脂質（克）	醣類（克）
135	6.5	3	21

材　料

蒟蒻 50 克、紅甜椒 60 克、黃甜椒 60 克、紅蘿蔔 30 克、甜豆 30 克、
百合 50 克、橄欖油 1/2 小匙

調味料

素蠔油 1 小匙

作　法

1〉所有食材洗淨；蒟蒻切成 2 ～ 3 公分薄片，用開水汆燙 3 ～ 5 分鐘；紅、黃甜椒去籽，切成斜片狀；紅蘿蔔去皮後切片；甜豆撕除兩旁老筋；百合剝成一片一片。

2〉起一鍋滾水，分別放入紅蘿蔔片、甜豆及百合汆燙至熟，撈起瀝乾水分備用。

3〉起油鍋，先放入蒟蒻片用大火快炒，再加入素蠔油及水 100c.c. 煮 2 ～ 3 分鐘，接著加入紅甜椒片、黃甜椒片、紅蘿蔔片，甜豆及百合，拌炒 1 ～ 2 分鐘即可。

♡ 食材營養貼心小語

● **蒟蒻**主要成分為葡甘露聚醣（Glucomannan），遇鹼就會凝固成為蒟蒻，含水分為 **97%**，是低熱量食品，在臨床上對肥胖、高血脂、動脈硬化症具有預防保健作用。蒟蒻所含的膳食纖維無法被人體消化吸收，會直接到達腸道吸收腸內代謝廢物排出體外，減少致癌物存留在腸內，避免胃癌及結腸癌。但因蒟蒻無其他營養素，所以食用時必須搭配其他蔬果，以達有效均衡的營養攝取。

● **百合**的鱗莖含有豐富蛋白質、澱粉、秋水仙鹼及 β- 胡蘿蔔素等成分，藥用價值高，可改善因癌症引起的精神焦慮、不安，以及治療不適；另外，還能抑制黃麴毒素致癌突變作用，促進巨噬細胞的吞噬功能，提高免疫力。其中所含的秋水仙鹼成分，可抑制癌細胞；生物鹼成分則能促進白血球生長，預防白血球減少。

🔍 烹調健康實用技巧

● 蒟蒻本身沒有味道，必須吸取醬汁才能更美味，食譜中使用素蠔油，也可使用其他醬料如番茄醬、素沙茶醬等。

● 食材中的百合需要煮熟食用，煮熟的新鮮百合略帶苦味，苦中帶甜、甜而生津。

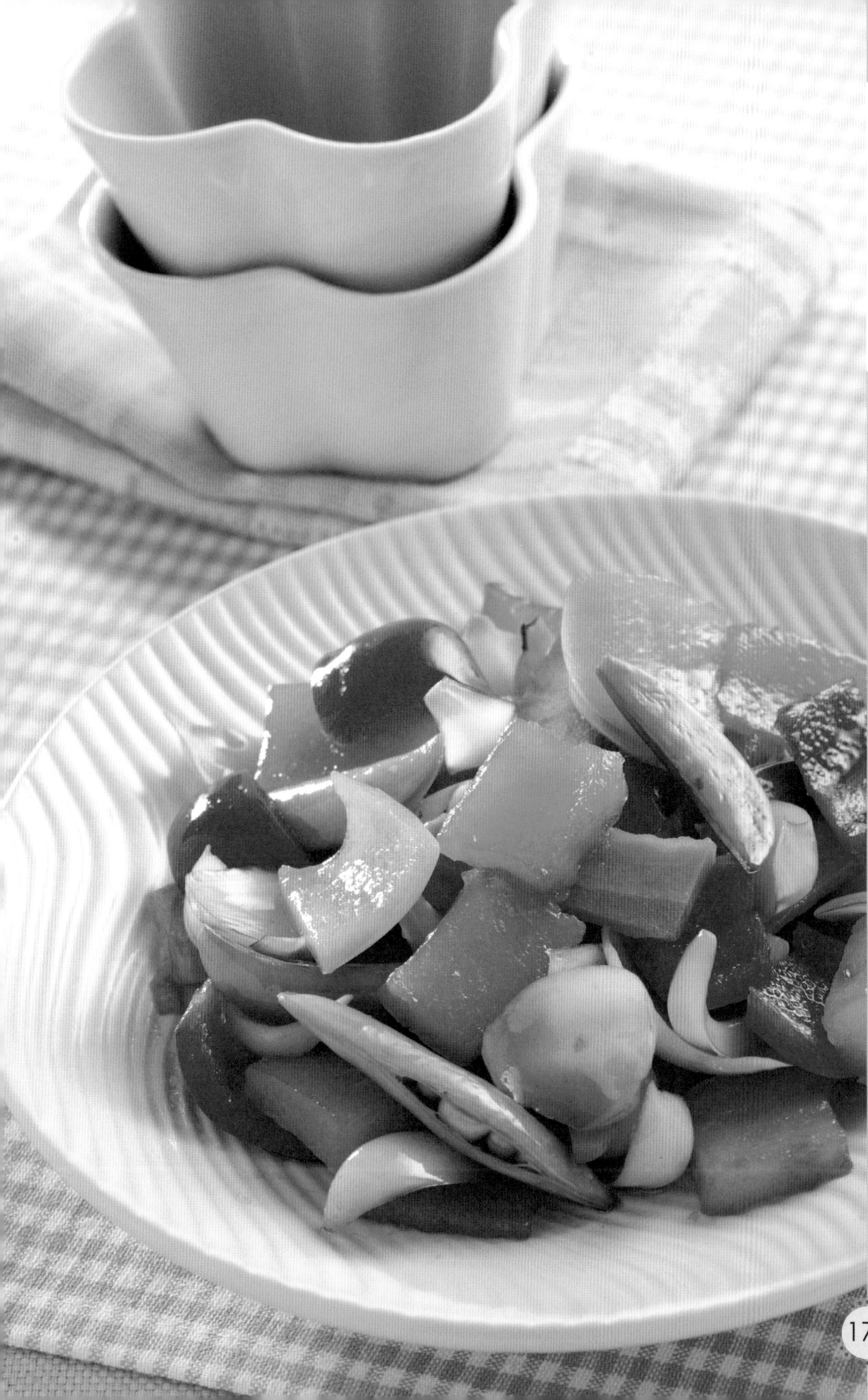

☑治療期 ☑恢復期 ＊改善食慾不振及味覺異常

東炎高麗菜
抗癌、抗氧化、補血、補氣

熱量（卡）	蛋白質（克）	脂質（克）	醣類（克）
122	3	6	14

材料
高麗菜 200 克、乾黑木耳 50 克、橄欖油 1 小匙

調味料
市售東炎醬 1 大匙（詳見本書 P.104）、調味酵母粉 1 小匙 （或鹽適量）

作法
1〉所有食材洗淨；高麗菜用手剝成小片狀；黑木耳泡水 1 小時後，切除蒂頭，再分成小朵狀備用。

2〉起油鍋，先放入黑木耳拌炒 1～2 分鐘，再加入高麗菜，拌炒均勻後加水 2 大匙，待高麗菜軟化時，加入東炎醬及調味酵母粉調味即可。

食材營養貼心小語
● **高麗菜**含有許多抗癌成分，如吲哚可加速致癌物的解毒，預防大腸癌、胃癌、乳癌；膳食纖維，可作為腸道的清道夫；維生素 U，可加速胃黏膜的修復。若是清洗得當，高麗菜生吃最為理想，所含的異硫氰酸鹽類不加熱可保存較多營養，更具有抗癌、抗氧化功效。

● **黑木耳**為優質的膠質食用菌，可改善便祕、貧血，含有豐富的甘露聚糖、葡萄糖、木糖、磷、鈣、類胡蘿蔔素、維生素 B_1、維生素 B_2、卵磷脂及人體所含的 8 種胺基酸。木耳所含的多醣，可增進身體免疫力，降低癌細胞活性；所含的膠質，可吸附腸道內的殘渣，有清腸、排毒功效。對於身體虛弱及中老年人，建議可多食用黑木耳；而身體虛弱、貧血形瘦的癌症病友，亦可用黑木耳加上紅棗及胚芽米，烹煮黑木耳紅棗粥，調養身體之用。

烹調健康實用技巧
● 此道東炎高麗菜味道微辣，適合食慾不振、腸胃消化不良時的病友食用；還含有豐富鈣質及鐵質，非常適合化療病友食用，但若有嘴破症狀時，則不宜。
● 高麗菜可利用手剝成片狀，可幫助口感更為清脆。

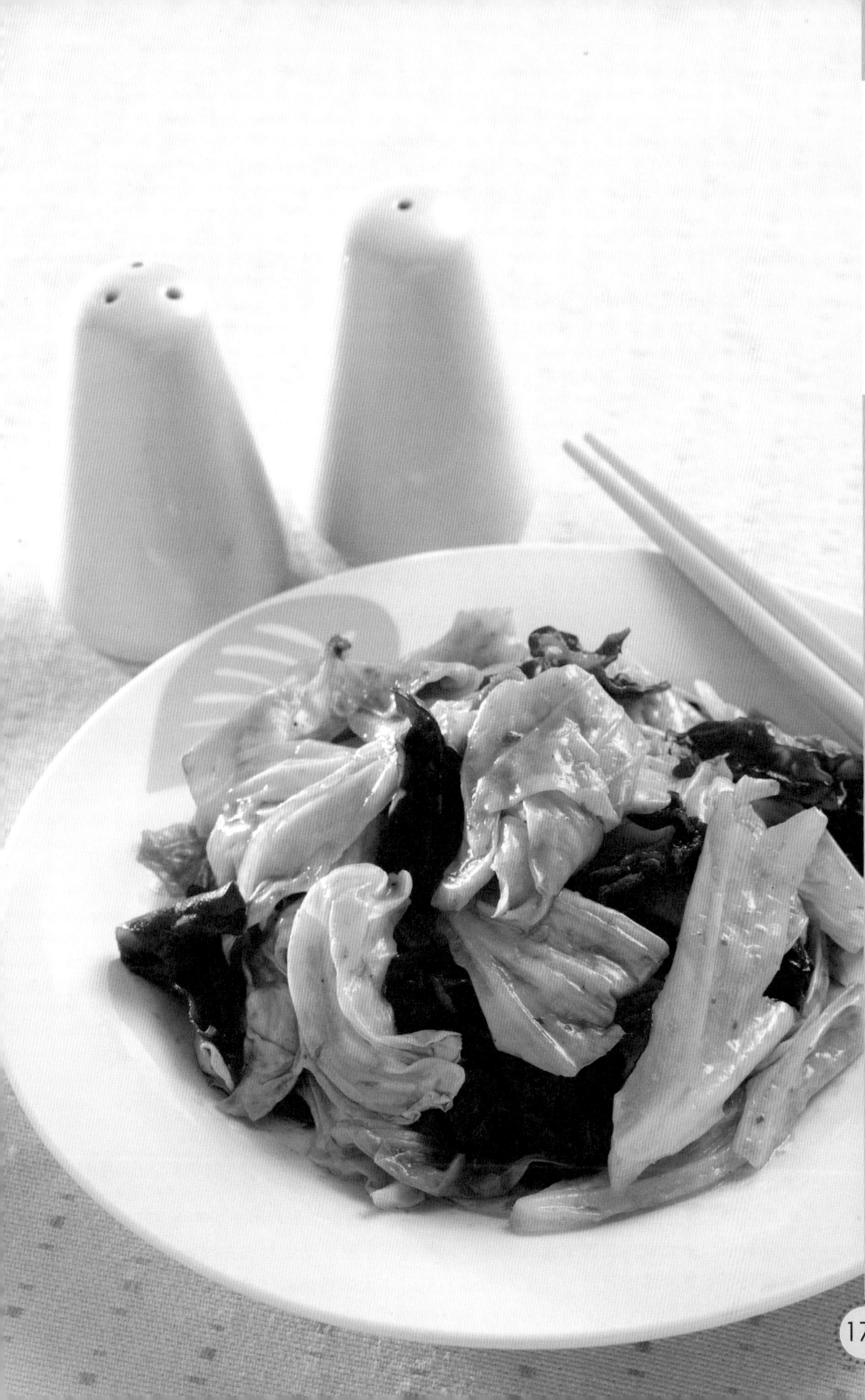

✓治療期　✓恢復期　＊改善味覺異常・補充體力

香椿烘蛋
提供優質蛋白質修補組織、恢復體力

熱量（卡）	蛋白質（克）	脂質（克）	醣類（克）
176	13	12	4

材　料
新鮮香椿嫩葉 20 克、紅甜椒 20 克、罐頭玉米醬 10 克、蛋 1 個、橄欖油 1/2 小匙

調味料
調味酵母粉 1 小匙（或鹽適量）

作　法
1 〉所有食材洗淨；香椿嫩葉用開水漂洗過擦乾後，切成碎末；紅甜椒去籽，切小丁狀。將蛋液打入碗內，打散後加入香椿嫩葉末、紅甜椒丁、玉米醬及調味酵母粉一起拌勻。

2 〉起油鍋，倒入拌好的蛋液，用小火煎烘約 10 ～ 15 分鐘（可加鍋蓋），待烘蛋微金黃色後即可。

♥ 食材營養貼心小語

● **香椿**的蛋白質含量，位居蔬菜之首，豐富的維生素及類胡蘿蔔素，有助增進免疫功能，也是最佳的抗氧化食物。而其中的揮發性有機物（Volatile organic compound, VOC），可健脾開胃、促進食慾，但是香椿葉的硝酸鹽含量高，進入胃內易轉為亞硝氨，食用時必須加熱汆燙，且不可過量食用，每餐 30～50 克為宜。

● **蛋**中的蛋白質組成，與人體蛋白質組成相似，人體吸收率相當高，屬於優質蛋白質，而且幾乎含有人體所需營養素，每天一顆蛋可即時補充流失的養分。蛋中的維生素 B_2，可氧化分解人體的致癌物質；維生素 A 及硒、鋅微量元素，皆具有抗癌效果；蛋白質成分，可修復受傷的肝臟組織；卵磷脂，可促進肝細胞再生，增強肝的代謝及免疫功能。所以當癌症病友體質虛弱、營養不足時，以蛋為第一選擇，烹調時以水煮蛋最為健康。

🔍 烹調健康實用技巧

● 烹調時，蛋汁不要一次倒太多，以免蛋片太厚不易煮熟。利用小火烹煮，不翻面，只有一面呈金黃色，另一面滑嫩順口，極適合化療期間病友補充體力。

● 新鮮香椿葉的味道香濃，若買不到時，可用 1 大匙香椿醬代替。

● 膽固醇較高的病友則不建議多吃蛋，一週以 2 ～ 3 個蛋為宜。

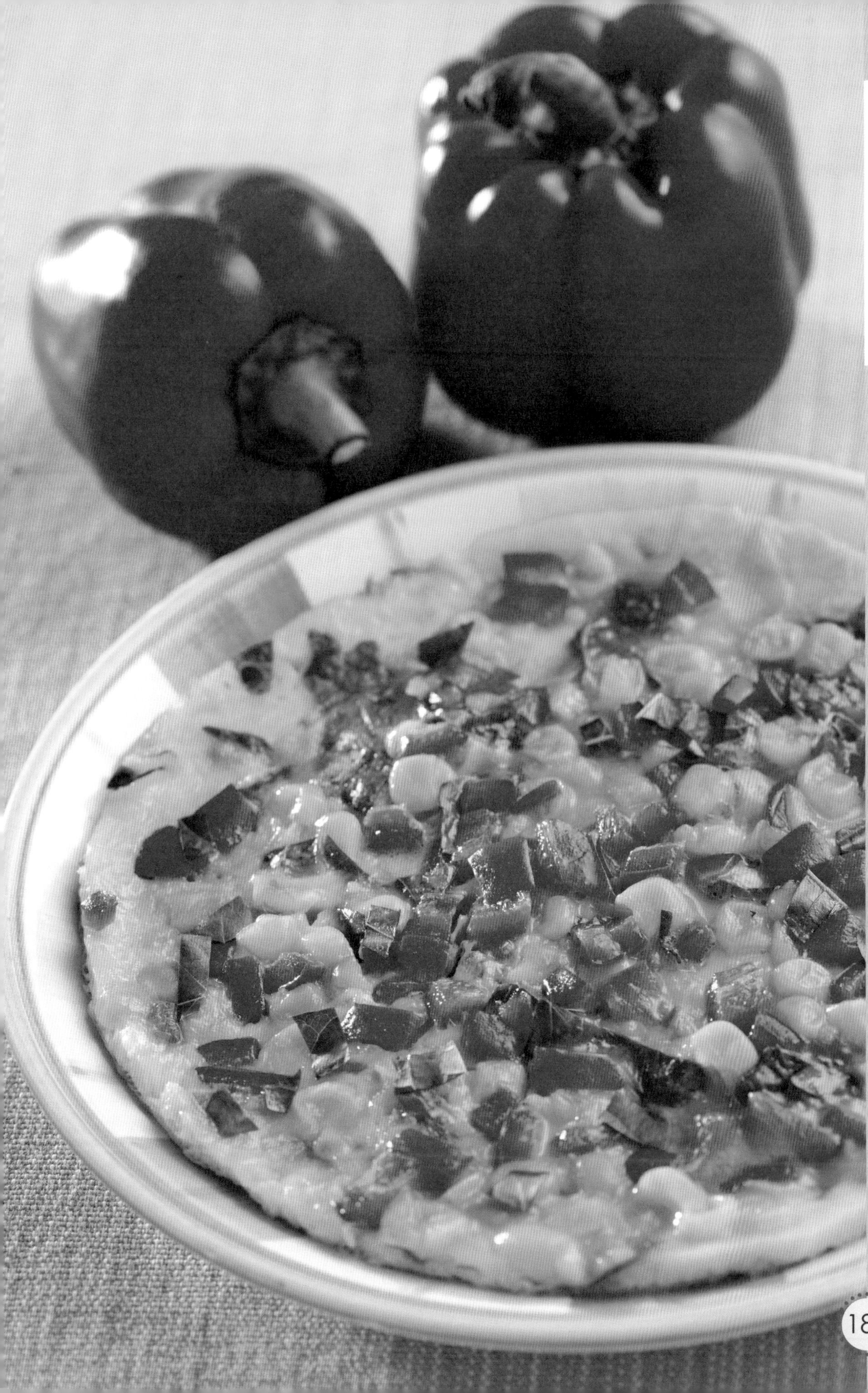

☑ 治療期　☑ 恢復期　＊改善口腔潰瘍及吞嚥困難

茯苓豆腐

抗腫瘤、抗病毒、緩解化療副作用

熱量（卡）	蛋白質（克）	脂質（克）	醣類（克）
170	8	2	30

材 料

傳統豆腐 1/4 塊（約 60 克）、荸薺 30 克、香菜 20 克、芹菜 20 克、茯苓粉 1 大匙、燕麥片 1 大匙（約 15 克）、葛根粉 1 大匙

調味料

蔭油 1 小匙、調味酵母粉 1 小匙（或鹽適量）、醬油膏 1/2 大匙

作 法

1〉所有食材洗淨；荸薺去皮後壓成碎末；香菜瀝乾水分後切碎末；芹菜摘掉葉子，瀝乾水分切碎末。

2〉豆腐瀝乾水分後，放入乾淨容器裡壓碎，接著加入茯苓粉、燕麥片順同一方向混合攪拌均勻，再加入香菜末、芹菜末、荸薺末及蔭油、酵母粉繼續攪拌均勻。

3〉最後加入葛根粉拌勻，至可攪動不黏筷子的程度，再倒入小容器內，移到蒸鍋裡，隔水加熱中火蒸 10 ～ 15 分鐘後，倒扣盤上，撒上香菜末並淋上醬油膏即可。

♥ 食材營養貼心小語

● **茯苓粉**含有茯苓多醣體，可增進個體免疫機能，產生干擾素，對抗病毒及抗癌作用。茯苓粉加入食材內一同食用，可減緩化療副作用，提升免疫力。

● **板豆腐**也就是傳統豆腐，含有皂苷可阻斷致癌物質形成，抑制癌細胞增生；還含有蛋白質酶抑制劑，能降低癌細胞分化速度；含量豐富的鉬，能強化小腸進而減輕亞硝氨對細胞的損傷，提高組織修復能力；至於植物性雌激素，可抑制生理性雌激素的作用，降低乳癌罹患率。

🔍 烹調健康實用技巧

● 此道茯苓豆腐適合化療期病友食用，尤其有口腔潰瘍、嘴破者，可輕易吞嚥。

● 選購荸薺時以帶皮者為佳，市面上販售已經削好皮的，容易添加保存劑。豆腐選擇傳統板豆腐具口感及香味，且買回後先煮過再冷藏，或放入容器中加水浸泡冷藏。

● 攪動豆腐及材料時，要順同一方向攪拌，增加黏著性，黏著度不要太稀，以攪拌得動為主。

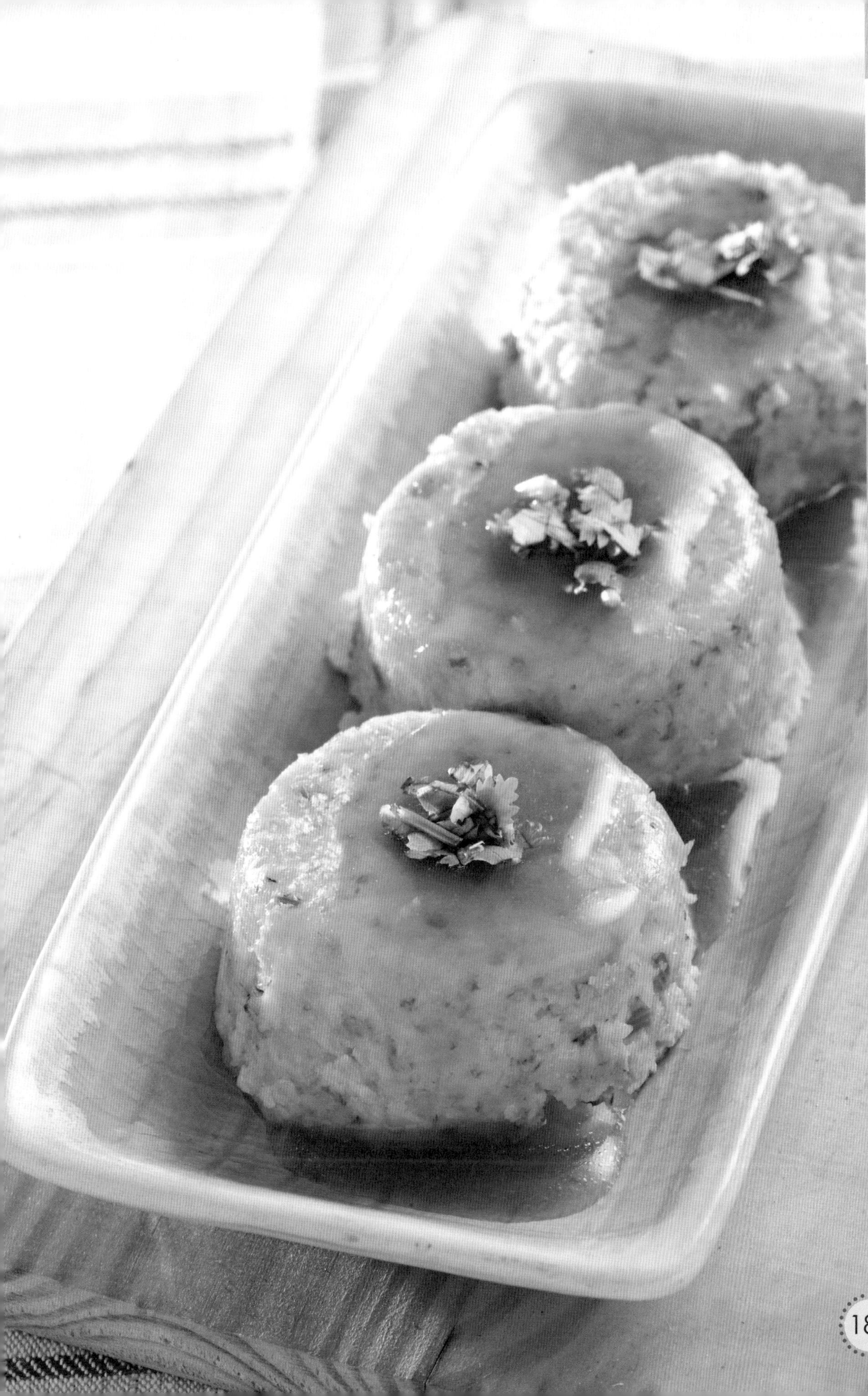

　☑治療期　☑恢復期　＊改善口腔潰瘍・嘴破・排毒・抗癌

翠綠雙菇
強力抗癌、抗氧化、排除毒素

熱量（卡）	蛋白質（克）	脂質（克）	醣類（克）
96	3	5.5	9

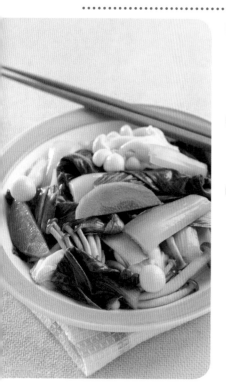

材　料

青江菜 100 克、美白菇 30 克、鴻禧菇 30 克、紅蘿蔔 30 克、橄欖油 1 小匙

調味料

調味酵母粉 1 小匙（或鹽適量）

作　法

1〉所有食材洗淨；青江菜從中間切開，分成梗、葉兩段；美白菇、鴻喜菇切除蒂頭，擠乾水分後分小朵；紅蘿蔔去皮後切成半圓形薄片備用。

2〉起一鍋滾水，放入紅蘿蔔片汆燙至熟，撈出瀝乾。

3〉起油鍋，放入青江菜梗部及美白菇、鴻禧菇拌炒 1 ～ 2 分鐘，再加入青江菜葉片、紅蘿蔔片及調味料，拌炒均勻即可。

♡ 食材營養貼心小語

● **青江菜**的 β- 胡蘿蔔素可防止細胞癌化；膳食纖維則有利於腸道排毒、防止腸癌；維生素 A，可強化黏膜及改善口腔潰瘍、牙齦出血，適合治療期病友食用。

● **菇類**如美白菇、鴻禧菇，皆含醣蛋白、多醣體，能提升免疫機能活性及抗氧化性的作用。菇類烹調時不可過度加熱以免破壞成分，可用快炒方式。食用時，最好充分咀嚼，讓消化酵素、澱粉酶開始作用，使其活性成分充分發揮抗癌效果。

🔍 烹調健康實用技巧

● 青江菜纖維細緻，切細後更容易入口，有口腔潰瘍、嘴破症狀的病友，可將青江菜切成細絲食用。烹調青江菜時，用油快炒比滾水汆燙更容易吸收營養素。

● 調味酵母粉內含維生素 B 群及鹽的成分，可作為調味料使用，有機店均有販售。

☑治療期　○恢復期　＊改善食慾不振・抗氧化

元氣湯
補血補氣、提升免疫力、恢復元氣

熱量（卡）	蛋白質（克）	脂質（克）	醣類（克）
190	14	3.5	26

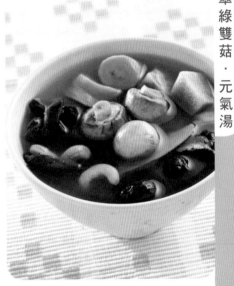

材　料
新鮮腰果 2 ～ 3 粒（約 5 克）、芋頭 50 克、
麵腸 50 克、蘑菇 4 ～ 5 朵（約 50 克）、黑木耳 30 克、
黃耆 6 片、黨蔘 2 錢、當歸 1 片、
紅棗 4 ～ 5 粒（約 10 克）、川芎 2 錢

調味料
調味酵母粉 1 小匙

作　法
1 〉所有食材洗淨；芋頭去皮切小塊；麵腸切約 2 公
　　分小段；蘑菇、黑木耳分別切除蒂頭備用。
2 〉把中藥材放入電鍋內鍋中，加水約 500c.c.，外鍋
　　1 杯水，用電鍋先蒸煮約 15 ～ 20 分鐘，接著放入腰果、芋頭、麵腸、蘑菇、
　　黑木耳一起蒸煮，外鍋再加水 2/3 杯，待開關跳起，加入調味料拌勻即可。

♡ 食材營養貼心小語
- **蘑菇**有「植物蛋白頂峰」的美名，並具有多種抗腫瘤活性物質，如多醣體、核酸；
  也有研究指出，蘑菇含有干擾素誘導劑，能誘發干擾素，產生抗癌作用。
- **堅果**是素食者主要蛋白質來源，與豆科植物相同，所含的蛋白質為穀類的 2 倍，
  胺基酸含量可與穀類互補。堅果含豐富的抗癌元素如維生素 B_1、維生素 B_2、維
  生素 B_3、鎂、鋅、銅、錳、硒，豐富的亞油酸及膳食纖維等成分。

◎ 烹調健康實用技巧
- 此道元氣湯的中藥材有活血補氣的功效，化療中的病友可常食用；而當歸及黃耆
  的比例是 1：6，最具有藥效，可依比例調整增加，如 2 片當歸及 12 片黃耆。
- 材料中的腰果及芋頭皆為高熱量食材，有助於癌症病友的體力恢復。蘑菇可用其
  他菇類代替，如香菇、杏鮑菇等。

☑治療期　☑恢復期　＊補血‧增加白血球數目‧排毒

香蘋湯
活血補氣、滋陰潤肺、恢復體力

熱量（卡）	蛋白質（克）	脂質（克）	醣類（克）
130	6	3	21

材　料
蘋果 1/2 個（約 50 克）、傳統豆腐 1/3 塊（約 100 克）、蒟蒻丸 5 ～ 6 粒、粉光蔘 2 錢、川芎 2 錢、玉竹 2 錢、黑棗 3 ～ 4 粒、枸杞 2 錢

調味料
鹽 1/6 小匙

作　法
1〉所有食材洗淨；將蘋果去皮後切小塊；豆腐切成約 2 公分大小的方塊備用。
2〉取一湯鍋，放入 500 ～ 600c.c. 水，加入粉光蔘、川芎、玉竹、黑棗，用中火熬煮 30 ～ 40 分鐘，再加入蘋果塊、豆腐塊、蒟蒻丸，再續煮 10 分鐘，最後加入枸杞及鹽調味拌勻即可。

♡ 食材營養貼心小語
- 中藥材的川芎、黑棗、粉光蔘、枸杞具補血、補氣功效，與蘋果、豆腐一起燉煮，更具有暖身、活血補氣的功效，尤其適合治療期的病友，幫助恢復體力。
- **蘋果**是鹼性物質，可防止酸中毒，中和過多的酸性物質，緩解疲勞，更有許多的抗癌物質如槲皮素、類黃酮、酚酸類等成分。蘋果其所含的鐵質，與中藥材川芎、黑棗一同服用，可活血補氣；而寡糖，有助於增加腸內益菌，改善腸道環境。
- **蒟蒻丸**是蒟蒻產品之一，屬於低熱量的產品，且含有少量蛋白質、鈣、鐵、粗纖維等成分，而醣分中含有葡甘露聚醣（Glucomannan），是可溶性膳食纖維，在體內無法分解吸收，可增加飽足感及作為腸道有益菌繁殖的營養來源。

🔍 烹調健康實用技巧
- 此道香蘋湯可針對治療期病友恢復元氣、提升白血球數目，有助於體力的恢復。一次可多熬煮一些，放入冰箱冷藏，食用時再取用加熱即可。
- 豆腐亦可用豆包、豆腸代替。

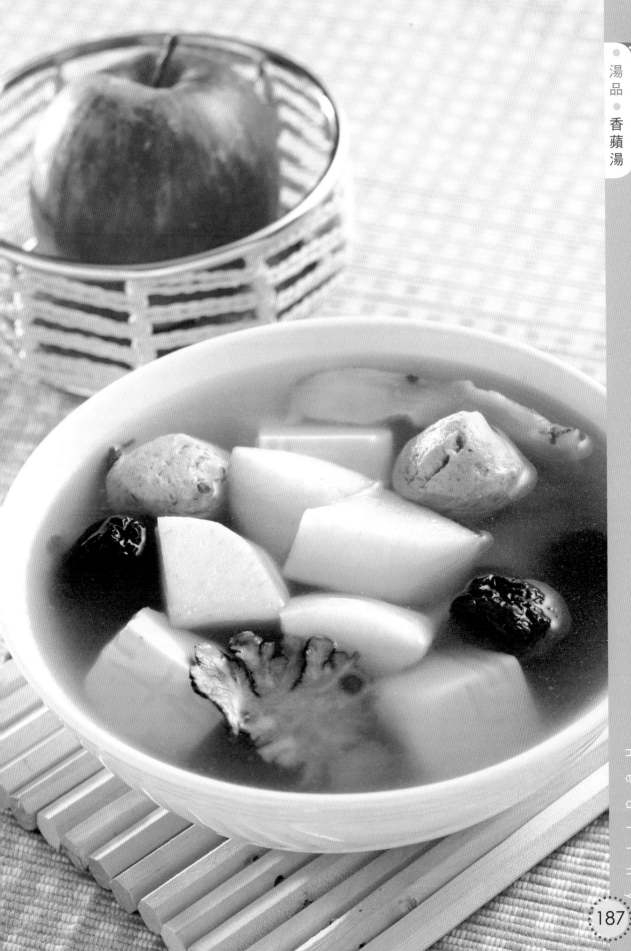

☑治療期　☑恢復期　＊改善食慾不振及口腔潰瘍

黃金湯
修補組織、改善嘴破、增加抵抗力

熱量（卡）	蛋白質（克）	脂質（克）	醣類（克）
170	15	5.5	15

材料

豆包1片（約30克）、黃豆粉1大匙、薑黃粉1大匙、芹菜2〜3根（約30克）

調味料

調味酵母粉1小匙（或鹽適量）

作法

1〉將豆包切約1公分厚度的細長條；芹菜摘掉葉子後洗淨，切末備用。

2〉將黃豆粉加水約300c.c.攪拌均勻，用中火煮開，再加入薑黃粉，邊加邊攪勻，接著放入豆包絲，煮成麵條細絲，再放入芹菜末，最後加入調味料拌勻即可熄火。

♡ 食材營養貼心小語

- **黃豆**所含的蛋白質比豬肉多一倍，故又稱為「綠色乳牛」，含人體必需胺基酸，組成比例接近人體需求，是素食者最佳蛋白質來源，建議每天可食用豆漿240c.c.，可得到蛋白質20克及鈣質300克。黃豆還含有豐富的鐵質、銅、錳等礦物質，這些營養素皆與造血機能相關；及抗癌的皂苷、蛋白酶抑制劑、硒、大豆異黃酮等成分。將黃豆製成粉末，更有益人體消化吸收，且更方便沖泡及加入其他料理中如烘焙品，而黃豆粉含有大豆胚芽，有豐富的大豆異黃酮，可降低罹患乳癌、子宮內膜癌，並且可阻斷癌細胞血管增生，防止擴散轉移。
- **薑黃粉**含有薑黃素，是咖哩的主要食材。薑黃粉含有鈣、鐵、鎂、鉀、鋅及維生素 B_1、B_2、B_3、C 等成分，可增進食慾、新陳代謝及抗氧化、抗癌，並且有助於肝臟解毒作用及保護肝臟。

🔍 烹調健康實用技巧

- 此道黃金湯可做為火鍋湯底，再依個人需求加入各式蔬菜、菇類，即為營養豐盛的火鍋料理。濃度視個人喜好，增減黃豆粉，多加黃豆粉可使味道較濃郁。
- 黃豆粉必須先加水拌勻再加熱，以免產生硬塊。

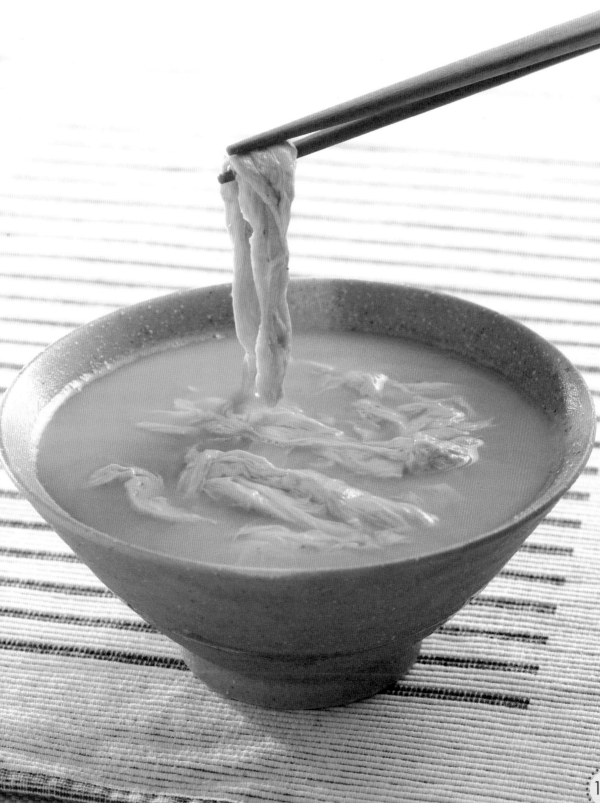

Soup
田園蔬菜湯 湯品 ☑治療期 ☑恢復期 ＊改善口腔潰瘍及吞嚥困難

田園蔬菜湯
增進食慾、提升體力、防癌抗癌

熱量（卡）	蛋白質（克）	脂質（克）	醣類（克）
170	5	1	36

材 料

洋蔥 1/2 個（約 50 克）、青皮南瓜 50 克、番茄 1 個 100 克、馬鈴薯 1/2 個（約 50 克）、高麗菜 100 克、芹菜 30 克

調味料

鹽 1/6 小匙、地瓜粉 1/2 大匙、香麻油 1 小匙

作 法

1 〉所有食材洗淨；洋蔥去膜後切丁；南瓜連皮切小塊；番茄切小塊；馬鈴薯去皮後，切小塊；高麗菜用手剝成小片；芹菜摘掉葉子後，切 1 公分小段備用。

2 〉取一湯鍋，放入約 600c.c. 水，煮滾後加入洋蔥丁、南瓜塊、番茄塊、馬鈴薯塊，一起熬煮約 30 ～ 40 分鐘，待材料煮爛時，加入高麗菜，再續煮 5 ～ 10 分鐘後，用地瓜粉加水 30c.c. 調勻勾芡，最後加入芹菜段及鹽、香麻油調味即可。

♡ 食材營養貼心小語

● 此道田園蔬菜湯可促進傷口癒合，適合治療期口腔潰瘍、有嘴破症狀的病友。

● **番茄**中的茄紅素，能清除自由基、保護細胞防止病變，只要經過加熱烹調，就會釋放更多的茄紅素，且加上少許油脂更有助於消化吸收。

● **南瓜**含有類胡蘿蔔素，可中和自由基減少致癌性；另外還含有南瓜多醣，能促進細胞生成及活化身體的調節免疫機能，提高免疫力。

● **洋蔥**可抑制腸胃道壞菌，將硝酸鹽轉為亞硝酸鹽，阻斷亞硝氨的形成，減少胃癌發生。而洋蔥當中的硫化物，可殺菌並促進胃酸分泌及有助消化；而硒成分是製造麩胱甘肽過氧化酶（簡寫為麩胱甘肽，GSH）的元素，能清除體內毒素，保護細胞膜及修補受損 DNA。

◯ 烹調健康實用技巧

● 此道田園蔬菜湯若覺得口感不夠細軟，可利用果汁機打碎再回鍋熬煮，幫助入口。食材煮得稀爛，較適合於口腔潰瘍、吞嚥不適的病友食用。

● 若要湯汁較濃稠，可增加南瓜、馬鈴薯的份量。

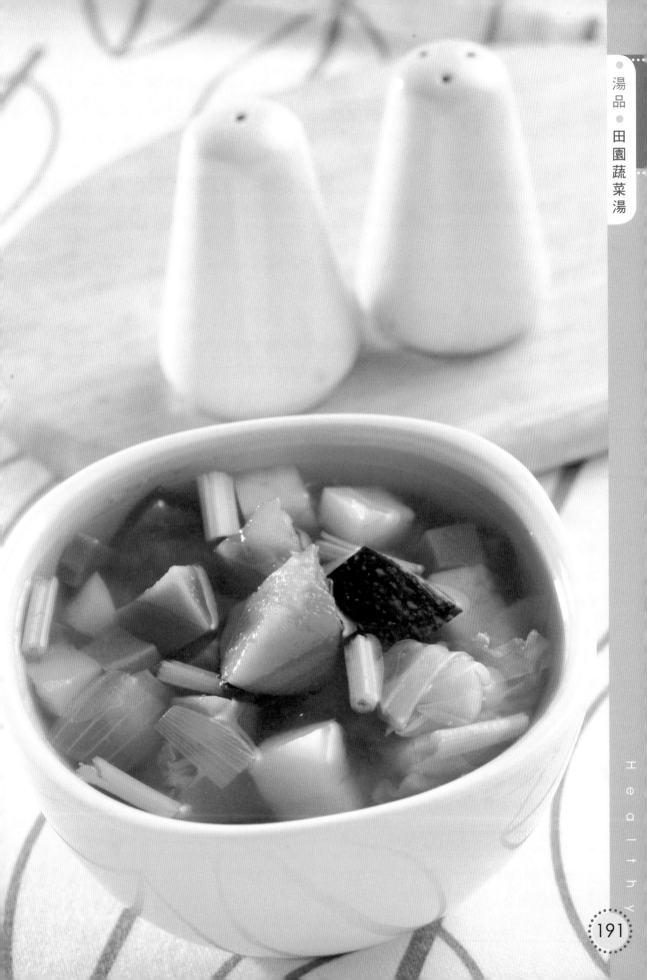

☑治療期　☑恢復期　＊改善味覺異常‧排毒‧抗癌

味噌芽湯
清熱解毒、強力抗癌

熱量（卡）	蛋白質（克）	脂質（克）	醣類（克）
150	10.5	4.2	17

材　料
綠花椰菜 80 克、嫩豆腐 1/3 塊（約 100 克）、蔥 1 根（約 20 克）、海帶芽 10 克、味噌 2 大匙（約 30 克）

調味料
糖 1/3 小匙、鹽 1/6 小匙

作　法
1〉所有食材洗淨；綠花椰菜切成小朵狀；豆腐切成方塊狀；蔥切成細末；味噌用冷水 30c.c. 調勻備用。

2〉取一湯鍋，加水 500c.c.，用中火煮開後，加入豆腐煮 5 分鐘，接著加入綠花椰菜及海帶芽煮 2 分鐘，最後加入蔥末及調勻的味噌、糖、鹽調味拌勻即可。

♡ 食材營養貼心小語

● **海帶芽**屬於海藻類食物，含有一般植物少有的維生素 B_{12}，能幫助紅血球合成，吃全素者較容易缺乏維生素 B_{12} 而引發惡性貧血，可多食用以補充維生素 B_{12}。另外，海帶芽含有 Omega-3 脂肪酸的二十碳五烯酸（Eicosapentaenoic acid, EPA），能防止血栓的形成及減少體內不正常發炎。

● **花椰菜**是十字花科蔬菜的龍頭老大，其中所含的蘿蔔硫素，是主要的抗氧化、抗癌成分；另外含有吲哚 -3- 甲醇，是抗氧化物及解毒酵素的催化劑，亦能促進雌激素的代謝。但花椰菜不宜生吃，容易引起脹氣，汆燙時間建議只需 30 秒～ 1 分鐘，可減少維生素 C 及抗癌成分的流失。

● **味噌**是黃豆發酵食品。黃豆發酵後所含的蛋白質轉為胺基酸時，更容易被吸收。研究指出味噌有助防癌，日本婦女因食用比例高，乳癌罹患率也較西方人低。

○ 烹調健康實用技巧

● 此道味噌芽湯一次選用多樣抗癌食材，有助均衡營養，也可自行變化，加入其他健康食材如菇類及根莖類，建議每週可選用 1 ～ 2 次。

● 起鍋前再加入味噌，以免破壞其中的酵素營養成分。

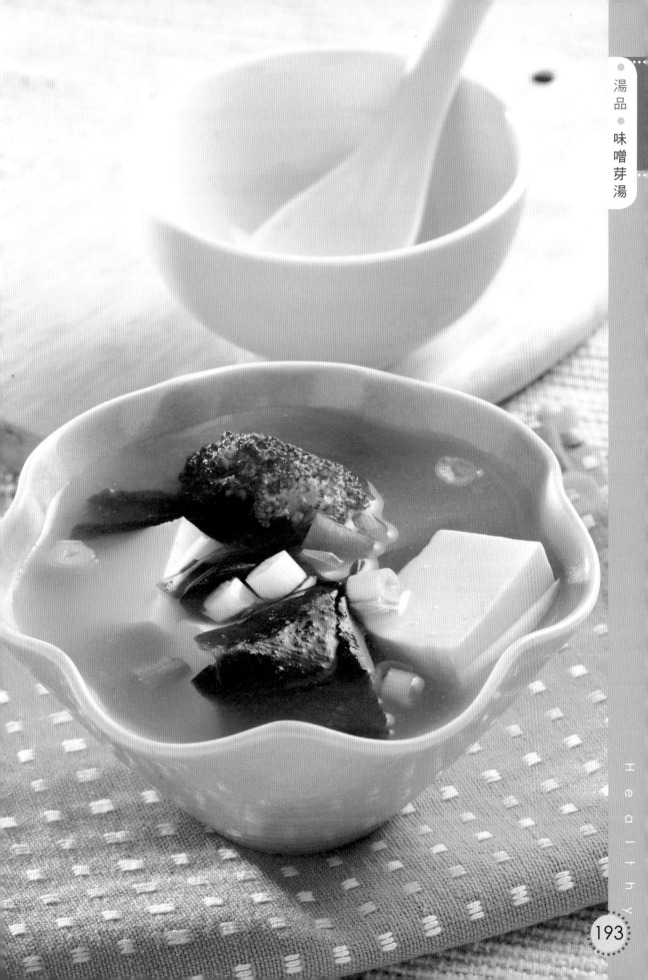

☑治療期　☑恢復期　＊改善口腔潰瘍及吞嚥困難

山藥濃湯
健脾開胃、補氣補血、增加體力

熱量（卡）	蛋白質（克）	脂質（克）	醣類（克）
210	7	9	25

材　料

山藥 100 克、洋蔥 1/2 個（約 50 克）、玉米粉 1 小匙、葛根粉 1 小匙、蛋黃 1/4 個、乾燥巴西利 20 克

調味料

鹽 1/6 小匙

作　法

1 〉所有食材洗淨；將洋蔥去膜後切細丁；玉米粉加水 10c.c. 調勻；葛根粉加水 10c.c. 調勻備用。將蛋黃壓碎後，再用乾鍋小火微炒出香味後取出。

2 〉山藥在下鍋前才去皮，然後在外表略抹鹽，防止氧化變黑，切成 2 公分小塊狀。

3 〉取一湯鍋，放入水 400c.c.，加入山藥塊及洋蔥丁一起煮約 20 分鐘後取出，倒入果汁機內攪打成糊狀，再倒回湯鍋裡煮滾，接著加入調水的玉米粉及葛根粉，繼續攪拌至煮開為止。最後撒上碎蛋黃、巴西利及鹽調味即可。

💗食材營養貼心小語

● **山藥**能增進食慾，改善消化。所含成分如黏液質、皂苷，可以益肺止咳；薯芋皂構造與許多性荷爾蒙前驅物相似，更年期的婦女食用後可緩解停經症候群；山藥的微量元素及有機鍺，可促進干擾素生成及增加 T 淋巴球，抑制腫瘤細胞增生。

● **蛋黃**是蛋中精華，各種營養成分都比蛋白高，像蛋黃的蛋白質大於蛋白的蛋白質 1.5 倍，鈣質大 10 倍，鐵質大 35 倍，蛋中只有蛋黃才有維生素 A，可說是理想的營養庫，素食者極佳的營養來源。蛋黃裡的卵磷脂，有助於肝細胞損傷的修補；也有素食者最缺乏的葉酸及鐵質成分，有助於造血、預防貧血；含有維生素 B_2，可分解及氧化人體的致癌物質，有效抗癌。

🔍烹調健康實用技巧

● 此道山藥濃湯熱量高、軟滑入口，最適合於化療後口腔潰瘍、不易吞嚥時食用，同時又能幫助病友促進食慾及增加體力。

● 山藥選擇品種以較為粗大，且鬚根少重量大的最為優良；日本山藥質地較細，打成碎末更適合癌症病友食用。

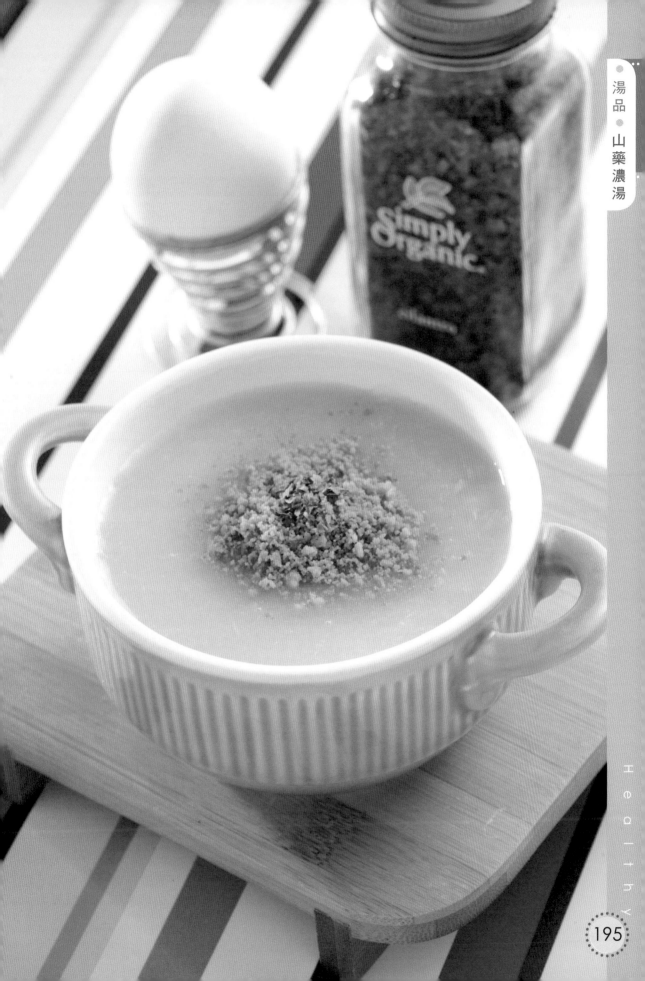

☑ 治療期　☑ 恢復期　＊改善口腔潰瘍及吞嚥困難

翡翠菇菇湯
清熱退火、緩解口腔疼痛

熱量（卡）	蛋白質（克）	脂質（克）	醣類（克）
136	6	2.3	23

材　料

莧菜 150 克、金針菇 50 克、杏鮑菇 50 克

調味料

胡椒粉 1/2 小匙、香麻油 1/2 小匙、葛根粉 1 ～ 2 大匙、鹽 1/6 小匙

作　法

1〉所有食材洗淨；將莧菜切細段；金針菇去根部後，切 1 ～ 2 公分小段；杏鮑菇切細小條；葛根粉加水 30c.c. 調勻備用。

2〉起一鍋滾水，把莧菜放入氽燙一下，撈出後瀝乾水分。

3〉取一湯鍋，加水400~500c.c.,煮滾後加入莧菜及金針菇，攪拌均勻煮5～10分鐘，再用調水的葛根粉勾芡成濃稠狀。最後加入胡椒粉、鹽，滴上香麻油即可。

♡ 食材營養貼心小語

- **莧菜**耐高溫，生長快病蟲害少，是夏季重要的蔬菜，含鐵、鈣及維生素 K，可增加血紅蛋白含量及提升帶氧能力，促進造血機能。綠莧菜的鐵質是其他蔬菜的 2 倍，紅莧菜含有的鐵質則為其他蔬菜的 6 倍；而莧菜的鈣質含量為菠菜的 3 倍，而且不含草酸，更容易被人體所吸收利用。

- **金針菇**含有精胺酸、離胺酸、多醣體等成分，其中含有的胺基酸，可修補組織細胞及製造抗體，提升免疫功能及抑制腫瘤生長。

- **杏鮑菇**含有寡糖多醣體，寡糖可增加腸道有益菌的生長，能抑制壞菌產生，減少致癌物及腸癌的發生率。

🔍 烹調健康實用技巧

- 莧菜的質地柔軟，非常適合老年人、兒童及治療期的癌症病友，而且莧菜抗蟲害能力強，農藥使用率低，是安全性極高的夏季蔬菜，清熱退火又利尿。適合治療期熱性體質食用，但勿過量；而莧菜性較涼，腸胃虛寒者，易腹瀉不宜食用。

- 莧菜先氽燙或量多時可先用果汁機打碎，這樣湯汁較細膩，並且煮時更容易煮爛，適合嘴破的癌症病友食用。

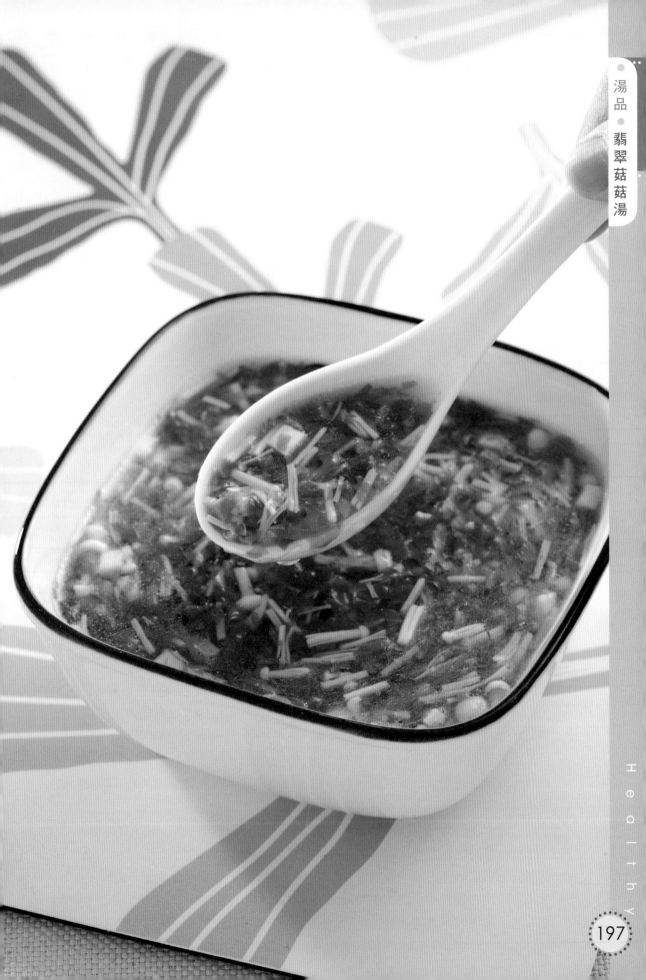

◎治療期　◎恢復期　＊改善嘴破及口乾舌燥

鳳梨苦瓜湯
清熱退火、促進傷口癒合

熱量（卡）	蛋白質（克）	脂質（克）	醣類（克）
120	4	1.4	23

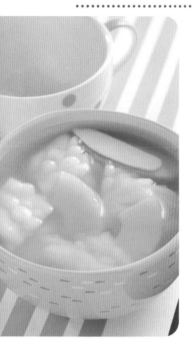

材　料
鳳梨 80 克、苦瓜 1/2 條（約 100 克）、老薑 30 克、味噌 20 克

調味料
鹽 1/6 小匙（或調味酵母粉 1 小匙）

作　法
1 〉將所有食材洗淨；鳳梨切小塊；苦瓜去籽後切約 3 公分大小的塊狀；薑切薄片，約 2 ～ 3 片；味噌用 30c.c. 開水調勻備用。

2 〉取一湯鍋，放入 500c.c. 開水，加入鳳梨塊、苦瓜塊及薑片，用中火煮約 20 ～ 30 分鐘，待苦瓜煮軟時加入味噌及調味料拌勻即可。

♡ 食材營養貼心小語

● **鳳梨**中的錳可對抗自由基，減少對身體的傷害，提升抗氧化能力。另外，鳳梨含有多量水分及維生素 C，清熱解渴，適合炎熱夏日食慾不振的病友選用。

● **苦瓜**含有苦瓜苷、苦味素及多種胺基酸，而苦瓜籽內含有苦瓜素、蛋白質等成分。苦瓜苷、苦味素，能增進食慾、開胃健脾；而活性蛋白質，則有利於皮膚新生及傷口癒合；多肽 -P 物質構造類似胰島素，可降低血糖，尤其適合糖尿病病友食用。另外，苦瓜能刺激肝臟解毒酵素的活性，增加有毒物或致癌物的排出，降低罹癌機率。若將苦瓜打成汁，其中含有類奎寧的蛋白質，可刺激免疫系統，增強巨噬細胞的吞噬能力，對癌細胞有強大殺傷力。

🔍 烹調健康實用技巧

● 此道鳳梨苦瓜湯中的鳳梨及苦瓜皆是夏季當令食材，非常適合於夏天食用。

● 苦瓜宜選用白色顆粒愈大者，較不具苦味；鳳梨可選用新鮮或罐裝；味噌可選用粗顆粒，味道較為濃郁。

Soup
蘿蔔玉米湯 湯品

☑治療期　☑恢復期　＊改善食慾不振・清熱退火・排毒・抗癌

蘿蔔玉米湯
健脾消脹、清熱生津

熱量（卡）	蛋白質（克）	脂質（克）	醣類（克）
90	5	1	15

材　料

白蘿蔔 1/3 條（150 克）、黃玉米 1/3 根（約 110 克）、海帶芽 15 克、芹菜 20 克

調味料

鹽 1/6 小匙

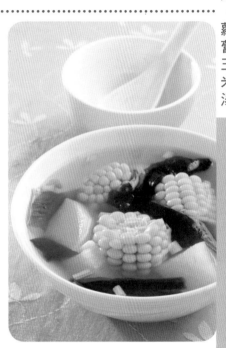

作　法

1〉所有食材洗淨；將白蘿蔔去皮後，切成約 2 ～ 3 公分滾刀塊狀；黃玉米切塊；芹菜摘除葉子後，切末備用。

2〉取一湯鍋，放入水 500c.c.，加入白蘿蔔、黃玉米用中火煮約 20 ～ 30 分鐘，再加入海帶芽、芹菜末續煮 5 ～ 10 分鐘，最後加鹽調味即可。

♡ 食材營養貼心小語

● **白蘿蔔**有「小人蔘」之稱，是良好的鈣質來源，含有能分解致癌物亞硝氨的澱粉酶、氧化酶等成分。白蘿蔔中的芥子油是辣味的來源，與酶有相似作用，可促進胃腸蠕動、增進食慾，而蘿蔔的辣味，同樣具有防癌作用，愈辣防癌功效愈好；木質素成分，能提高巨噬細胞作用，提升免疫力。

● **玉米**含有豐富的纖維素、β-隱黃素及鎂、硒等成分。纖維素有助於清除腸道中的廢物；β-隱黃素為抗氧化劑，能清除自由基，預防腸癌、肺癌；硒可結合致癌物質排出體外；鎂可抑制癌細胞的發展。

🔍 烹調健康實用技巧

● 此蘿蔔玉米湯鮮美且色澤鮮明，選用的食材皆具抗癌功效，在冬天食用更能幫助開胃，有助於消化。

● 玉米建議選用有機產品較能安心，一般玉米農藥殘留多，務必清洗多次再烹調。選用黃玉米，其米粒較軟又甜，口感較佳，比較適合病友食用，而白玉米米粒質硬，較不易咀嚼。

☑ 治療期　☑ 恢復期　＊清熱退火‧排毒‧抗癌

芥菜地瓜湯
可抗病毒及感冒、增強免疫力

熱量（卡）	蛋白質（克）	脂質（克）	醣類（克）
150	2	1	33

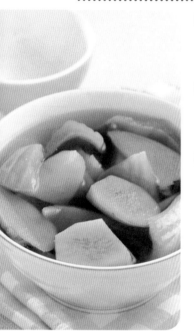

材　料
芥菜心 100 克、地瓜 200 克、老薑 30 克

調味料
鹽 1/6 小匙

作　法
1〉所有食材洗淨；芥菜心切約 2 ～ 3 公分的大塊狀；地瓜去皮後切大塊狀；老薑切片或拍碎備用。

2〉取一湯鍋，加入 500c.c. 水，加入地瓜及薑片先煮約 20 ～ 30 分鐘，待地瓜七分熟時，放入芥菜心煮約 5 分鐘，加鹽調味即可。

♡ 食材營養貼心小語

● **芥菜**為十字花科蔬菜，又稱「長年菜」，內含的抗癌植化素為葉黃素、蘿蔔硫素、異硫氰酸；豐富的維生素 C 為抗氧化劑，可抑制自由基；β- 胡蘿蔔素及鎂成分，有助於放鬆氣管肌肉，可祛痰、利肺氣，緩解感冒症狀。

● **地瓜**所含的 β- 胡蘿蔔素為蔬菜之冠，可快速修補細胞 DNA；還含有抗氧化劑、抗癌的檞皮素、綠原酸等成分；纖維質可清除腸道中致癌物，預防大腸癌。

● **老薑**含有薑辣素，可促進發汗、活血、祛寒、除濕及預防感冒。與芥菜同時熬煮，可使全身發汗，緩解感冒症狀，作為輔助性的藥膳。

烹調健康實用技巧

● 此道芥菜地瓜湯可緩解上呼吸道感染所引發的不適症狀如鼻塞等，治療期病友可多食用，預防流行性感冒；可一次煮 2 ～ 3 份，放入冰箱冷藏，再分次取用。

● 芥菜心是芥菜的根莖部，含有酵素，所以吃起來特別苦澀，可先用熱水汆燙一次，減少苦澀味；薑放愈多，清熱解毒功效愈大，可視個人接受程度增加。

Dessert 點心
長壽糕

☑治療期　☑恢復期　＊改善食慾不振 · 清熱退火

長壽糕
增加體力、促進代謝及排毒

熱量（卡）	蛋白質（克）	脂質（克）	醣類（克）
205	5	4.5	36

材　料

普洱茶包 1 包、全麥麵粉 30 克、即食燕麥片 10 克、
南瓜子 30 克、葵瓜子 3 克、枸杞 3 克

調味料

梅子漿 30c.c.

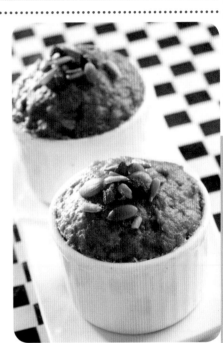

作　法

1 〉把普洱茶包沖泡 50c.c. 熱水，待出味後濾出茶水，
　　與全麥麵粉、燕麥片混合攪拌均勻，接著加入梅子
　　漿繼續攪拌成麵糊狀；枸杞略沖洗一下，瀝乾備用。

2 〉將麵糊加入南瓜子、葵瓜子、枸杞混合拌勻後，
　　倒入內面抹少許油的小模型裡，放入電鍋，外鍋
　　加 1 又 1/2 杯水，用電鍋蒸熟。食用時，可將模
　　型內的蒸糕倒扣取出，或直接食用。可把南瓜子、
　　葵瓜子、枸杞放於長壽糕上點綴。

♡ 食材營養貼心小語

● **全麥麵粉**是小麥保存麩皮成分磨成粉末狀的產品，含蛋白質、維生素 B_1、維生
　素 E 及植酸，可防止癌細胞病變；硒可將自由基無毒化，抑制致癌物。

● **普洱茶**屬於鹼性食物含有茶多酚、有機酸、茶色素及微量元素，具有抗癌功效，
　並可保護胃部。加入全麥麵粉中，可中和麵粉酸性成分，有利於腸胃吸收。

● **燕麥**中的可溶性 β-葡聚醣，能控制飯後血糖上升，延緩腸胃排空時間，較有飽
　足感；而鎂及鉻有利防治糖尿病；磷、鈣則可預防骨質疏鬆，促進傷口癒合，防
　止貧血；燕麥還含有人體必需亞油酸，可維持正常的新陳代謝。

🔍 烹調健康實用技巧

● 這道長壽糕應用調味料可隨個人喜好，改為百香果汁或桑椹汁等。

● 梅子漿、桑椹汁皆為帶酸味的鹼性食材，可中和麵粉的酸性，更適合腸胃消化吸
　收且能刺激食慾。

☑ 治療期　☑ 恢復期　＊改善食慾不振及口腔潰瘍・改善睡眠

糙米奶凍

增進食慾、恢復體力

熱量（卡）	蛋白質（克）	脂質（克）	醣類（克）
203	8	1.2	40

材　料

低脂奶粉 1 大匙、糙米粉 1 大匙、海藻粉 1 包（約 15 克）、市售百香果汁 1 大匙、市售紅莓醬汁 1 大匙、奇異果 1/2 個（約 30 克）

調味料

冰糖 1/2 大匙

作　法

1〉將奶粉、糙米粉用水 300c.c. 調勻；海藻粉用 1/2 碗水（約 100c.c.）調勻備用。

2〉將調勻的牛奶糙米粉水倒入鍋中，用中火微煮開後，加入冰糖攪拌均勻，接著改成小火，放入海藻粉水慢慢攪勻，直到氣泡出現即可熄火。

3〉把煮好的湯汁用濾網過篩倒入方形或圓形小模型內，待涼後移入冰箱冷藏。

4〉食用時，可淋上百香果汁，再搭配去皮、切小塊的奇異果，或是紅莓醬汁亦可。

♡ 食材營養貼心小語

● **糙米粉**易消化，含有豐富的維生素 B 群、維生素 D、維生素 E、維生素 K、鐵、鋅、銅、錳及膳食纖維等成分，有效預防成人慢性病及癌症。

● **牛奶**含優質蛋白質、醣類、維生素 A、維生素 B$_2$、維生素 C 及鐵、磷等成分，對人體的消化吸收率高，其中鈣含量豐富，1c.c. 牛奶就含有 1 克鈣質。牛奶的蛋白質有 80％ 為乳清蛋白，可促進鈣質吸收，有助於安眠、穩定情緒。牛奶有潤肺、補脾胃等功效，可改善虛弱體質，治療期病友可多飲用，一天 1 ～ 2 杯牛奶，或睡前喝 1 杯牛奶，因含有色胺酸及鈣質，能安定神經，有助於睡眠。

🔍 烹調健康實用技巧

● 這道糙米奶凍含豐富的維生素 B 群、蛋白質，因為由糙米粉加上牛奶製成果凍，質地柔軟、容易入口，適合口腔潰瘍、食慾不振的病友，作為補充熱量之用。

● 不喜歡吃甜食者，可用黃豆粉代替牛奶，醬汁也可改成鹹味的芝麻醬或醬油膏。

● 若要急速定型糙米奶凍，可放入冷凍庫約 30 ～ 40 分鐘，即可食用。

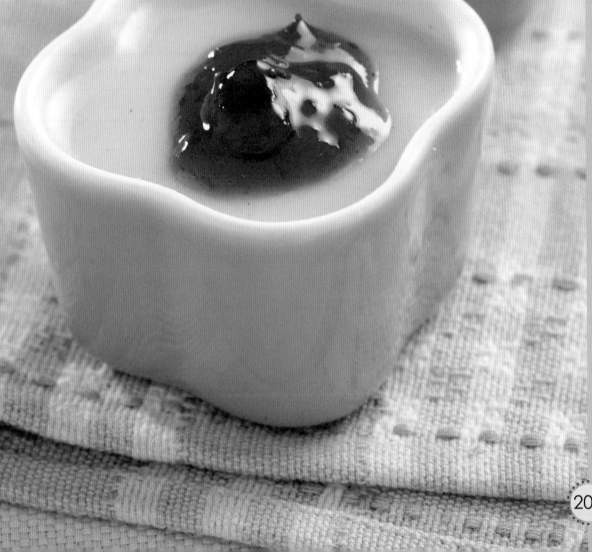

Dessert
珊瑚露　點心　☑治療期　☑恢復期　＊改善口腔潰瘍及吞嚥困難

珊瑚露
補血補氣、強化體力、有助排毒

熱量（卡）	蛋白質（克）	脂質（克）	醣類（克）
154	1.8	0.2	36.5

材　料
珊瑚草 1/2 兩（約 20 克）、紅棗 10 粒、黃耆 1 兩（約 6 片）、當歸 1 片、枸杞 2 錢（約 7 克）

調味料
冰糖 1 大匙

作　法
1〉所有食材洗淨；珊瑚草泡水 10 小時以上，待其發脹後，再次洗淨，切小段。

2〉將泡好的珊瑚草放入果汁機裡，加水 400c.c. 攪打成碎泥狀。再將打碎的珊瑚草倒入鍋裡，加入紅棗，煮開後加入黃耆、當歸，繼續熬煮 30 ～ 40 分鐘，最後加入冰糖及枸杞，再續煮 5 分鐘後熄火，溫熱食用，或放涼冷藏食用亦可。

♡ 食材營養貼心小語

● **珊瑚草**零熱量、零脂肪，是天然的有機植物，富含鈣、鐵、鎂等礦物質，以及酵素、膠原蛋白、纖維質等成分。由於珊瑚草的纖維質豐富，有助於排除腸道內的宿便、毒素及致癌物，可稱為「腸道的清道夫」。將珊瑚草搭配中藥材黃耆、紅棗、當歸一起熬煮，可改變珊瑚草的寒涼性，增加溫補性，有利於病友飲用。

● **當歸**具有補血、調經止痛、潤燥滑腸、通便的功效，而在現代藥理研究更指出，當歸所含成分可抗貧血、抗衰老、增強免疫，最主要是當歸含有當歸酮揮發油、當歸多醣體及多種胺基酸，維生素 A、B_{12}、E 及微量元素等成分，可增加氧化物岐化酶活性（超氧岐化酶 SOD），降低脂質過氧化物的含量，減少致癌物產生。

🔍 烹調健康實用技巧

● 這道珊瑚露可一次多煮一些，放入冰箱冷藏，取出後食用冰涼的珊瑚草果凍，或加熱飲用，尤其適合嘴破、無法咀嚼需吃軟食的癌症病友。腸胃道虛寒易腹瀉者，不宜多食用，化療期有腹瀉症狀更忌食珊瑚露，否則會加重症狀。

● 珊瑚露可作多種變化，如加入柳橙、香蕉、鳳梨、蘋果等水果片作成果凍，或加入牛奶、優酪乳或蜂蜜打汁飲用，亦可加入精力湯中一同打成汁。

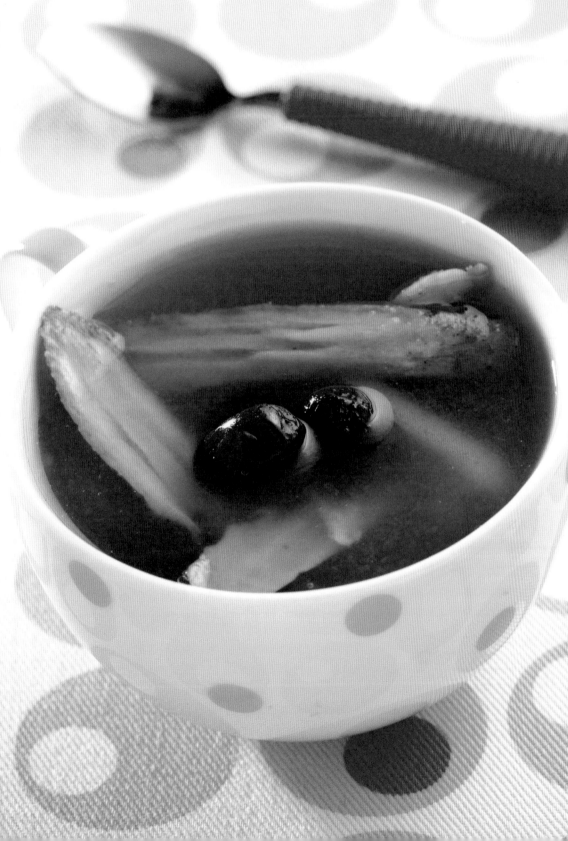

☑治療期　☑恢復期　＊改善食慾不振及口腔潰瘍‧排毒‧抗癌

潤肺銀耳羹
緩解疼痛、潤肺、增加體力

熱量（卡）	蛋白質（克）	脂質（克）	醣類（克）
130	5	0.5	28

材料
銀耳 2 錢、芍藥 2 錢、黃耆 3 錢、甘草 1 錢、乾百合 2 錢、乾蓮子 2 錢、
紅棗 4 ～ 5 粒

調味料
冰糖 1/2 大匙

作法
1） 所有食材洗淨；銀耳泡水 2 小時發脹後，去除蒂頭，再放入果汁機攪打成碎狀備用。
2） 取一湯鍋，放入芍藥、黃耆、甘草、水 4 碗（約 720c.c.），慢火熬煮成 2 碗水（約 360c.c.）。
3） 把煮好的藥湯盛入電鍋的內鍋中，加入碎銀耳、百合、蓮子、紅棗後，加入冰糖，放入電鍋，外鍋放 1 又 1/2 杯水，再按下開關，待開關跳起時拌勻即可。

♡食材營養貼心小語

● **銀耳**在中醫觀點具補腎潤肺、生津止咳等功效，含多醣成分，能增強巨噬細胞作用，增強免疫力；酸性異多醣成分，則能提高肝臟解毒能力、保護肝臟；硒元素可增強身體對腫瘤的抵抗力，加強病友對化療及放射線治療的耐受力。
● **芍藥**性涼、味酸苦，能行瘀止痛、涼血清肝，而其芍藥苷，能幫助肌肉鬆弛、緩解痙攣、免疫調節、抗發炎。芍藥搭配甘草煮湯，能解痙鎮靜、鎮痛解熱、降壓保肝等作用，另外還可抑制胃排空蠕動及小腸蠕動功能，緩解胃腸不適。
● **甘草**中的甘草次酸鈉，具有清除自由基及抗炎作用；甘草酸有效防護幅射，可促進恢復細胞的免疫力。

🔍烹調健康實用技巧

● 百合、銀耳非常適合呼吸道不順暢及多痰的病友；芍藥及甘草能緩解疼痛，改善末期癌症病友的疼痛及不適。
● 若口腔潰瘍嚴重者，可將食材煮好後再用果汁機打成泥狀，直接用吸管吸食，若汁液太濃稠，可加開水稀釋。

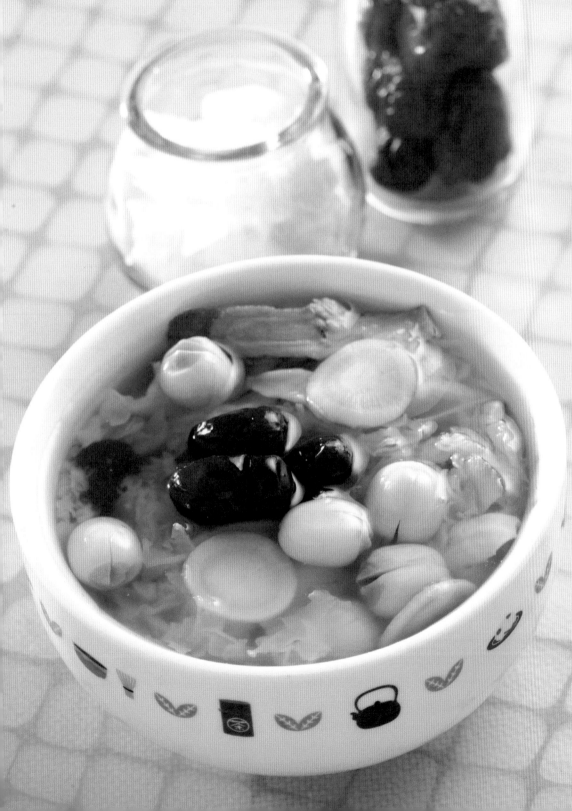

☑治療期　☑恢復期　＊改善食慾不振‧補血‧抗癌

補氣粥
緩解腸胃不適、補元氣、增加體力

熱量（卡）	蛋白質（克）	脂質（克）	醣類（克）
165	4	0.5	36

材　料
芍藥 2 錢、甘草 3 ～ 4 片（約 2 錢）、黃耆 4 錢、紅棗 5 ～ 6 粒（約 10 克）、
粳米 40 克

調味料
鹽 1/6 小匙（或糖 1 小匙）

作　法
1) 所有食材洗淨；將芍藥、甘草、黃耆、紅棗加 3 碗水（約 500c.c.），放入電鍋內鍋，外鍋加水 1 杯，蒸煮熬成藥湯。
2) 粳米加入作法 1 蒸好的藥湯中，繼續使用電鍋，外鍋加 1 又 1/2 杯水蒸煮成粥，最後放入調味料即可。

♥ 食材營養貼心小語
- **黃耆**含有黃耆多醣體、胺基酸、苦味素、微量元素等成分，能增強免疫力，增加血清蛋白的含量，還能改變循環、促進細胞活力，增強代謝；其中黃耆多醣，能抑制病毒及腫瘤生長；硒成分更能增強白血球吞噬能力，以及降低化療的副作用。
- **紅棗**含有維生素 A、維生素 C、維生素 B 及 14 種胺基酸、36 種微量元素，能補脾和胃，益補氣血等作用，有助於身體虛弱、氣血不足的病友恢復體力、增加元氣。
- **粳米**就是蓬萊米，含有易為人體吸收的澱粉、蛋白質、維生素 B 群、礦物質等成分，是人體重要的能量及營養來源，可以消除疲勞、恢復體力；促進消化器官功能；改善血液循環；若將其熬成粥品，更容易被人體消化吸收。而粳米當中的澱粉質，還可預防糖尿病及高血壓。

🔍 烹調健康實用技巧
- 此道補氣粥可隨個人喜好，加入甜或鹹的調味品變化；亦可將粳米加水 1 碗（約 200c.c.），用果汁機打碎後放入藥湯中，煮成米湯粥。
- 芍藥加上甘草為止痛良方，可緩解腸胃道平滑肌蠕動的疼痛。黃耆、紅棗可補血、補氣，將黃耆搭配紅棗、粳米熬煮成粥，可幫助治療及恢復期的病友身體復原、增加體力。

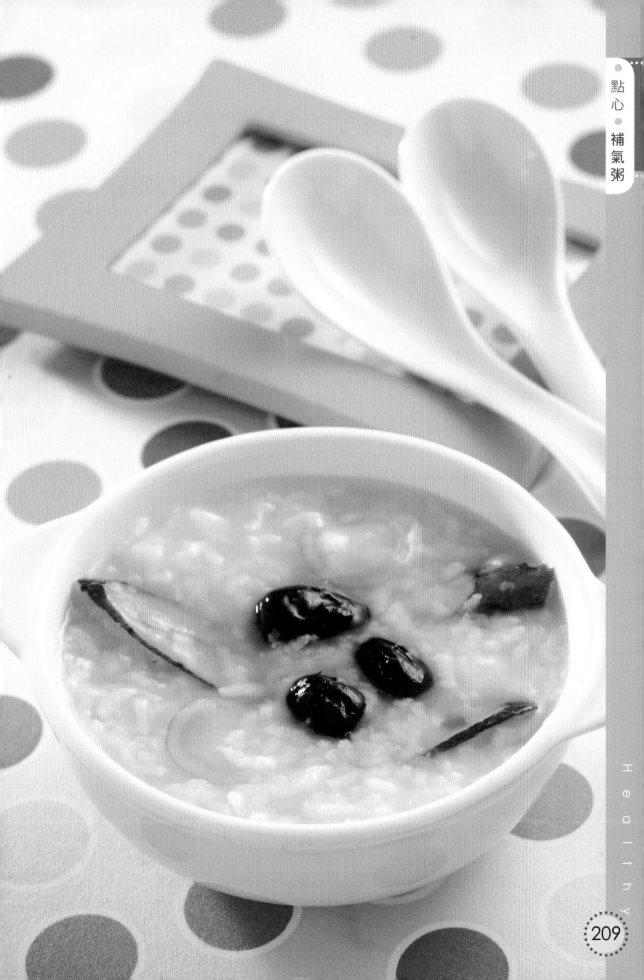

☑治療期 ☑恢復期 ＊改善食慾不振及口乾舌燥

三色湯圓
清熱解毒、補充元氣、抗癌

熱量（卡）	蛋白質（克）	脂質（克）	醣類（克）
225	5	0.8	50

材　料
紅豆 5 克、綠豆 5 克、葛根粉 1/3 碗（20 克）、糯米粉 1/3 碗（20 克）、綠茶粉 1 小匙、紅麴 1 小匙（膠囊約 2 粒）、罐頭鳳梨 10 克、罐頭水蜜桃 20 克

調味料
冰糖 1 小匙、果糖 1 大匙（或蜂蜜 1 大匙）

作　法
1〉所有食材洗淨；紅豆泡水 8 小時，綠豆泡水 2 小時，分別濾去大部分水保留少許水分蓋過豆子表面，一起放入電鍋內鍋，外鍋加水 1 杯，蒸熟後再加入冰糖拌勻。

2〉將葛根粉與糯米粉混合拌勻後，加入 40 ～ 45℃微溫水 50c.c. 混合揉搓成圓形糰狀，以不黏手為原則，再揉搓分成三等份，一份為白色，另一份加入綠茶粉揉搓成綠色糯米糰，再一份加入紅麴粉揉成紅色糯米糰。

3〉將三種顏色糯米糰各自搓成小湯圓，放置在乾淨平盤上，蓋上保鮮膜，放入冷凍庫定型 1 小時。鳳梨、水蜜桃切成小丁塊狀備用。

4〉起一鍋滾水，放入定型後的湯圓，煮熟後撈起放在平盤中待涼，再盛碗加入紅豆、綠豆、水果丁，並淋上果糖或蜂蜜即可。

♥ 食材營養貼心小語
● **葛根粉**主要成分為葛根素、黃豆苷元（Daidzain）及黃豆苷，具有解熱鎮痙、降血糖等作用，還有抗癌的植物性雌激素；葛根素則有緩解冠心病、心絞痛作用。

● **糯米粉**含有維生素 B 群，有助於提升食慾。糯米過量不易消化，容易產生脹氣，磨成粉末後與葛根粉搭配，可減低食用後的胃腸不適。

🔍 烹調健康實用技巧
● 三色湯圓可煮成甜湯，放入適量開水煮開後，加入氽燙過的湯圓及紅、綠豆，再加入適量冰糖即成甜湯。製作葛根湯圓的葛根粉與糯米粉比例是葛根粉：糯米粉＝ 1：1，依照這個份量調整增加。煮葛根湯圓的時間要比較久一些，一般糯米湯圓煮開浮上來即熟，但葛根湯圓待湯圓浮上來後必須再多煮 2 ～ 3 分鐘才熟透。

● 湯圓煮好後撈起放入盤中時，可加入少許冰糖，使湯圓更 Q，且不會連黏不分。食譜中使用的紅麴，建議可使用紅麴膠囊的保健食品，更安全可靠。

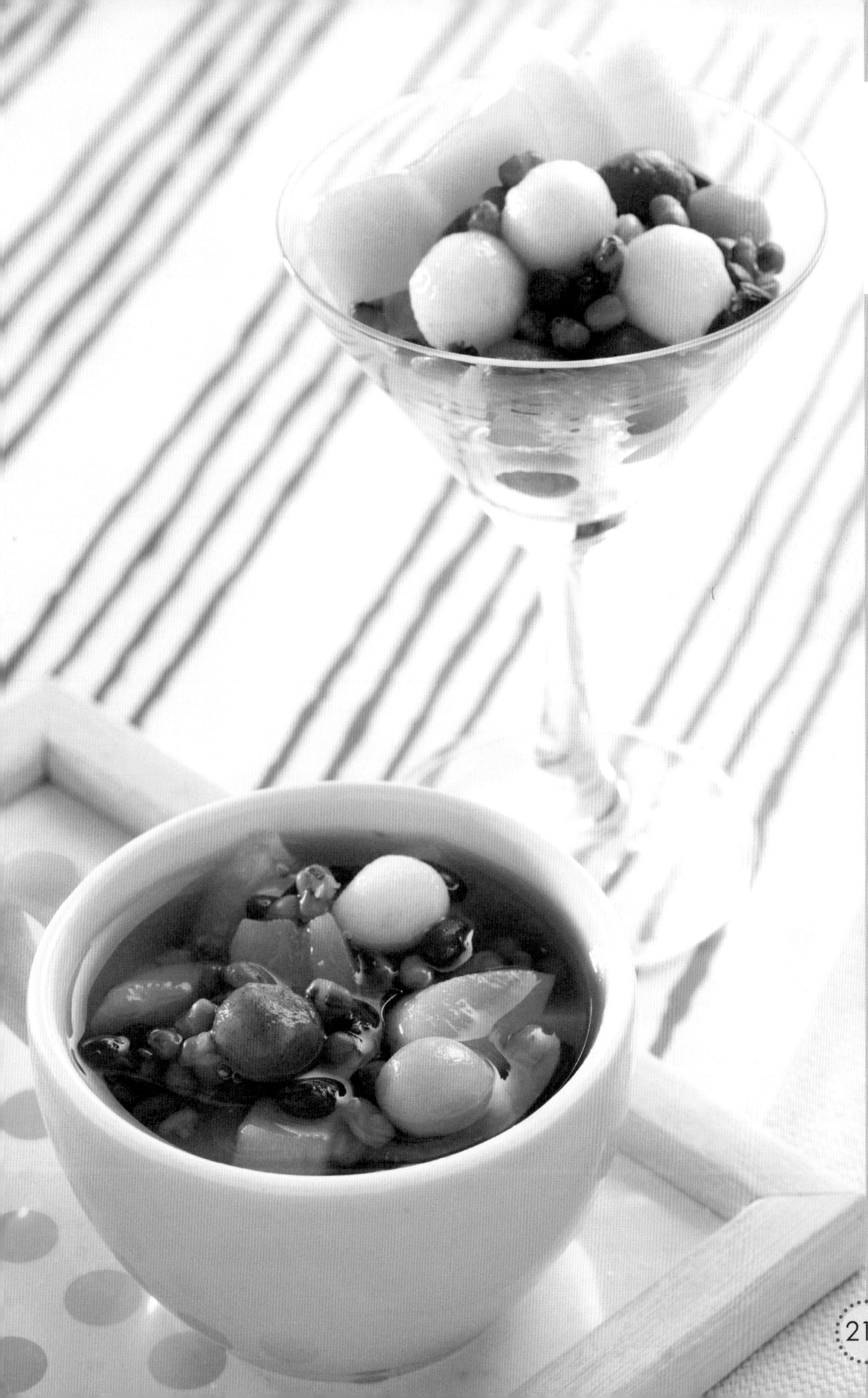

D e s s e r t
補血安神粥 **點心**　☑治療期　☑恢復期　＊補血及補充體力・改善睡眠

補血安神粥

補血安神、幫助睡眠

熱量（卡）	蛋白質（克）	脂質（克）	醣類（克）
235	7	3	45

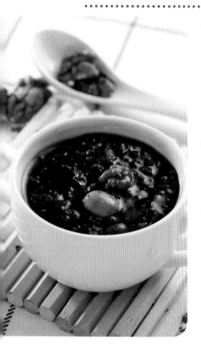

材　料

紫米 20 克、紅豆 10 克、圓糯米 10 克、乾蓮子 3 克、
紅棗 3～4 粒（約 5 克）、龍眼肉 5 克、白果 1～2 粒（約 3 克）、
核桃 3 克、枸杞 3 克

調味料

冰糖 1/2 大匙

作　法

1〉將所有材料洗淨；紫米及紅豆，分開單獨泡水 6 小時，圓
　　糯米泡水 3 小時備用。
2〉將泡過水的紫米、紅豆及圓糯米放入電鍋，內鍋加水 2 碗
　　（約 300c.c），外鍋加 1 杯水，蒸熟，然後再加入乾蓮子、
　　紅棗、龍眼肉、白果，內鍋續加水 100c.c，外鍋加水 1 杯，
　　按下開關再繼續。待開關再度跳起時，加入核桃、枸杞及
　　冰糖，外鍋再加 1/3 杯水，再按下開關，待跳起煮熟即可。

♡ 食材營養貼心小語

● **紫米**又稱為黑糯米，其外層具有抗氧化的花青素。體虛血虛者服用，可補元氣，
但米較黏滯不易消化，因此以煮粥方式補充病友熱量，而脾胃虛者不宜多食。
● **紅豆**味甘酸、性平，含豐富皂素，具抗氧化作用，可以活化細胞、淨化血液及排
毒；多量纖維，可促進腸胃蠕動、補血潤膚、消除疲勞、舒緩情緒。
● **龍眼肉**性溫、味甘，含豐富蛋白質、礦物質，能補脾益氣、養血安神、補氣生血。

○ 烹調健康實用技巧

● 這道粥品適合天寒時食用，暖身促進血液循環，幫助病友補血又抗癌。
● 紫米加紅豆需要長時間燉煮，所以須先泡水，其他材料可後續加入，這樣能讓食
材烹調出來的味道有所區分。勿過量加入白果、核桃、龍眼，尤其是白果一次約
3～4 粒即可，太多則會引發如呼吸困難、嘔吐、消化不良等中毒症狀。

T e a 甘麥大棗湯 **茶飲**	☑治療期　☑恢復期　＊改善口乾舌燥 · 助眠 · 安神

甘麥大棗湯
助眠、抗憂鬱、舒緩緊張焦慮

熱量（卡）	蛋白質（克）	脂質（克）	醣類（克）
40	0.5	0	9.5

材　料
甘草1錢（約2～3片）、紅棗4錢（約7～8粒）、
浮小麥8錢（約30克）

作　法
1〉清洗所有材料；將所有材料放入鍋子裡，加
　　水約500c.c.，燜煮10～15分鐘，待出味時
　　即可熄火，倒出飲用。

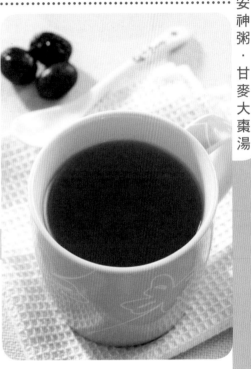

♡ 食材營養貼心小語

● **甘草**一般分為炙甘草、生甘草兩種，炙甘草為
加入糖蜜加工熬煮而成的甘草，性較溫熱，適
合虛寒體質者使用，可治脾胃虛弱、食慾不振；
而生甘草為未經加工過的甘草，較涼性，適用
於熱性體質，可清熱解毒、祛痰止咳。甘草中
的甘草次酸鈉，可清除自由基，發揮抗炎作用。
● **浮小麥**含有碳水化合物、蛋白質、維生素 B 群等營養成分。在中醫孫思邈的《千
金食治》 裡提到「小麥為養心氣、心病者宜食」。而在中醫觀點裡，浮小麥主
要養心安神、除煩止渴、健脾止痢功效。

🔍 烹調健康實用技巧

● 這道甘麥大棗湯，利用浮小麥與紅棗煮茶，可改善神經衰弱及失眠；茶飲味甘甜，
在睡前飲用一杯，更有助於安眠。
● 年長者、更年期婦女常見睡眠品質不佳，可在睡前服用一杯幫助入眠。

Tea
紫蘇綠茶　茶飲　　☑治療期　○恢復期　＊潤喉止吐・抗氧化・抗癌

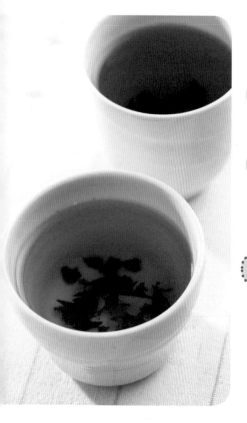

紫蘇綠茶

止吐、抗癌

材　料

紫蘇葉 1 錢（約 3.75 克）、綠茶 1 包（約 5 克）

作　法

1 〉 把所有材料放入杯裡，用 300c.c. 熱開水沖泡，待綠茶出味，立即取出茶包，即可飲用。

♡ 食材營養貼心小語

● **紫蘇葉**有綠色及紫紅色兩種，紫紅色紫蘇葉所含的花青素有強大抗氧化作用；含有清香味的紫蘇醛，則具有強力抗癌作用，並可促進胃液分泌。中醫觀點紫蘇葉可健胃整腸、發汗解熱、止咳等功效。

● **綠茶**含強大抗氧化的多酚類及兒茶素，能抑制細胞突變，增加免疫作用及強化抗癌。苦澀味的兒茶素，可附著於細胞膜的表面，發揮抗氧化作用，抑制細胞膜癌化，而且其抗氧化能力是維生素 E 的 50 倍，可預防癌症、高血壓等。

◎ 烹調健康實用技巧

● 紫蘇綠茶可幫助有嘔吐現象的病友，減緩症狀，也可用來漱口，可潤喉止吐。

● 泡茶時，可待綠茶包出味後先取出茶包，以免苦味太濃；怕茶太濃，可加開水 1 ～ 2 倍將濃度稀釋再飲用。

Tea 茶飲
蓡甘茶

☑治療期　☑恢復期　＊改善口腔潰瘍及嘴破

蓡甘茶
提升免疫力、防止口腔感染及風寒

材　料
西洋蔘1錢（約3～4片）、
甘草2錢（約2～3片）、
乾燥薄荷葉2錢（約10克）

作　法
1〉將西洋蔘、甘草放入茶壺，加水300c.c.煮開，待甘草片呈深褐色後，加入薄荷葉立即熄火，倒出飲用，約剩200c.c.。

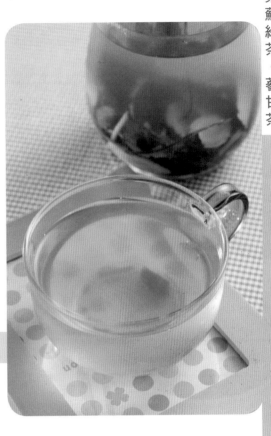

♡ 食材營養貼心小語

- **西洋蔘**味甘苦、性微寒，含皂苷、揮發油、胺基酸成分，可益肺陰、清虛火、生津止渴。而人蔘皂苷可以抗病毒、抗疲勞，對大腦有鎮靜功效，並可增進自然殺手細胞作用殺死癌細胞，消除化療及電療的不良反應。
- **薄荷葉**能散熱發汗、消炎鎮痛，並可緩解化療後口腔潰瘍、發炎不適及疼痛等症狀。薄荷葉具有抗病毒、抗氧化作用，能保護上呼吸道器官的上皮細胞防止受感染，也能刺激皮膚末梢感受器，促進皮膚血流通暢，可發揮消炎鎮痛作用。

○ 烹調健康實用技巧

- 此道蓡甘茶可舒緩疼痛且清涼可口，非常適合有口腔潰瘍症狀的病友飲用。薄荷葉最後才加入，可防止薄荷腦精油揮發。
- 若用沖泡方式，則浸泡時間需較久約15～20分鐘，最後再加入薄荷葉。
- 年長者若有口腔津液不足，可飲用此茶品補充。

生脈飲　茶飲　☑治療期　☑恢復期　＊改善口乾舌燥‧補充元氣‧安神

生脈飲

滋陰潤喉、補氣安神

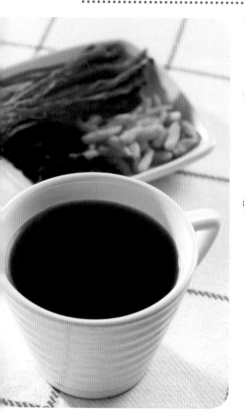

材　料

人蔘鬚 3 錢、五味子 3 錢、麥門冬 3 錢

作　法

1〉將所有材料略沖淨，放入 300 ～ 400c.c.（約 2 碗）水中，用中火煮滾 5 ～ 10 分鐘後熄火，倒出飲用。

♡ 食材營養貼心小語

- **人蔘鬚**味微苦、性涼，具有補氣益肺、生津安神的功效，能改善食慾不振、倦怠、驚悸、消渴久虛等症狀。人蔘鬚含有人蔘皂苷可以穩定神經系統，提高消化吸收功能，保護胃腸細胞，還可防止 DNA 損傷及突變作用，有效抗癌。

- **五味子**性溫、味酸，屬於上品中藥，能夠滋腎、生津、收汗，含有木質素能夠保肝，抑制自由基對細胞的傷害，提高免疫力；近代研究發現，五味子對神經系統有興奮作用，能改善智力，提升工作效率，可治療精神疾病，如憂鬱症、壓力。

- **麥門冬**味甘微苦、性寒，能提高人體對缺氧時的耐受能力。以中醫觀點而言，可養陰潤肺、清心除煩、益胃生津，且具有抗菌作用、修護胰島細胞功能進而幫助降血糖。

Q 烹調健康實用技巧

- 此道生麥飲呈酸甘苦味，湯汁顏色較暗黑，可分次飲用或沖淡濃度稀釋 2 ～ 3 倍再飲用。
- 需注意的是，每日用量勿超過一帖量約 250 ～ 300c.c.。脾胃虛寒者忌服用。
- 此茶飲亦可沖泡方式，時間須增為 15 ～ 20 分鐘。

牛蒡茶
清熱排毒、強力抗癌

熱量（卡）	蛋白質（克）	脂質（克）	醣類（克）
115	3.2	0.6	25

材　料

牛蒡 80 克、枸杞 10 克

作　法

1〉將牛蒡洗淨後用刀背刮皮，再切片或細絲；
　　枸杞略沖淨備用。

2〉將牛蒡加入水 500c.c. 中，用中火熬煮至熟，
　　約 10 ～ 15 分鐘，去渣留汁，加入枸杞即可
　　飲用。

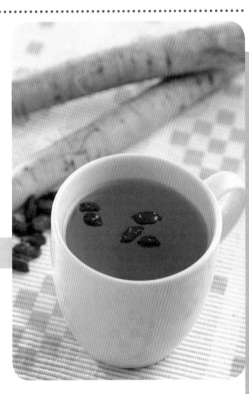

♡ 食材營養貼心小語

● **牛蒡**是東西方藥草重要的排毒劑之一，能夠淨
化血液，其中的精胺酸，可以提升免疫力，防
止細胞癌化；膳食纖維則可吸收水分，有利通
便、排除毒素；木質素可以協助其他抗癌物如
綠原酸、多酚類，幫助對抗癌症，促進腸內毒
素排除。

● **枸杞**抗氧化能力可說是名列前茅，滋腎補肝、益精明目、改善頭暈目眩、疲倦，
現代藥理研究發現，枸杞還可抑制脂肪肝，防止肝功能紊亂。枸杞含有甜菜鹼、
核黃素、類胡蘿蔔素、鈣、磷、鐵、鋅等元素，能夠提升免疫力；枸杞多醣能夠
調節免疫；有機鍺元素則具有抗氧作用，可抑制腫瘤生長。

烹調健康實用技巧

● 此道牛蒡茶可幫助化療及放射治療的病友排毒，可作為日常飲料，一日可飲
2 ～ 3 次，每次 250c.c.，所以一次可煮一天的量約 500 ～ 750c.c.，放於冰箱
冷藏，飲用前再取出加熱即可。

● 牛蒡的有效成分在外皮附近，所以只要刀背輕刮皮即可，且牛蒡必須斜切使切口
變大，木質素才能大量釋出，增加抗癌效果。

● 若只有飲用茶汁，熱量便只有 35 卡；食用牛蒡及枸杞，熱量則有 115 卡。

T e a
三花茶　**茶飲**　☑治療期　☑恢復期　＊改善口腔潰瘍及嘴破‧改善睡眠

三花茶
清熱解毒、提升免疫力

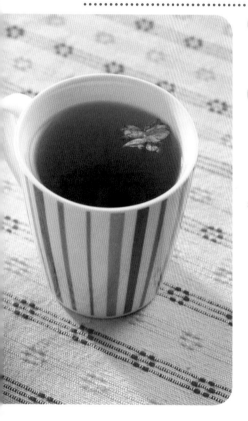

材　料
乾燥菊花 15 克、乾燥茉莉花 15 克、金銀花 15 克

作　法
1〉將所有材料放入杯中，沖入 200c.c. 熱水，加蓋燜 10 分鐘，去渣後即可飲用。

♡ 食材營養貼心小語
- **菊花**味甘苦、性涼，含有揮發油、膽鹼、木犀角苷、菊苷等成分，有清熱消炎、消腫殺菌、明目鎮靜等作用，可改善頭痛、心胸灼熱、感冒，還可預防中暑。藥用菊花有二種，黃菊花可散風清熱，白菊花可養肝明目。
- **茉莉**花味甘、性溫，含有揮發油、芳樟醇、茉莉酮等成分，能清熱利濕、解表益氣，並能清虛火，改善口腔潰瘍及食慾不振，並有安眠作用。
- **金銀花**味甘、性寒，可改善咳嗽、腸炎，主治清熱解毒、消炎殺菌且利尿。金銀花含有綠原酸及揮發油成分，可促進白血球的吞噬作用，改善化療期口乾舌燥的不適及緩解疼痛。醫學研究上顯示，金銀花具有廣泛性殺菌，如肺炎球菌、大腸桿菌、綠膿桿菌皆有抑制作用。

🔍 烹調健康實用技巧
- 此道三花茶適合治療期間的病友飲用，有助排除體內毒素，改善口腔潰瘍，幫助消炎及防止惡化。
- 食譜中的菊花除了熬煮成茶飲，也可煮粥，準備菊花 10 克、甘草 1～2 片、白米 1/2 杯（約 30 克），放入適量的水，以慢火熬煮成粥，可加入少許冰糖入味，有清熱退火功效，可緩解嘴破、潰瘍疼痛，非常適合癌症病友食用。

☑治療期　○恢復期　＊改善口腔潰瘍及口乾舌燥

蔥薑紅糖汁
防嘴破、口乾、清除口臭

熱量（卡）	蛋白質（克）	脂質（克）	醣類（克）
45	0.7	0	11

材　料
蔥白 2 根、老薑片 20 克、紅糖 1 小匙

作　法
1〉將蔥白洗淨，切約 2 公分小段；薑片磨成汁約 10 ～ 15c.c.。把所有材料放於杯中，沖入 250c.c. 熱水，蓋上杯蓋燜 10 分鐘後攪拌均勻即可。

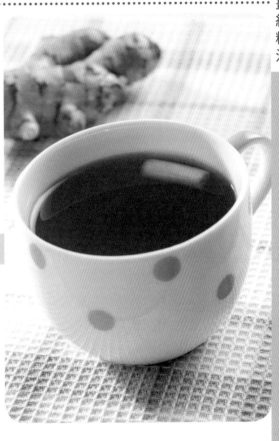

♡ 食材營養貼心小語

● **蔥白**的辣素及檞皮素可以殺菌、抗菌；硫化丙烯則可以促進消化液分泌，增進食慾及改善手腳冰冷，還可提高維生素 B_1 的利用率，能夠消除疲勞、焦燥不安，有鎮靜功效；內含的有機硫化物還能增加體內排除致癌物的酵素活性，排出致癌物，預防肝癌、胃癌、結腸癌。

● **薑**性熱、味辛，有暖胃散寒、改善反胃嘔吐及腹痛腹瀉症狀，並且具有解毒作用。薑含有薑醇、薑油酮等揮發油成分，可以增加胃液分泌，促進消化吸收及強力殺菌。臨床研究上，薑對黃麴毒素的抑制率高，並且可抑制及清除自由基。不過，薑不可食用太多，一天食用 50 ～ 60 克以下，其藥性辛溫會引發口乾、咽痛及鼻出血情形，所以放射線治療的癌症病友暫時不要食用。

Q 烹調健康實用技巧

● 此道蔥薑紅糖汁，化療期間病友口腔潰瘍及口乾時飲用，可減緩不適症狀。所以不妨一次多煮二、三次的份量冷藏，飲用前再取出加熱即可。

● 薑一天使用量不超過 60 克，若覺得太辛辣，可加開水 1 倍予以稀釋。

☑治療期　☑恢復期　＊改善食慾不振‧排毒

山楂洛神茶
抗氧化抗癌、提升食慾、消解脹氣

熱量（卡）	蛋白質（克）	脂質（克）	醣類（克）
36	0	0	9

材　料
山楂 5 克、冰糖 1 小匙、乾燥洛神花 5 克

作　法
1〉將所有材料一起放入杯裡，用熱水 250c.c. 沖泡，蓋上杯蓋燜約 5 ～ 10 分鐘後，攪拌均勻即可飲用。

♡ 食材營養貼心小語

● **山楂**味酸、性溫，可散瘀血、降血壓，並能增加胃消化酶，幫助消化，還能刺激食慾，也可以清除膽固醇降低血脂肪，改善動脈粥狀硬化，防治心血管疾病。山楂含有山楂酸，黃酮類，β-胡蘿蔔素，維生素 C、維生素 B_2 及鈣、磷、鐵等成分，其中的黃酮類及維生素 C，能夠增強免疫力及抗炎作用。現代醫學研究證明，山楂中維生素 C 為山楂酸所保護，可經過加熱卻不會被破壞；維生素 C 是抗氧化劑，能使癌細胞喪失活力，具有抗癌功效。

● **洛神花**含有抗氧化劑的類黃酮素、多酚酸、花青素、異黃酮素，其花萼中也含有大量的有機酸、醣類、果膠類、黃酮素等成分；類黃酮素能夠防止脂質氧化，還可以清除自由基；而多酚酸可抑制因化學致癌物的癌症，如大腸癌、肝癌、胃癌，並可清除自由基，抑制氧化性傷害造成的肝病變進而保護肝細胞；而花青素具有抗氧化性及抗突變性，可清除腸中的氧化物，預防腸癌，並能抑制黃麴毒素的合成，減少對肝臟的傷害。

🔍 烹調健康實用技巧

● 此道山楂洛神茶，適合化療時食慾不振或腹脹不適的病友，幫助提升食慾及消腹脹，可一次煮多量，放冰箱冷藏，食用時倒出適量加溫即可，1 天建議最多 2 ～ 3 杯（約 350 ～ 450c.c.）。但腸胃虛弱者，不適合過量飲用，以一次為限，可加水稀釋 1 倍。空腹時絕不能喝，因為山楂及洛神花含酸量大，會傷害胃黏膜，胃潰瘍者更不宜飲用。

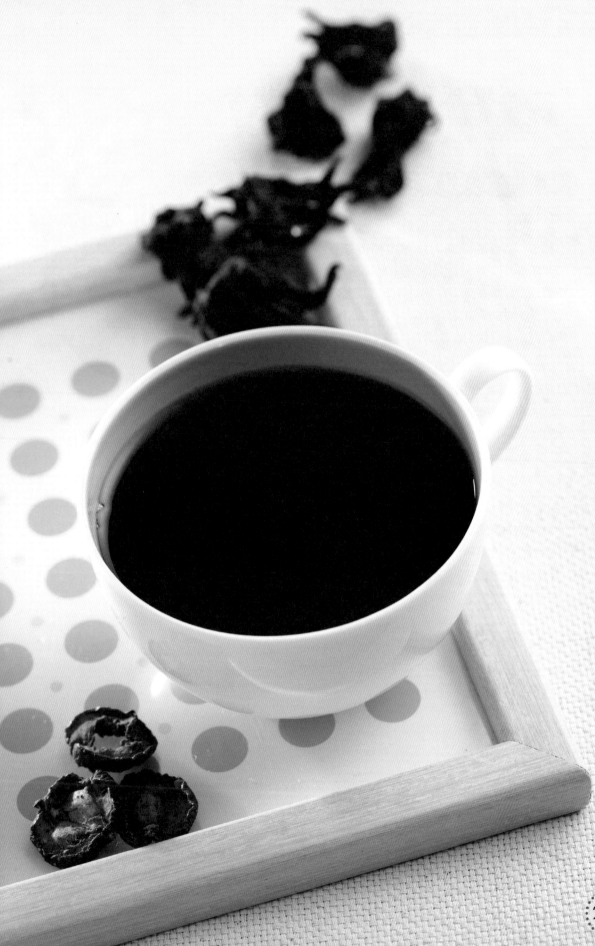

一、現代健康素食的趨勢

吃素的原因及種類

　　早期的吃素人口皆是因宗教觀點為主要動機，及至今日，素食的驅動力量更以提供環保及健康飲食為觀點而大力倡行，有些宗教團體推動素食的新主力為：尊重生命、愛護地球的新主張。

　　地球的暖化、氣候的極端異常造成世界各地的天災不斷，其最大的元凶是來自於人類的嗜好肉食、畜牧業所產生排放的甲烷是造成地球暖化的最大元凶。「地球暖化」已嚴重威脅 21 世紀人類的健康，包含：水、空氣污染、糧荒問題、特殊傳染病流行，而提出「節能減碳」、「多吃蔬果」、「少吃肉」，不只是救地球也救自己，唯有放棄葷食，地球才有救。

　　在環境保護、身體保健和尊重生命理念下，全球素食人口激增，因為「節能減碳」最簡單可行的方法就是實行「素食」，而食用五穀青蔬亦可遠離現代文明病，如：高血壓、高血脂、高血糖。而推動素食新主張的體內環保，才能達到愛地球、尊重生命理念。

　　在台灣目前許多飲食安全問題出現，肉品安全危機（如：瘦肉精、生長荷爾蒙等）產生，許多人開始選擇蔬食，減少對身體的傷害。素食人口也漸增多，考量健康因素，許多人採用簡單的「彈性素食」，不再堅持傳統的素食，如一天選用一餐素食，可攝取更多蔬果及控制體重、降低膽固醇、增加抵抗力，也有許多人採取漸進式素食或一週無肉日一天的飲食習慣。

　　正規素食的種類可參考本書 P.32 有全素、奶蛋素、奶素、健康素、生機素、有機素、方便素、瑜珈素。

彈性素食者成長因素

　　彈性素食者在美、英各國甚為流行，如：英國食物發展協會的調查顯示，有85% 英國人民會選擇一週吃 1~2 餐素食，所以彈性素食者採中庸之道是市場成長之因，素食已成為主流族群的選擇。不僅有健康上的益處（如：血中膽固醇降低、減少心血管疾病發生），同時會降低全球對肉品的消費量，更能節能減碳及更有環保意識，亦得到民眾的認同更願力行。

彈性素食的定義 & 好處

彈性素食者 Flexitarian：是由 Flexible（靈活的）及 Vegetarian（素食者）二字拼合成，包含有「平常吃素偶爾吃肉」及「平常吃肉偶爾吃素」兩種。

依據維基百科中彈性素食主義稱之為「半素食主義」，基本上不強制不吃肉，有時亦可吃肉。基於健康道德或信仰原因而不食哺乳動物，其吃素的原因，是基於醫學研究證明吃素有益於健康。會選用清淡的豆類、肉類（白肉）補充營養素，有些概念類似台灣的「鍋邊素」或「方便素」。

因為了解飲食習慣及疾病的關係，促使彈性素食人口增加，也降低對肉類的依賴，身心更為健康。折衷式的飲食方式，促進身體健康及降低全球對肉品消費，更具環保意識，也獲得更多人的認同及支持。而在台灣的「全球素食消費觀及趨勢」報告中也提出彈性素食將成為素食新勢力，依消費者型態可分為「環保型」、「健康型」、「時尚型」。

以植物性食物為基礎，依個人狀況再選用動物性食物（平均一週一次，不超過三次）。以動物性食物魚產品為主，不吃肉類。注重健康烹調方式及多樣化食材攝取以獲得均衡營養。

素食人口增加的誘因

國民健康局在 103 年 4 月公佈台灣現已每 5.67 分鐘即有一人罹癌，自 1982 年至今，癌症連續 32 年蟬聯死亡第一位。癌症已是全民公敵，尤其是大腸癌，更是近年來快速成長，其原因為現代人飲食西化，外食人口比率增加，喜好食用燒烤、油炸食物及澱粉類食物，少吃蔬果，少高纖食物，這些飲食習慣與大腸癌形成有密切關係。

由於癌症罹患率逐年增加，現代人開始會注意到飲食生活的改變，採用「多蔬食、少吃肉」的素食飲食，而非傳統的多油、多糖全素食。多吃蔬食，採用健康天然的在地食材，選用健康的烹調方式少油、少鹽、少糖、少加工食品，來降低及減少罹患癌症及慢性病的發生。

台灣素食人口增加有其誘因，且現素食人口已佔 10%。在此種「健康養生」及「環保減碳」的自然健康素食風潮下，促成許多健康素食餐廳出現，且其便利性高，民眾可自由選擇豐富及多樣化的蔬食，也使得素食人口增加。台灣素食餐廳中有自助式的菜色，使得來訪的觀光客驚喜讚嘆不已，國際媒體 CNN 日前指出素食已成為台灣十大強項之一。目前台灣素食已在國際社會嶄露頭角，由於天時、地利、人和，利用機會將「素食觀光」大力推行，將成為台灣旅遊的新藍海。

如何吃安心健康的素食

(1) 選擇當令當季的食材

吃簡單完整的食物，保持天然平衡機制，能提供真正需要的營養素，及維持身心療癒的生命能量，如：夏季多吃瓜果類，可補充體液的流失及維生素 C，增加抗熱暑的能量。

當地生產的作物無運輸的安全顧慮，可保作物的新鮮營養素不流失，且降低食物的哩程數，更具有環保的意識。

(2) 選擇真食物，少吃假食物

● **真食物**：保持原始風貌的食物，營養素不流失。
● **假食物**：加工製造或添加加工材料以防止變味變色，營養素已被破壞掉，若必需使用加工品（如豆類製品），也要防黑心食品混入。

(3) 七色蔬果提升自癒力

可選擇七色蔬果富含植化素來抗癌防癌提升自癒力（詳細內容可參閱本書P.86 ～ 90），因為植物性的食物富含各種豐富的植化素（如茄紅素、花青素、白藜蘆醇、兒茶素、葉黃素等），對提升免疫力及抑制癌細胞生長、分化、促進凋亡，及具有良好的抗氧化能力，可降低自由基對細胞的傷害。

(4) 素食食材選擇多樣化

食材選擇要多樣化，才能維持均衡營養。不論是植物的根、莖、葉或果實、種子、芽菜皆要均衡攝取。植物蛋白質均衡搭配才能獲取完整蛋白質，如：米飯加豆類加堅果類混合食用，而海藻、菇類富含維生素、礦物質更要多攝取。

(5) 採用三低一高飲食原則

素食採用低油、低鹽、低糖、高纖維原則，可攝取各類食物，並且慎選油脂，防止氧化油、氫化油（例如：酥油、乳瑪琳），攝取天然調味料（如酸味用檸檬、梅子取代），不吃精緻的三白食材（白米、白糖、白鹽）、拒絕食用加工食品或加工調味料，採用健康烹調的飲食方式，避免吃燒烤、油炸、醃漬食物。

(6) 有些素食不能常吃，需限制或避免食用

由於素食材料加工食品非常多，因為考量健康因素，某些素食材料不能經常

吃，需加以限制或是避免食用，例如：

- **麵筋**：其製程為需用水沖洗小麥麵粉，除去澱粉剩下麵筋含有 100% 蛋白質，由於蛋白質含量高於肉類及豆製品，屬於高蛋白、低脂、低糖、低熱量食物，常被取代肉類，食用過多蛋白質，對腎臟會造成負擔，很可能更易罹患癌症。

- **精製食品**：精製加工食品含油脂高，產生有害的反式脂肪酸，鈉含量高卻少纖維質，多食對人體有害健康。應選用高纖未精製的全穀類及未漂白的米、米粉、燕麥、全麥麵包、糙米。

- **高鈣脫脂奶**：牛奶脫脂後脂溶性維生素流失，如：維生素 A、D、E 缺少，而維生素 A、D 對鈣質吸收有幫助，脫脂奶添加高鈣、高鐵，但缺少維生素 A、D、E 則無法吸收鈣質，人體不易代謝過多的鈣，常吃易形成腎結石。

健康蔬食對人體的益處

（1）美國國家癌症研究中心指出，35% 癌症跟飲食有關，尤其是高脂肪食物。大量食用蔬果，可降低癌症罹患率。

（2）台灣國科會調查個人生活習慣與癌症發生的關係，發現每週吃蔬果 14 次以上與比較每週吃 2 次蔬果相比較下：

A. 肺癌發生率下降	B. 肝癌發生率減少	C. 結腸癌發生率減少
75%	60%	40%

（3）另有研究指出大量蔬果可降低心血管疾病、癌症及中風機率，吃蔬果具有抗氧化作用，可降低癌症、心血管疾病風險。

（4）根據衛生署「國人營養健康狀況變遷調查」結果，發現只有 20% 國人蔬果次數及份量能達成建議量的五份（含三份蔬菜，兩份水果）。台灣癌症基金會落實「攝取足量蔬食」的飲食健康概念，推動防癌口號「蔬果五七九，健康人人有」，兒童每天五份，女性七份，男性九份。蔬果比兒童 3：2，女性 4：3，男性 5：4，蔬菜比水果多一份，以減少糖份攝取。（可參閱本書 P.40～47）

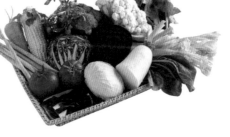

衛福部公布八項素食營養指標

　　衛福部 2011 年 7 月公布八項素食營養指標，素食者的飲食內容包含：五穀根莖類 6 ～ 11 份可提供蛋白質、豆蛋類 4 份可提供蛋白質、蔬菜 3 ～ 5 份、水果 2 份、低脂奶 1 ～ 2 杯、油脂堅果 1~2 匙。

　　有些素食者只吃某類食物：「偏執素」只吃蔬果，刻意不吃某些食物如：五辛（蔥、蒜、韮、蕎、洋蔥）不吃，而「蔬菜素」天天只吃蔬菜，未吃主食攝取蛋白質。根據衛福部公布的八項素食飲食健康指標詳解如下：

健康飲食指標	內容
食物種類多樣化	依據素食營養指標選擇六大類食物，包含全穀根莖、豆、蛋、蔬菜、水果、低脂奶品、油脂、堅果種子類。素食種類分為全素、奶素、蛋素、奶蛋素。
全穀搭配豆類食材	豆類及全穀類所含的蛋白質組織不同，兩者一起食用可達互補作用。建議全穀至少三分之二，搭配豆類共食營養佳（如十八穀米）。未精製全穀類（糙米、胚芽米）根莖類（南瓜、地瓜）含豐富的維生素 A、B 群、C、葉酸、纖維素、鐵、鈣、鋅、鉀、卵磷脂等。豆類食物可提供甘胺酸、精胺酸等優質蛋白質。
烹調用油常變化，堅果種子不可少	依油脂不同冒煙點來搭配烹調方法（如：冷壓橄欖油用來涼拌），葵花油、沙拉油不適合高溫油炸。每日攝取一份堅果種子類油脂，可攝取到微量元素。堅果亦含有多種抗氧化、抗腫瘤相關的植化素，也含有精胺酸、蛋白質能促進血管擴張，血流通暢，可預防心血管疾病。
深色蔬菜營養高，菇、藻、紫菜應俱全	深色蔬菜富含維生素、礦物質、纖維素及抗氧化的植化素，菇、藻類富含維生素 B_{12}，其中紫菜含量最多。
水果在餐間食用，當季在地份量足	蔬菜水果富含維生素 C，有助於鐵質的吸收，在三餐用餐之前後攝食，提升鐵質的吸收率。
口味清淡保健康，飲食減少油、鹽、糖	少用調味品，多用蒸、煮、燉烹調方式，少用油，少吃醃漬食物及精製加工品。
粗食原味少精緻，加工食品慎選食	素食加工食品製造過程常添加食品添加物，以增加風味，應多選用新鮮食材，少吃加工品。
健康運動 30 分鐘，適度日曬 20 分鐘	適度熱量攝取，搭配適度運動提升新陳代謝來控制體重，預防肥胖，每天持續運動 30 分鐘，日曬 20 分鐘在體內可產生活化型維生素 D_3，有助於鈣質吸收。

二、提升治療期 & 恢復期自癒力

癌症病友在經歷過艱辛痛苦的治療期，進而轉入恢復期，最擔心的問題就是癌症是否會再復發？要如何來預防及做好防護保養工作，其實最重要的是病友要對自己有信心，在抗癌過程中，我們的身體具有自然的防禦機制，只要在生活中多加以注意，必能提升身體的抵抗力，有四點必須要注意到，才能將防禦機制發揮功效。

如何來化解有毒物質及排出

尤其是治療時抗癌藥物毒性的殘留，對身體的傷害極大，必須要儘速排除，同時在生活中週遭環境的接觸，種種有毒物質如何避免再進入體內及中和排毒，皆是要特別加強的，後面會有一章（詳見第 229 頁）特別來討論，提醒病友及一般大眾如何防毒、排毒。

抗癌飲食的實行

本書第 86 ～ 90 頁有介紹，認識 7 色抗癌植物生化素中提到許多富含植物化學成分的食材，皆有益於抗癌、防癌，能採用素食飲食，對於恢復期的抗癌，是更加有助益的。

適度的運動

世界癌症研究基金會建議要防癌、抗癌，每天最好適度運動 30 分鐘。運動可改善癌症病友的生活品質與疲勞度，訓練肌耐力，有助於提高抗癌療效，可降低 40% 乳癌復發率，對攝護腺癌、大腸癌，可減少 30 ～ 50% 死亡率。

每日運動時間可逐漸增加至 30 ～ 40 分鐘，早晚各一次，每週 4 ～ 5 天。每日運動時間勿超過太長，若是超過 2 小時以上，則會降低免疫系統的自然殺手細胞活性及降低免疫力。

癌症病友以有氧運動為主，使心臟肌肉能有效地運用氧氣，可促進葡萄糖、脂肪的燃燒，如健走、游泳、騎腳踏車皆是方便可行的運動。許多科學資料證實，運動可提供正面的影響分述如下：

● **活化細胞，改善身心靈健康：**適度運動可釋放出腦內啡（beta-endorphin）、血清素（Serotonin）、多巴胺（Dopamine）可維持 12 小時，這些神經傳導物質，可改善緊張及憂鬱情緒，產生快樂感，有助於睡眠、改善自律神經失調，並強化自

然殺手細胞的數目及活性，有助於提升抗癌自癒力。

● **能抑制發炎及改善免疫力**：運動能降低氧化性壓力、改善慢性發炎、減少癌細胞生長的因子、增強抗癌免疫力。

● **能活化全身抑癌基因**：能激活抗癌蛋白 P53，促進腺粒體再生，促進癌細胞凋亡的抗癌作用。

● **改善能量代謝，減少癌細胞生長的肥料**：運動可促進脂肪燃燒，及清除沈積於脂肪內的有毒物質（重金屬、戴奧辛），可降低血糖、降低胰島素與類胰島素生長因子（IGF）降低雌激素等荷爾蒙會促進癌細胞生長的肥料。

● **增加腫瘤內的血液供應**：在血循環良好及氧氣充足時，癌細胞難以生存，有氧運動能提升血循環、改善缺氧狀況，也改善化療、放療的效果，有助於控制癌症。

● **幫助睡眠**：有運動習慣者較易入睡，睡沈久有助於穩定情緒，維持抗癌免疫力。

● **增加自信與生命力**：運動會產生正向意念，成就感，強化自我價值與決心。

● **改善肥胖與糖尿病**：癌症與肥胖、糖尿病之代謝相似，無法完全燃燒葡萄糖產生能量，適當有氧運動可改善此缺陷。

| 可促進葡萄糖進入細胞代謝 | → | 增加腺粒體的生成與功能促進燃燒葡萄糖，改善化療及放療的反應 | → | 透過運動減肥，可減少氧化性壓力、改善胰島素阻抗性 |

追求情緒上的平靜

　　有些癌症病友對於自己的病情狀況，經常會覺得未來沒有希望，也不相信自己的身體一定會好轉，即使有接受正統治療或許也不可能達到自己想要努力的目標，產生這種負面情緒會嚴重影響病情，失去信心相對求生意志也會逐漸消失，這種無助感會啟動身體的「緊急」系統，如發炎反應，進而促進腫瘤的生長和發展，免疫系統的自然殺手細胞活力也下降，不會攻擊異常的癌前細胞，反而助長病情惡化。

　　唯有維持平靜的心態，由內心深處重建及改造自己，享受平靜的心，接受事實，可藉由靜坐冥想，禪修打坐來安撫心靈。藉由參與病友會，經由其它病友討論對疾病診療及情緒的表現，彼此分享內心的想法與互相支持，在接受創傷的過程中，通往正面的情緒，也給予活下去的願望，心境愈趨平靜，抗癌自癒力愈提升。

| 憂鬱、絕望、無助感 | → | 分泌壓力激素 | → | 引起慢性發炎 | → | 促進癌細胞生長與擴散 | → | 降低自然殺手細胞活性 |

三、如何提升「治療期」&「恢復期」的排毒解毒力

抗癌防癌重要的 3 大關鍵

- **增加身體的抗癌力、自癒力**：當癌症病友經歷一連串化療、放療後，身體逐漸痊癒，但還需要經歷排毒程序淨化體質，排毒的工作必須比生病前做得更多，如飲食控制、生活習慣改變，才能提升身體的自癒力。
- **加強身體排毒功能，防止癌症復發**：了解到為何要排毒及排毒的好處，包括身心靈的排毒，尤其是病友心情的改變，正向思考，願意努力地實行排毒工作，才能防止癌症再復發。
- **攝取無污染，有益健康的食材**：拒絕「毒從口入」是最重要的排毒工作，如選擇健康食材，避免食品添加物的攝取，多吃富含抗癌植化素的七色蔬果，才能確實提升身體的抗癌力。

如何「解毒」、「防毒」減少毒素攝取

(1) 日常生活中充滿毒素的環境

　　從一九一五年至今約有四百多萬種新的化學物質釋入我們生活環境中，包含食品加工過程使用三千多種化學物質，一萬二千多種使用在食品包裝上的化學物質及三萬四千種以上的殺蟲劑使用中。

　　我們經由吃下、吸收、注射吸入有害物質入體內，而在我們體內製造有毒物質（如乳酸、脂肪）存在於組織與細胞中，但不會造成嚴重傷害。必須視毒物的量及貯留體內時間、身體的排出能力及營養狀況，來決定身體是否能保護自己免於毒物的破壞。

　　在大多數人日常生活中，總是暴露於各式各樣的毒物中，化學性、環境性的毒物，許多疾病是身體發出需要排毒的訊號，如：氣喘、過敏、癌症、大腸炎、咳嗽、感冒等。

　　在日常生活中由所吃的食物，攝取一些營養素或補充品有助於肝臟的排毒功能。生活中無所不在的毒物及毒素，能與這些污染物和平共存，是因為我們身體具有天然的排毒系統，人體有如一部機器，有進則有出，才能維持平衡。

(2) 為何要排毒呢？

● **飲食不均衡**：現代人營養不均衡，經常是早餐不吃，午餐吃到飽，晚餐後更是吃宵夜，造成身體代謝負擔加重，毒素排不出來。

● **化學加工食品過多**：吃真食物少，假食物多，甚至是「塑化人生」塑化劑充斥食品加工中，其毒素更是多又不易排除。

● **「三高」的飲食問題**：現代最常見的文明病－代謝症候群。「三高」也是誘發癌症發生的重要因子，因為現在外食人口增多，高油、高鹽、高糖的飲食，也造成了高血壓、高血糖、高血脂的代謝症候群，埋下了慢性疾病、癌症的潛伏，而肥胖者更多，脂肪多，蓄積有毒物質，如：重金屬、汞、鎘、戴奧辛更不易排出。

(3) 排毒的 4 大好處

　　排毒的基本原則是不進毒、中和毒素、排出毒素，並維持氣血順暢，無阻礙，才能排除毒物，補充營養素、維持正常新陳代謝。

● **排毒可改善酸性體質**：多食蔬果（鹼性物質）少吃肉（酸性物質），因為肉類、海產類含有殺蟲劑、抗生素、荷爾蒙、生長劑，食用後造成代謝不良，易引發疾病、癌症。蔬果類則含抗癌植化素有助代謝、排毒、抗癌。

● **促進新陳代謝**：多攝取維生素 B 群食物有助脂肪醣份的代謝，避免肥胖、高血糖。

● **提升免疫力**：免疫力低落是因無法提供免疫細胞的營養素，維生素 B 群（泛酸、B_6）與白血球的生成有相關性，維生素 C 可促進免疫系統功能及增加白血球吞噬能力，經常攝取以上之營養素可提升免疫力。

● **延緩老化**：壓力大、熬夜、營養不足易造成皮膚老化、斑點，經常日曬、自由基產生多易形成白內障。多攝取維生素 C、膠原蛋白，有助於維持皮膚彈性防老化及可防止壓力過大，減少自由基產生。

(4) 人體毒素的來源

★ 惡質的生活環境

化工污染	如多氯聯苯、戴奧辛、塑化劑等。
水污染	如微生物、鹵化甲烷、重金屬砷等。
空氣污染	如二手菸、微生物、石棉、揮發性有機物、一氧化碳、紫外線等。
日常接觸毒素	如清潔用品、殺蟲劑、人造纖維等。

★ 不良的飲食攝取

含有天然毒素的植物	如農藥殘留、沙門氏菌、草酸等。
食品添加物	常見加工食品的添加物，如防腐劑、色素、漂白劑、殺菌劑等。
烹飪不當的食物	如高溫燒烤（釋出丙烯醯胺）等。
累積的代謝廢物	老化、不當飲食、疲勞影響代謝速度，無法排除毒物。
錯誤的用藥習慣	止痛藥長期使用造成肝腎負擔，毒素無法排除。
生活習慣不良	熬夜、酗酒、憋尿、過度染髮，皆會影響毒素的累積。

(5) 毒素種類及影響

身體的毒素可分為「體外的毒素」及「體內的毒素」。**體內的毒**指的是身體進行營養代謝之後的廢棄物，如消化分解葡萄糖產生乳酸，分解脂肪產生過多的膽固醇等。而**體外的毒**則是指經由飲食、呼吸、接觸各種方式進入到人體。

★ 體內的毒素

毒素名稱	毒素的來源	對人體健康影響
自由基 人體利用氧將食物轉換為熱量，產生自由基。	抽菸、紫外線、壓力、熬夜引發。	過度氧化結果造成基因突變及人體老化、心血管疾病、癌症。
膽固醇	是人體所需的脂質，可由肝臟製造及食物中獲得。	過多膽固醇引發血管變硬，器官壞死。
尿酸	1/3 飲食獲取，2/3 新陳代謝產生。	痛風、關節變硬，尿酸過多沈積於關節腔內。
宿便	食物殘渣形成糞便，老舊糞便依附於腸壁上形成宿便，有害物質未排出，再度回收血液中。	引發肥胖、皮膚病、大腸癌。
內臟脂肪	過多的脂肪造成不良的膽固醇形成各式疾病，少運動，喜愛高脂食物、脂肪附著於腹部周圍。	肝病、肥胖、心臟病、蘋果型的肥胖身材。
乳酸	過度疲勞、激烈運動、肝腎傷害、缺乏維生素 B 群者易發生。	引起代謝差、疲倦、酸性體質。
廢氣 CO2（二氧化碳）	CO_2 過多引發打呵欠、腸道廢氣引發放屁。	引發酸中毒、營養不良、腦遲鈍。
瘀血	吃多量的動物性蛋白質、脂肪、血中膽固醇量升高、血液混濁、血循環不良，影響氧氣輸送。	缺氧、內出血、循環不良。

231

★ 體外的毒素　重金屬的污染

名稱	毒素的來源	對人體健康影響
鋁 鋁遇酸性物質會溶解出，滲入食物	胃藥中含氫氧化鋁、鋁鍋、鋁箔紙、飲料罐。	加速腦神經退化、記憶力減退、沈積人體的肝、肺、脾臟。
砷	殺蟲劑、洗衣精、農藥→污染環境（水、海產）→食入人體。	對神經系統傷害、中毒、腎衰竭、指甲變色、癌症、烏腳病。
鎘	＊稻米、地瓜、蔬菜會吸收鎘 ＊電池染料，廢水含鎘金屬、殺菌劑、香菸內含鎘。	腎小管損傷、形成軟骨症、自發性骨折（痛痛病）。
鉛	汽油、油漆、殺蟲劑、香菸、電池、鉛水管、玩具。	生長遲緩，神經系統問題（由母體胎盤傳給胎兒）過動兒、失智、不孕症。
汞	補牙銀粉、體溫計、燈管、血壓計、含汞化粧品。	最毒重金屬、影響腦病變、自體免疫功能異常、心臟病、腎臟病。
鋅	海鮮食物、含鋅藥片、雄性生殖器。	與荷爾蒙、生殖系統有關係、體內酵素啟動需要鋅，中毒會引起貧血，免疫力受損。
氯	自來水、消毒水、漂白劑、保鮮膜。	破壞皮膚細胞及免疫系統，增加肝腎負擔。
錳	不銹鋼食具、殺蟲劑、洗衣劑、飲用水、蔬果。	聚集在肝、腎臟中，造成中毒、引發昏睡、巴金森氏症。

★ **體外的毒素** 環境污染的毒素

名稱	毒素的來源	對人體健康影響
環境荷爾蒙	如戴奧辛、塑膠物質、活性清潔劑、油漆。	生物內分泌系統產生障礙，引發突變、致癌，影響生殖及發育系統，免疫力異常。
電磁波、游離輻射	變壓器高壓電線、行動電話、微波爐（家庭電器）輻射污染之水源及建材，醫療放射線診斷及治療。	累積體內會破壞細胞DNA，遺傳下一代，促使自由基形成，傷害皮膚及免疫系統，造成細胞老化、癌變。
抗生素類固醇生長激素	藥物殘留、養殖動物藥物殘留。	易造成病菌抗藥性，肝腎負擔衰竭、肝硬化、心血管疾病、疲勞、內分泌失調。
殺蟲劑、除草劑、農業殘留	五穀雜糧、豆類、蔬果、飲用水。	環境生態污染，人體細胞病變、肝腎損害、嘔吐、頭痛、癌症。
食用的藥物	常用的止痛藥、胃藥、感冒藥、減肥藥、中藥材。	某些藥物具有毒性，長久服用，會傷肝、傷腎，中藥材含重金屬，具有肝毒性，過量會傷腎。

認識人體七大排毒系統

　　身體要順利排毒，要維持**「三通」**即排尿、排便、排汗通暢；**「排汗」**可排出脂溶性、重金屬毒素；**「排尿」**可排水溶性毒素，**「排便」**則排出**綜合性毒素**。

（1）腸道排毒

　　腸道是人體最重要的排泄器官，人體囤積的廢物約有 70% 以上是由大腸處理，是體內毒素最多的臟器。古諺：**「若要長生腸中常空，若要不死腸中無屎」**，大腸功能正常，則是代表腸內益菌多，新陳代謝功能正常，可順暢將腸內毒素排出，而腸道有害菌過多，則會出現便秘或腹瀉的現象，也會影響腸道的排毒功能。

有偏食習慣，營養不均衡，高纖維食物攝取不足，會影響腸蠕動及排便，而壓力大，經常失眠、喝酒、服用藥物，影響消化酵素分泌及腸道益菌平衡，破壞腸道的正常功能。

當腸道運作的積糞累積過多，大腸會再吸收廢棄物又積蓄於腸道內，容易引發許多疾病，如：腸道脹氣、腸道息肉、腫瘤等，而排便不順暢的人，往往會不開心更會影響心靈健康，因此我們每天都要注意腸道的正常功能，讓腸道蠕動順利排出腸道毒素。

★ 腸道保健五大要素

- **多喝水**：尤其是清晨起床空腹先喝溫開水，有助腸蠕動，依人體血氣行走節奏，早晨 5 點至 7 點行血至大腸，此時起床喝溫開水或牛奶，有助於加速便意，排便更順暢。

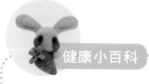

- **增加食物的纖維量**：如多吃高纖蔬果、五穀、豆類纖維質多，可促進腸蠕動增加便意。
- **養成按時規律排便**：可訓練腸道蠕動，排便順暢。
- **透過腹部按摩、促進腸蠕動**：縮短食物殘漬存留於腸道，減少毒素對腸黏膜的傷害，可降低腸道疾病的危險性，如大腸癌。
- **補充體內環保四要素**：包含喝好水，纖維攝取，益生菌及酵素的補充，如亞麻籽粉、麥麩、海藻、木耳及蔬果類。

健康小百科

膽汁功能

膽汁的功能是「排毒」及「消化脂肪」。肝臟分解的酵素，能處理由腸道吸收的毒素及廢物排出，也能去除血液中有害的毒物。

解毒的營養素

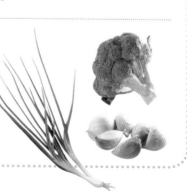

這些營養素包含有維生素B群、C及礦物質：鋅、硒、鎂、銅及具抗氧化作用的植化素（如蔥蒜和硫化物、十字花科的異硫氰酸鹽）、益生菌、胺基酸來幫助進行解毒作用。

(2) 肝臟排毒

　　肝臟是人體最大排毒工廠，具有營養分解、合成代謝與儲存、解毒、荷爾蒙膽固醇的平衡作用及血循環暢通，其排毒功能為分泌膽汁和酵素。

★ 肝臟的解毒機制分二階段進行

● **第一階段為分泌酵素**：將脂溶性毒素氧化還原為「水溶性中間物質」以利第二階段解毒。若生活型態不正常，常熬夜、抽菸、喝酒、營養不均衡，則肝臟無法分泌足夠的酵素，來進行分解及排毒，必須轉入第二階段再解毒，

● **第二階段解毒機制**：必須補充足夠的營養素來幫助解毒，將尚有毒性的「水溶性中間物質」轉成無毒性的「水溶性終端物質」，經由膽汁從腸道排出，或經由血液循環至腎臟，由尿液排出毒素。

　　肝臟能過濾食物排出的毒素，將外來之細菌病毒消滅，捍衛人體的免疫機能，肝臟經過氧化還原水解及結合方式將毒素轉化為無毒物質，排出體外，若是肝臟中毒會造成皮膚過敏發癢，易疲勞、發怒、免疫力下降，影響肝臟排毒因素為攝取高油脂食物、暴飲暴食、飲食無節制、身體累積過多毒素，使用藥物不當、酗酒造成酒精中毒等因素。

★ 肝臟保養六大關鍵

● **維持正常的生活作息**：人體血氣行走，晚上 11 點至清晨 1 點為肝排毒時間，因此最好能 11 點早入睡休息，讓肝血循環好，才能進行排毒，亦是最佳的保肝之道，每日維持正常生活作息不熬夜，睡眠足。

● **多吃綠色蔬菜**：綠色的蔬菜含有葉綠素、葉酸、鐵質，有助於肝血循環。

● **多攝取清血補血食材**：如甜菜根含維生素 B 群及鐵質，有助於肝細胞的再生與修補，使肝功能運作正常；無花果含豐富果膠纖維，有助腸排毒，對氧化硫有毒物質有防禦作用，有助於肝臟排毒。

● **飲食清淡**：低脂、低油、多蔬果，不暴飲暴食。

● **不吃來路不明的藥物**：包含中草藥及保健食品，以免增加肝臟負擔。

● **控制飲酒量**：酒精代謝時，需要更多的酵素，增加肝臟負擔，甚至轉為肝硬化、肝癌。

(3) 肺臟排毒

　　肺臟是人體、主力吸收能量的地方，也是情緒控制器官，也是身體的空氣清淨機。為了維持生命，時刻需要呼吸，隨著吸入空氣中細菌、病毒粉塵等有害物質至

肺部，是最容易蓄積有害物的器官，如二手菸、炒菜油煙，汽機車排放廢氣，長期吸入有毒物質影響肺功能下降，而產生咳嗽、打噴嚏、氣喘、支氣管炎、肺癌等不適症。

運動時呼吸重而急促，可將體內廢物排出，呼吸重急促有助於將肺部深處的廢氣排除，如大力嘆氣、深呼吸、擴（胸）運動、氣功有助肺部排毒。

深呼吸可防細胞病變，深呼吸時可使血中氧氣充沛，對穩定情緒有幫助，且在氧氣充足環境下，可防止自由基產生及細胞癌變，可選擇空氣清淨，流通的環境中進行，如公園樹林處、瀑布地區、空氣中所含負離子高，更有助於排毒。

嘆氣也是舒發情緒的方法，因為嘆氣有助於肺部吐出廢氣，流通全身氣血循環，放鬆中樞神經保護自律神經免受干擾。滿肚子怨氣怒在內心會使人生病，嘆氣將不如意事釋放出來才會快樂。嘆氣與哭皆是代表不好的情緒表現，也是排出肺毒素的最好方式，才能維持樂觀的能量，肺部排毒要適時懂得嘆氣。

唱歌（卡拉OK）有助於肺排毒，引吭高唱有助增加肺活量將內部的廢氣、濁氣、怨氣發放出來。

★ 肺臟保護七大要訣

- **練習腹式呼吸**：正確的腹式呼吸是吸氣→用鼻子吸，腹部往外凸出（鼓出來），吐氣→用嘴巴慢吐，腹部往內縮，有助於肺排毒，呼吸深可將肺部深處毒素排除。
- **擴胸運動深呼吸**：這個動作十分簡單，不限場地及時間，只要經常做擴胸運動及深呼吸，有助於肺部毒素的排除。
- **早上起床做咳嗽動作**：每天早晨刷完牙，喝口水，然後頭部往後仰，將喉嚨也清洗乾淨，再用力做咳嗽動作，有助於痰的排出。
- **注意居家環境**：黴菌、塵蟎是居家環境最常見的病菌之一，因此維持居家整潔，適時除濕防潮，及注意有無空氣污染是保證呼吸道健康的法則。
- **遠離二手菸**：上呼吸道是人體的第一道防衛線，而二手菸會經由呼吸道進入肺部，會導致健康的傷害，因此應拒絕毒素侵入。
- **經常運動**：可提升肺活量及呼吸深度（重而急促），助於二氧化碳排出。
- **多吃白色食物**：含有清肺潤肺的成效，有助肺的保養，如白木耳、荸薺、水梨、杏仁、大蒜、洋蔥、蔥白等，尤其是秋季更是養肺的最佳時機。

(4) 腎臟排毒

　　腎臟有如身體淨水廠，具有過濾及淨化體液的功能。腎臟弱者，排汗少、尿酸高、體內重金屬、尿酸、蛋白質累積過高，無法過濾血液中的毒素與廢料，透過尿液排出體外，避免毒素沈積在腎臟增加負擔，而適量的排汗有助於排毒，可減輕腎負擔，如泡溫泉、蒸氣浴、腰部運動、有助排汗。

　　腎臟能維持身體滲透壓，電解質濃度及酸鹼平衡調節水分，內分泌功能、淨化營養素回到血液再利用，若腎功能不良會造成身體營養吸收欠佳。腎功能不良時，會出現水腫，在腳踝、雙手明顯，皮膚失去彈性，體內毒素無法排出會堆積於血液中，血液顏色深沉，在皮膚上形成「黯沈」乾燥失去光澤，皆是腎功能下降的症狀。

★ 腎臟保健四大法則

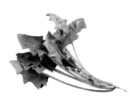

● **多喝水代謝好**：保腎最佳之道則是每日要多喝水、多排尿，少喝水會影響尿液濃度礦物質沈積，產生結石，不憋尿才能常排出尿液中的毒素。

　　避免攝取蛋白質過量：飲食上避免攝取過多蛋白質會造成尿酸過多，引發結石，避免燒烤、油炸、醃製食物，而富含草酸鹽類的食物（竹筍、莧菜、菠菜）要少攝取，太鹹、高鉀食物要酌量攝取（含鉀高食物：火鍋高湯、咖啡、果汁、運動飲料、水果）。

● **多吃含高酵素的食材**：酵素有助於新陳代謝、淨化體質、活化細胞能量，每日應食用含酵素食材，如：有機生菜類、綠色蔬菜、芽菜類。

● **不要亂服藥物**：尤其是來路不明的中藥材，甚至含有重金屬汞，會加重腎臟過濾排毒工作，長久下來，無法排毒造成腎衰竭必須「洗腎」。

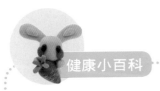
健康小百科

腎臟的主要功能

透過尿液代謝產生尿素、尿酸、壞死的血球細胞等廢物排出體外，若尿液無法順利排出毒素留於血液中形成尿毒症，嚴重時必須接受洗腎，防止腎衰竭。

(5) 皮膚排毒

　　皮膚是身體最大器官，排毒的第一道防線，主要功能是保護身體內部組織、器官，調節水分和體溫，維持體內電解質平衡，具有排汗、排毒、排熱效果，經由排汗，將體內多餘的水分、油脂、鹽及尿素等廢物排除。

　　皮膚受到損傷，外在的細菌、病毒會侵入體內引發肝臟傷害。皮膚也是防止紫外線傷害的第一道防線，日曬有助於體內維生素 D_3 之合成，但長時間日曬會形成自由基過多，皮膚老化粗糙、長斑點，會影響皮膚代謝及調溫功能。適當的日曬才有助於皮膚排毒。

　　由皮膚排除的汗水，如尿素、乳酸等，而脂溶性毒素（如戴奧辛）及重金屬物質（汞砷鎘）等都是經由汗水排出，是皮膚排毒的重要功能。皮膚排毒不佳，則會影響皮膚腺體阻塞會造成狐臭，發生化膿或長青春痘。

★ 皮膚排毒的七大要素

- **適度清潔皮膚**：選擇無刺激性清潔用品（如 PH5.5），或直接用溫水來清潔。
- **適度運動**：有助於排汗及皮膚排毒。
- **補充水分**：維持皮膚正常代謝，及具有保濕性皮膚。
- **飲食清淡少油少鹽**：多吃蔬果及抗氧化食物。
- **防止日曬過度**：以免造成皮膚傷害，建議每日日曬 15 ～ 20 幾分鐘。
- **少用化粧品**：化粧品大多含有重金屬物，長期使用易造成體內中毒，若皮膚排毒功能不佳，反而會加重體內肝腎負擔。
- **乾刷皮膚**：洗澡前用短毛刷，刷皮膚能促進細胞代謝更新，乾刷後皮膚下層組織細胞（包含免疫性細胞）受刺激而開始活絡，皮膚底層廢物更易排出，毛細孔通暢，可加速新陳代謝、促進血循環，提升抵抗力。

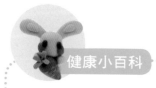
健康小百科

皮膚的排毒功能可抵 4 個腎臟

人體的重金屬是透過汗腺排出體外，長期不流汗會造成慢性中毒，且加重腎臟的負荷，長久下來產生腎臟病及青春痘、便秘，腎功能不佳者，可由汗腺來替代其排毒功能，打通汗腺大量流汗，活化腎臟細胞則不需洗腎。

(6) 淋巴排毒

人類的疾病百分之九十與免疫系統有關，因為免疫力是與生俱來的防禦屏障，維持人體承受病菌對抗病毒的能力，可清除代謝物及修復受損器官組織。免疫系統由骨髓、胸腺及淋巴器官形成，包括：有扁桃腺、脾臟、淋巴管、淋巴結、盲腸，主要功能是產生抗體來抵抗微生物的侵害，以及調節體內各種物質的平衡。

血液中的毒素溢滿過多時會轉入淋巴系統，而淋巴管負責運送淋巴液、淋巴結順著淋巴管的路線分佈，負責過濾清除異物及循環功能，淋巴系統是人體主要的防禦系統，也是癌症的轉移路線。

人體受到壓力、最先影響到淋巴系統，導致心情不好、吃不下、睡不著，那麼體內酸性物質、脂肪毒素及化學物質更容易堆積，而造成淋巴系統阻塞無法排毒易產生疾病，淋巴系統長期存在酸性物質中，則容易罹患淋巴癌、白血病及其他癌症，所以淋巴排毒功能不佳，則會嚴重破壞人體的免疫系統。

尤其是得了癌症後會產生負面思維，情緒低落、免疫力下降，體內累積更多毒素，更助長癌細胞擴展蔓延，若保持快樂心情、多運動、多唱歌，多正向思考，更能有助於淋巴細胞的活性，當全身放鬆時，身體的淋巴活躍，身體的能量傳遞更加輕快有助於健康。

★淋巴排毒的四大準則

- **多運動**：有助於淋巴系統活躍，促進新陳代謝旺盛，毒素更易排除免疫力增強，長跑運動的人不易罹患癌症，因為常流汗，循環系統順暢活躍，排毒機能功效佳，能對付病菌毒素的侵害，癌細胞也不易生存。
- **淋巴引流適度深層按摩、促進循環**：透過按摩淋巴腺有助加強排毒機能，播放音樂作淋巴按摩，達到深層經絡震盪按摩，深入五臟六腑、神經細胞、骨髓、加強筋骨伸展、打通經脈，隨著音樂及按摩徹底放鬆進入夢鄉，則細胞充滿能量。

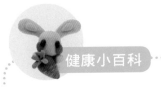 健康小百科

乾刷皮膚的健康養生法

用乾絲瓜布而不沾水，由腳部朝上刷、小腿、腹、臀、腰、胸、手掌、手臂、肩膀，而頸耳往上刷，刷時朝心臟部位助血液回心臟，腳部向上刷，頸部朝下刷。乾刷時，力道要適當，刷至皮膚發紅即可。

- **維持腸道功能正常**：腸道是人體最毒部位也是淋巴結聚集最多，多注意飲食健康，使淋巴更加活躍，才能對付身體的病毒及壞菌，多攝取纖維、益生菌、酵素、果寡糖、多喝水、多吃蔬果，有助於腸道排空，有 70% 淋巴會減輕負擔，才能保護身體其他部位，讓淋巴活躍身體更健康。
- **多食清熱的解毒食物**：黑糖含多種必需氨基酸，可促進新陳代謝，增進淋巴組織循環，可活血、益氣，將體內蓄積毒物排出體外。黑糖的糖分為人體吸收較少，不易增加過多熱量是理想甜味選擇。小黃瓜含有黃瓜酶，可促進新陳代謝，且纖維素含量高，有助於腸蠕動清腸排毒，更有助於淋巴組織的活性。

(7) 心靈排毒

　　心靈排毒與腸道排毒是相關的，例如：癌症病友常因心情欠佳，影響飲食及作息狀態，使身體組織出現老化阻塞現象，導致免疫力下降，血流停滯引起病變，如果改變為樂觀積極態度，則治療效果必會事半功倍，因為心靈健康與身體健康是息息相關的。

　　一般人心理壓力大就會「吃不下、睡不著、拉不出」，更何況癌症病友，毒素就此產生更多，蓄存體內的「心毒」會使人病得更嚴重，癌細胞也更容易生長及擴大。許多癌症病友是被自己「嚇死」、「怕死」而非「病死」。因此，每個人都應培養良好的情緒，採取正向的心態，面對生活中不同的人、事、物，應懂得自我調適心情，因為壓力會使免疫系統無力，快樂會增加免疫抗體，笑哭會使淋巴運動活躍，快樂的人免疫力強，極少生病，不快樂的人全身是病痛。

　　性格與疾病有極大關係，一個人性格的改變，心態改變，身體的健康狀況也改變，性格上的缺陷，如憂鬱、固執、孤僻、多疑心、好勝心強、急躁易怒等，對於心理健康是具有威脅性。

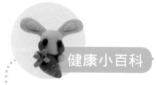

健康小百科

淋巴排毒與心靈健康否有密切關係？

依據心理學家的研究，心理健康樂觀者，血液中抗體水平較高，樂觀的病患較易痊癒。淋巴排毒需要有健康的心理、開朗的心情才能有效運作，有研究顯示，適當的壓力會激發細胞的活力，有助於增強免疫系統，若持續不斷及過度的壓力出現，會破壞人體的免疫系統。

好勝心強的人 → 易有呼吸系統疾病	經常緊張焦慮的人 → 胃部有毛病
心事不說出的人 → 易產生肺部疾病	自我壓抑努力工作的人 → 易得心血管疾病
常發怒的人 → 肝會發生問題	癌症病人 → 有憂鬱焦慮，不安全感，孤獨失望，壓抑憤怒、抑制情感等情緒表現。

身體的疾病，會影響心理健康，心理的疾病也對身體造成極大傷害，身體健康與情緒是相互牽連。人生的過程中總是經歷著酸甜苦辣，喜怒哀樂的情緒，且無人能逃離生老病死，悲歡離合，所有的問題皆是「生命中的考驗」，所以無論碰到任何的人生瓶頸，即使不行也要接受事實往未來思考，用正面的力量去活躍「生命力」，人生的「結」唯有自己能「解」，放鬆、放下、淡定，善待自己。

如果容不下去就變成「毒素」，一切完全在於自己決定如何選擇。即使是已得癌症，仍然可以盡情享受生活，做自己想做的事，學習保健、養生，經常參加聚會利用機會快樂地交朋友，參與愛心服務工作，到處去旅遊與親友分享快樂愉快相處。即使到了人生的終點也要開心帶著笑意離去，快樂地走完人生的旅程，獲得身邊親友最大祝福，也是最完美的結局。

★ 心靈排毒的四大撇步

● **每天大笑 15 秒**：能促使血流通暢 45 分鐘，笑能活化免疫系統，笑能快樂無憂，笑能使人健康長壽，每天多笑笑保持心情愉快。（延伸閱讀《療癒細胞的大笑運動》原水文化出版）

● **積極樂觀心態**：面對癌症必須要勇敢、樂觀進取快樂，照顧身體、則心靈也照顧好，若無法快樂，身體新陳代謝出狀況，消化也發生障礙，免疫系統出問題則疾病更加嚴重。

● **創造快樂的習慣**：常能保持快樂的心情，建立快樂的習慣性，免疫力即能提升。

● **具有愛心**：愛是要互相付出分享，感染才能互動起來，愛是增加免疫系統最多的能量，愛是對抗所有疾病的最佳抗體，愛是治癒疾病的靈藥！讓「愛」動起來與人分享喜樂，傳遞幸福的能量。

拒絕「毒從口入」原則

(1) 聰明選擇食材

● **辨別食物外觀**：有機蔬菜的外型色澤較翠綠、飽滿，略有蟲咬痕跡等特徵，一般使用化肥種植的蔬菜、根莖葉片特別肥厚，較無蟲咬痕跡。

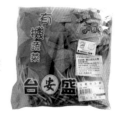

- **選擇當令當地食材**：當季盛產的食材獲取天然之氣，營養成分飽滿，且因盛產期生產，用農藥機會較少，相對較安全。
- **選購有合格標章食品**：一般慣性生產蔬果會貼上 CAS（優良產品）、吉園圃（無農業殘留）標章，較具安全性。有機蔬果會貼上「有機認證標章」，且有生產履歷較具安全性。
- **了解食物的保存條件**：有些素食加工食品必須放在冷藏櫃保鮮，尤其是易酸敗的加工食品（如：豆包、豆腐）是否有冷藏設備保鮮，還有中藥材儲存是否有冷藏、冷凍處理。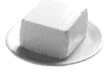
- **選擇有商譽店家購買**：有商譽的店家設備良好，食材的保鮮冷藏設備較優，其信用度、可靠性都較具有商譽保證，且食物來源的安全性較高。
- **經常更換購買商家減少風險**：常固定某些商家，其進貨生產來源必是相同的，因此必須經常更換購買的商家，以免容易吃到固定的有毒殘留藥物。
- **多選購真食材，少選用加工的假食材**：詳見本書「真假食材的定義」（詳見本書第 P.255 頁）。

(2) 食材清洗及處理

　　帶有農藥殘留的蔬果，可在三天之內由體內酵素作用分解成毒性低的代謝物質，由尿液糞便中排出，部分農業殘留可清洗 3 ～ 4 次後，即可安心食用。（詳見本書 P.52 ～ 54 介紹「蔬果清洗有一套」）

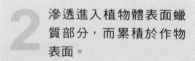

農藥殘留方式有三種

1 農藥形成乾膜，附著於植物體表面。

↓

2 滲透進入植物體表面蠟質部分，而累積於作物表面。

↓

3 經由根部、葉部組織之吸收，而散佈於植物體各部分。

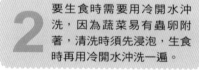

蔬果清洗原則

1 根泡水、葉沖洗，根部切除 3 公分以上，再沖洗每片葉片。

↓

2 要生食時需要用冷開水沖洗，因為蔬菜易有蟲卵附著，清洗時須先浸泡，生食時再用冷開水沖洗一遍。

↓

3 吃多少、洗多少，因為蔬菜洗後易腐敗，儘速食用未調理部分要冷藏保鮮。

(3) 排毒飲食法

- **多攝取含抗氧化的維生素及礦物質**：抗氧化的維生素（如 A、C、E、B_2），礦物質（如：鋅、銅、鐵、硒）。維生素 A 可保護身體各部位（如皮膚、口鼻、肺部）黏膜的健康；礦物質（如：鋅、銅、鐵、硒），可協助抗氧化酵素之還原作用，清除自由基。
- **多食含硫化丙烯食物**：硫化丙烯具有刺鼻的辛香味（如：蔥、蒜、洋蔥），可改善身體疲勞、降低壞膽固醇，具有殺菌作用及清除自由基作用。
- **多攝取酸味食物**：酸味食物（如：天然釀醋、發酵物等）、酸味水果所含的有機酸、蘋果酸、檸檬酸，經身體吸收燃燒為鉀、鈉、鈣、鎂，屬於鹼性物質，它可以維持體質酸鹼平衡。
- **多攝取含膳食纖維食物**：膳食纖維不易為人體消化酵素分解吸收，但可促進腸蠕動，有助排泄，避免身體毒素囤積。
- **多攝取含植化素的食物**：食物中含有數千種對人體健康有益的植化素，包含有茄紅素、花青素、多酚、吲哚、類黃酮素等。

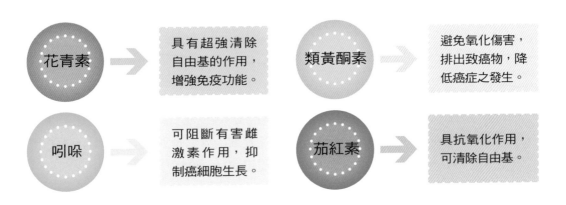

花青素 →	具有超強清除自由基的作用，增強免疫功能。
類黃酮素 →	避免氧化傷害，排出致癌物，降低癌症之發生。
吲哚 →	可阻斷有害雌激素作用，抑制癌細胞生長。
茄紅素 →	具抗氧化作用，可清除自由基。

(4) 認識合格標誌與食品標章

　　飲食安全是近年來消費者最關心的話題，政府單位持續推動各類產品符合安全指標食物給予認證的合格標章，做為消費者選購的安心指標。以下簡述認證的合格標章：

- 「吉園圃」：代表蔬菜水果的品質安全及農友的信譽，可安心食用。
- 「CAS」：是台灣優良產品的標章、它是「國產農產品」及其加工食品，其品質成分合乎 CNS 國家標準。
- 「GMP」：是優良製造標準的認證標章，代表品質有保障的衛生食品。
- 「健康食品標章」：經過行政院衛福部委託之機構，查驗登記，發給「健康食品」

許可證才可認定為「健康食品」。

- 「有機食品認證」：目前國內較具權威性之有機之認證的民間機構對產地進行有機認證（如：國際美育自然生態基金會 MOA、財團法人慈心有機農業發展基金會 TOAF、台灣省有機農業生產協會 TOPA、台灣寶島有機農業發展協會 FOA 等）。

(5) 認識食品添加物及加工食品

　　認識各類食品添加物種類是應用在那些食物上，以及了解其傷害性問題，才能保障自身的健康，因為每一種食品添加物的使用標準，以及人體攝取的安全量，經過實驗結果所制定的每人每日攝取的添加物種類應低於 150 種，而大多數的食品添加物都是以複方方式存在，不同添加物之間產生交互作用，會增加身體隱形的健康風險。（詳閱本書 P.257 ～ P.258、P.260）

(6) 健康烹調法

　　健康的飲食除了慎選食物來源之外，也必須注意依食材屬性選擇合適的烹調法（如水煮、燉煮、氽燙、涼拌），避免引發致癌危險的烹調法（油炸、燒烤、醃漬），儘量保留食材原味的營養素，才能吃出健康。（參閱本書 P.55 ～ 58）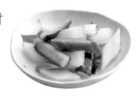

(7) 適當飲水量

　　攝取足量的水分有利身體的排毒，因為水是人體最基本的營養素，也是生存不可或缺的，無論是消化食物、吸收、運送營養素，排除毒素及排出廢物，都需要水來運作。一般人體需求的飲水量，每公斤體重 50 ～ 60cc。

　　癌症病友每日必須喝足夠的水分，有助於代謝體內的毒素及纖維，正常的新

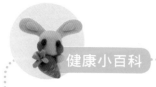
健康小百科

膳食纖維分 2 種

- **非水溶性膳食纖維**：可包住沈積於腸壁的老舊細胞，及廢物排出體外，例如：地瓜、牛蒡、菇類、豆類。
- **水溶性膳食纖維**：黏滑狀纖維，與膽酸結合，減少腸道再吸收可降低膽固醇、防止心血管疾病發生，例如：海帶、紫菜、羊栖菜。

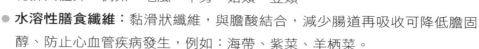

陳代謝將生化反應所產生的毒素，以及藥物治療的殘留毒素排出是非常重要的，可防止癌症再復發。

　　喝水的來源包含有飲用水、茶飲、湯汁、蔬果，而喝含糖飲料、茶、咖啡等，這些飲品在身體能留住的水份較少，因此不適合從飲品攝取水分，最好是飲用白開水。乾淨水質可從過濾淨水器取得，注意過濾芯設備要定期更換，才能維持乾淨的水源，促進人體吸收與代謝。（參閱本書 P.74）

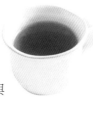

(8) 選擇安全食具及塑膠食具

　　使用不安全的餐具會造成「毒從口入」，一旦餐具的毒素直接融入食物中，再順著食道進入腸胃，隨著血液滲透到全身，進而破壞臟腑的正常功能，同時也會加重肝、腎、皮膚三大排毒器官的負擔，尤其是長期吃入塑化劑恐有致癌的危機，因此要選擇優質無毒性餐具，才能吃得安心。

★ 合適的餐具

瓷器及陶瓷餐具	避免使用有彩繪金邊及花樣的陶瓷餐具，以避免含有金屬成分溶解於食物中。
玻璃餐具	材質分有普通、耐熱性、超耐熱、水晶、鋼化玻璃等，各有特性，但普通玻璃不適用於微波爐加熱。
木製及竹製餐具	安全，但容易潮濕，也比較會有發霉問題產生。
不銹鋼餐具	主要由鉻鎳錳金屬合成，是最佳餐具選擇之一。

★ 不合適的餐具

鋁製餐具	遇酸會釋出鋁，人體攝入後，會加速腦組織老化引發阿茲海默症的風險。
鐵製餐具	不安全、生銹的餐具，會引發嘔吐腹瀉、食慾減退。
塑膠餐具	含「塑化劑」屬「環境荷爾蒙」，長期暴露過量，會干擾內分泌，使男童出現女性化行為傾向，女童會性早熟，如：水杯、水壺、保鮮盒餐具，且奶瓶皆有可能含「塑化劑」
美耐皿餐具	其成分是三聚氰胺，若品質不良出現刮痕破損會溶出三聚氰胺、甲醛，進而透過食物，進入人體。（兒童及外食餐具若要使用美耐皿餐具，建議選擇素色無圖案較佳。）

★ 常見的塑膠容器

代碼	用途	耐熱度、特性	用途危害
塑膠 1 號 聚乙烯苯二甲酸酯（PET）	＊寶特瓶 ＊食用油瓶	＊ 60 ～ 85℃ ＊硬度、韌性佳，質量輕、不揮發、耐酸鹼。	＊不可長期使用，過熱易釋出有毒物。 ＊ 40℃時會釋出毒素，不可日曬或接近熱源或裝溫熱水。
塑膠 2 號 高聚度乙烯 HDPE	＊塑膠袋 ＊半透明或不透明塑膠瓶（牛奶瓶）	＊ 90 ～ 110℃ ＊耐熱度、耐腐蝕、耐酸鹼。	＊安全，但不易清洗殘留物，不可重複使用。
塑膠 3 號 聚氯乙烯（PVC）	＊保鮮膜 ＊蛋盒 ＊糕餅盒	＊ 60 ～ 80℃ ＊可塑性高，易釋出有害人體的物質（鄰苯二甲酸 PAE_s）。	＊過熱易釋出致癌物。
塑膠 4 號 低密度聚乙烯 LDPE	＊塑膠袋 ＊半透明或透明塑膠瓶	＊ 70 ～ 90℃ ＊耐腐蝕、耐酸鹼。	＊過熱易產生致癌物。
塑膠 5 號 聚西烯 PP	＊水杯 ＊布丁盒 ＊豆漿瓶 ＊保鮮盒	＊ 100 ～ 140℃ ＊耐酸鹼、耐化學物質、耐碰撞、耐高溫。	＊在一般食品處理溫度下較為安全。
塑膠 6 號 聚苯乙烯 PS	＊養樂多瓶 ＊冰淇淋盒 ＊泡麵碗 ＊保麗龍	＊ 70 ～ 90℃ ＊吸水性低、安定性佳、不耐酸性。	＊ 70℃以上會釋出苯乙烯，是世界衛生組織認定的致癌物。
其他類 如聚碳酸酯 PC、聚乳酸（PLA）	＊美耐皿餐具 ＊ PLA（飲料杯、沙拉盒） ＊ PC（嬰兒奶瓶水壺）	＊美耐皿耐熱 100 ～ 130℃ ＊會溶出三聚氰胺。	＊ PLA 耐熱 50℃較安全但不耐熱。 ＊ PC 耐熱 120-130℃過熱會釋出雙酚 A，引發生殖疾病、糖尿病、心血管疾病。

資料來源：行政院環保署資料回收網

★ 避免使用的塑膠容器

塑膠 3 號、塑膠 6 號、塑膠 7 號（塑膠 3 號、塑膠 7 號毒性強、微波加熱盛裝熱食酸性物質會釋出塑化劑。）

★ 安全性高的塑膠容器

塑膠 1 號、塑膠 2 號、塑膠 4 號、塑膠 5 號。其中以塑膠 5 號安全性較佳，可盛裝一般微熱性食物。

★ 減少塑膠容器的傷害

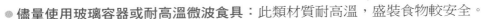

- **不使用塑膠容器、保鮮盒**：這些材質不耐熱，若是盛裝高溫度食物（如含油脂的熱湯、油炸食物）或是使用微波高溫加熱，容易釋出對人體有害的物質，建議外食族少用塑膠袋盛裝食物，儘量自備容器較安全。
- **儘量使用玻璃容器或耐高溫微波食具**：此類材質耐高溫，盛裝食物較安全。
- **少吃鐵罐頭類的食品**：因為罐頭材質的內襯為塑膠材質較不安全。
- **戒除使用保鮮膜習慣**：愈是柔軟的塑膠製品（如保鮮膜）所含有的塑化劑愈多，也極易釋出塑化劑，未經加熱也會滲入接觸的食物中而有害人體。

★ 其它外食使用的餐具應避免使用

- **免洗筷**：材質為竹子、製作過程以硫磺燻白或者是用雙氧水漂白，會帶有酸味及毒性，酸味含有二氧化硫，使用前須用熱水浸泡 3～5 分鐘去除有毒物，若是二氧化硫進入人體與胃液作用、傷害胃壁也會形成致癌物。
- **紙餐具減少使用**：包含有紙碗、紙杯、便當紙盒等。紙餐具會塗有一層防水、防油的塑膠膜，而非食物蠟，一遇熱遇油會釋出大量塑化劑（DEHP），例如：速食店漢堡包裝紙內層（光滑面）塗有防油的「全氟烷化合物」，遇熱後分解「氟辛酸」，會影響懷孕機率及形成肝臟傷害。

(9) 避免重金屬污染的食具

★ 不銹鋼餐具的特性

不銹鋼組成成分：包含有鉻、鎳、錳及其它類的重金屬，此三種為主要的成分，不銹鋼餐具是鉻含量超過 11.5% 的鐵合金，具有耐酸、耐熱、耐蝕的特性。「鉻」能形成氧化鉻保護膜、防止生鏽，「鎳」則抗腐蝕性高，可以耐酸、耐鹼。

★ 不銹鋼餐具的分類

不銹鋼分類	編號	特色	成分
200 系列	* 201 * 202 * 204	*防蝕效果差、成本低。 * 以錳代替鎳成本較低，為工業用。 * 抗酸效果低，會溶出錳，不能作食具使用。	錳 5.5 ～ 10% 鉻 16 ～ 19% 鎳 3.5 ～ 6%
300 系列	* 304（18\8）→ 代表含鉻 18%、鎳 8% * 316（18\10）代表含鉻 18%、鎳 10%	*抗蝕性較佳，含鎳多、價格貴。 *適用於餐具。	錳 2%以下 鉻 15 ～ 26% 鎳 6 ～ 28%
400 系列	* 430（18\0）→ 代表含鉻 18%、鎳 0%	*硬度佳，不耐腐蝕。 * 一般用於醫療器材、刀具。	錳 1%以下 鉻 11 ～ 32% 鎳 0 ～ 0.6%

★ 如何選擇不銹鋼餐具

　　不銹鋼分類以 300 系列，304 編號為最佳選擇。市面發現有以 200 系列錳含量高來製作餐具，若使用不當時會溶出錳，對身體健康有危害，應使用 300 系列餐具。

★ 如何防止金屬（錳）釋出

　　錳中毒之危害（錳的含量超過2% ppm），過量中毒會引發中樞神經系統異常，引發肝、腎病變，嚴重者會造成情緒障礙。若使用不當接觸酸性（如檸檬、酸梅、醋）、強鹼物質，或用鐵刷、尖銳物刷洗餐具，破壞表面層，增加錳或其他有毒物質釋出，長期使用會影響健康。

(10) 食物管理

　　食物的安全管理也是飲食中重要的程序之一，如何防止食物變質、產生黴菌、過期食用等管理，也是健康飲食的關鍵。（參閱本書 P.79 頁）

有助於排毒之營養素及食材

(1) 具解毒力的營養素

種類	性質	作用	來源
維生素 B$_1$	水溶性、不耐熱	淨化血管、減少乳酸堆積	胚芽米、糙米、酵母片、大豆、大蒜
維生素 B$_2$	水溶性、對光敏感	幫助脂肪代謝、排除肝臟的化學毒素	牛奶、蛋黃、花生、黃豆、花椰菜
維生素 C	水溶性、對熱敏感	抗氧化、抗癌、排除肝臟毒素	菠菜、空心菜、番石榴、柑桔
菸鹼酸	水溶性	保護皮膚、抗老化	花生、糙米、全麥麵包、菠菜
維生素 E	脂溶性	抗氧化、抗老化、淨化血管、降膽固醇	高麗菜、南瓜、小麥胚芽、大豆油、小麥胚芽
類胡蘿蔔素	脂溶性	抗氧化、防癌	南瓜、紅蘿蔔、番茄、芒果、木瓜
類黃酮素	優質大豆異黃酮	抗氧化、防癌	黃豆、洋蔥、核果、葡萄
硫化丙烯	含辛香食物中	淨化血液、防血栓、活化免疫細胞	洋蔥、青蔥、大蒜、牛奶、起司
鋅	細胞分裂有關	抗氧化、活化免疫細胞	南瓜、黃豆、核桃、杏仁
硒	抗氧化酵素成分	抗氧化、修護細胞、活化免疫細胞	牛奶、乾酪、黃豆、花生、杏仁、芝麻
多酚	存在於色澤鮮艷的蔬果（如深紫、深黃等）	抗氧化、活化體內解毒酵素	綠茶、葡萄、紅酒、蔓越莓、藍莓

(2) 葉菜類

菠菜
營養成分：類胡蘿蔔素、葉酸、葉黃素、鉻離子。

作用：抗氧化、修復細胞、增強免疫力、通便、穩定血糖。

高麗菜
營養成分：葉黃素、吲哚、蘿蔔硫素、花青素（紫高麗）。

作用：預防自由基傷害、防癌、抑制癌細胞生長，可預防乳癌、攝護腺癌、大腸癌之發生率。

大白菜	營養成分：吲哚、花青素、蘿蔔硫素、異硫氰酸鹽、硒、鋅。
	作用：提高肝臟的解毒能力、減少毒素對（DNA）傷害，抑制癌細胞病變、致癌物無毒化、增強免疫反應。
龍鬚菜	營養成分：葉綠素，含量最高、維生素 A、C、鋅、膳食纖維。
	作用：保護及修護黏膜、促進傷口癒合、促進解毒作用。
芥藍菜	營養成分：β- 胡蘿蔔素（量多）、吲哚、蘿蔔硫素、異硫氰酸鹽。
	作用：含硫化物是苦味來源，是強力的抗氧化物，可預防乳癌、大腸癌。
綠花椰菜	營養成分：β- 胡蘿蔔素、葉黃素、吲哚、楊梅素、檞皮素。
	作用：含多種含硫的植化素（吲哚、楊梅素）有助抗氧化作用，防癌、保護心血管、預防眼睛黃斑症。
地瓜葉	營養成分：維生素 A、C、鈣、鋅、纖維素、β- 胡蘿蔔素、芹菜素。
	作用：可預防便秘、降低膽固醇、抗氧化作用、中和自由基
蘿蔔葉	營養成分：維生素 A 及 C、硒、鋅、膳食纖維、葉酸、異硫氰酸鹽。
	作用：多種維生素可促進細胞再生及生長，葉酸能維護神經系統及白血球的功能，提升免疫力。

(3) 根莖類

白蘿蔔	營養成分：抗癌硫化物（異硫氰酸鹽、吲哚）、維生素 C、鋅
	作用：硫化物可促進癌細胞凋亡、能防癌（消化道癌症）
山藥	營養成分：膳食纖維、植物雌激素、薯芋皂、多醣體
	作用：有助代謝蛋白質、糖分、降低血糖、膽固醇、保護腸胃道黏膜
牛蒡	營養成分：膳食纖維、菊糖、類黃酮酸、綠原酸
	作用：有助於腸道排毒，降低膽固醇、排除毒素及調整血糖
蓮藕	營養成分：維生素 C、膳食纖維、兒茶素、寧酸（多酚類）
	作用：多酚物質可中和體內自由基、抗氧化作用
地瓜	營養成分：β- 胡蘿蔔素、綠原酸、檞皮素、膳食纖維
	作用：抗氧化、防止 DNA 的氧化損傷、防癌、排除腸道毒素
甜菜根	營養成分：甜菜鹼、葉酸、皂素、鐵質、膳食纖維
	作用：協助肝細胞再生及解毒功能，能補血及抗癌

(4) 果菜類

番茄	營養成分：茄紅素、維生素 C、果膠。
	作用：清除自由基、養顏美容、抗癌（攝護腺癌大腸癌）
黃瓜	營養成分：苦味素、綠原酸、維生素 C、β - 胡蘿蔔素
	作用：美白、抗氧化、抗腫瘤、保肝、控制血糖
苦瓜	營養成分：苦味素、苦味苷、維生素 C
	作用：美白、抗氧化、控制血糖及膽固醇（抗發炎）
茄子	營養成分：類黃酮（前花青菜）、鞣酸、綠原酸、果膠
	作用：強化血管彈性、超強抗氧化劑可中和自由基延緩老化
南瓜	營養成分：類胡蘿蔔素、葉黃素、麩胱甘肽、膳食纖維、鋅
	作用：所含植化素是超級抗氧化物，具防癌、增強免疫力、保護視力
秋葵	營養成分：葉酸、果膠（膳食纖維）葉黃素、β - 胡蘿蔔素
	作用：水溶性纖維可促進腸道排毒，控制體重

(5) 菌菇、海藻類

海帶	營養成分：β - 胡蘿蔔素、甘露醇、褐藻膠、碘、葉綠素
	作用：降低膽固醇、維持神經穩定、排除毒素、抗癌
香菇	營養成分：香菇嘌呤、麥角固醇、多醣體、膳食纖維
	作用：降低膽固醇、增強免疫力、抑制癌細胞生長及轉移
蘑菇	營養成分：膳食纖維、多醣體、寡糖、鋅
	作用：抑制脂肪吸收、增強淋巴細胞活性、提升免疫力
黑木耳	營養成分：膳食纖維、嘌呤核苷酸、膠質
	作用：刺激腸蠕動、有助排便、降低膽固醇、調整血糖

(6) 辛香類蔬菜

芫荽（香菜）	營養成分：β - 胡蘿蔔素、維生素 C、A、葉綠素、芫荽醇
	作用：抗氧化、促進新陳代謝、維持皮膚彈性、抗老化
薑	營養成分：β - 胡蘿蔔素、薑烯酚、薑醇
	作用：抗發炎、抑制腫瘤轉移、促進腸蠕動排毒、降低膽固醇
大蒜	營養成分：大蒜素、硒、丙醛、維生素 B_2、維生素 B_6
	作用：抑制黴菌、細菌作用、抑制腫瘤形成、抗氧化作用

(7) 種子類（豆類）

綠豆	營養成分：葉酸、膳食纖維、類黃酮、維生素 C、A
	作用：促進腸蠕動排便、降低膽固醇、抗氧化、消除自由基
黑豆	營養成分：膳食纖維、葉酸、花青素、異黃酮素
	作用：抗氧化、消除自由基、延緩老化、促進排便及膽固醇排出
四季豆	營養成分：維生素 C、B_1、B_2、葉酸、膳食纖維、寡醣
	作用：有助腸道益菌產生，提升免疫力及排毒
黃豆	營養成分：蛋白質、膳食纖維、鋅、硒、卵磷脂、異黃酮
	作用：降低膽固醇、排毒、抗氧化、抗衰老

(8) 水果類

蘋果	營養成分：植化素（花青素、類胡蘿蔔素、檞皮素）、膳食纖維
	作用：超級抗氧化劑、增強抵抗力、降低膽固醇、調整血糖、腸道排毒
橘子	營養成分：葉黃素、桂皮素、檸檬酸烯、維生素 C、維生素 A
	作用：清除自由基、延緩老化、抗發炎、預防心血管疾病
奇異果	營養成分：β-胡蘿蔔素、葉黃素、玉米黃素、膳食纖維
	作用：保護視網膜、促進排毒、降低罹患大腸癌
檸檬	營養成分：維生素 C、膳食纖維、檸檬苦素、檸檬酸烯
	作用：抗氧化、美白皮膚、促進毒素排除、降低癌症發生
木瓜	營養成分：維生素 A、C、β-胡蘿蔔素、膳食纖維、木瓜酵素
	作用：促進消化、腸道排毒、抗氧化
芒果	營養成分：β-胡蘿蔔素、花青素、β-隱黃素、檞皮素、山奈酚
	作用：抗氧化、保護皮膚上皮組織、防止眼病變
火龍果（紅肉）	營養成分：蛋白質、維生素 A、C、花青菜素、胡蘿蔔素
	作用：抗氧化劑、清除自由基、抗衰老、預防老年失智症、提升免疫力
葡萄	營養成分：原花青素、白黎蘆醇、沒食子酸、山奈酚
	作用：強力抗氧化劑、清除自由基、保護心血管、防止腦退化

書中排毒食譜介紹

（1）主食

三寶飯（P.152） 	**功效**：優質蛋白質，可增強體力、整腸排毒。
	內容：黃豆、糙米、蕎麥。
香椿炒飯（P.146） 	**功效**：抗氧化、解毒排毒、提升體力、免疫力。
	內容：胚芽米、豆乾、四季豆、紅蘿蔔、玉米、香椿粉。

（2）湯品

芥菜地瓜湯（P.200） 	**功效**：抗氧化、抑制自由基、排毒、增強免疫力。
	內容：芥菜心、地瓜、老薑。
元氣湯（P.185） 	**功效**：補血、補氣、抗癌、提升免疫力。
	內容：腰果、芋頭、麵腸、蘑菇、黑木耳。
	中藥材：黨參、黃耆、當歸、紅棗、川芎。
黃金湯（P.188） 	**功效**：增進新陳代謝、抗氧化、抗癌、助肝排毒。
	內容：豆包、黃豆粉、薑黃粉、芹菜。

（3）茶飲

牛蒡茶（P.217） 	**功效**：清熱排毒、抗氧化、抗癌。
	內容：牛蒡、枸杞。
潤肺銀耳湯（P.206） 	**功效**：幫助肝臟解毒、排毒、抗發炎、清除自由基、提升免疫力。
	內容：銀耳、芍藥、黃耆、甘草、百合、蓮子、紅棗。

(4) 副菜

彩色蒟蒻（P.176） 	功效：促進腸道排毒、抗癌、防止細胞病變、提升免疫力。
	內容：蒟蒻、彩椒（紅、黃）、紅蘿蔔、甜豆、百合。
番茄燴苦瓜（P.174） 	功效：清熱、排毒、抗氧化、抗癌。
	內容：番茄、苦瓜、豆包、番茄醬。

(5) 飲料

橙香果汁 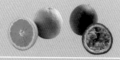	功效：抗氧化、抗發炎。
	內容：柳橙、百香果、少許水。
奇異綠茶飲 	功效：排毒、抗癌。
	內容：奇異果、綠茶粉、寡糖、水。
甜菜莓果汁 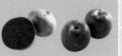	功效：排毒、防癌、補血。
	內容：甜菜根、蘋果、蔓越莓或（覆盆子）水少許。
木瓜生薑汁 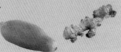	功效：健胃、抗癌、抗衰老。
	內容：木瓜、生薑根（少許）、水少許。
鳳梨黃椒汁 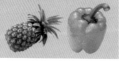	功效：抗氧化、身體排毒、補充能量。
	內容：鳳梨、黃椒、蜂蜜。

四、如何選擇真食材

真、假食材之定義及來源

（1）真食材

★ 真食材的定義

● 天然新鮮食材，當地當令生產的，含豐富的抗氧化物及營養素，例如：蔬菜、水果、蛋、肉類以傳統方式生產。

● 不使用化肥，農藥殺蟲劑及基因轉殖技術的農產品。

● 保持原有食物的風貌，未經加工保有營養素。

● 以有機食材為優先選擇。

● 天然食物所保有的營養素，包含有維生素 A、C、B群、礦物質、鐵、鉀、鈣、磷、膳食纖維、植化素。

★ 真食材的來源

　　由產地直接運送至消費市場，有些生鮮食物必須經冷藏，才能完整保存食材的鮮度。

（2）假食材

★ 假食材的定義

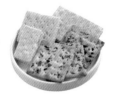

　　添加食品加工劑的加工食品，為增加食物的保存期限、產品的美味，預防食物變質，而製造的產品，並以工業化的大量生產，如市面上常見的速食麵、蜜餞、鳳梨酥、餅乾等。

★ 假食材的來源

　　食品添加物分為：天然及化學添加物，具備有安全合法的食品添加物及其安全用量。例如不會變硬的飯糰、菜脯會脆、麵包的膨化劑、假米粉。

假食物的種類及其危害

（1）食品添加的種類：分有意、非有意的

★ 有意添加物

● **天然物**：如鹽、蔗糖之天然成分、供作加工過程中添加使用。
● **化學合成品**：本身經化學變化或反應製成之「化學合成品」供作食品加工過程中，添加使用，例如：防腐劑、著色劑。

★ 非有意添加物

● 殘留農業、容器包裝溶出物（**塑化劑**）。

（2）食品添加物的定義

● 指食品之製造加工、調配、運送、儲存等過程中，以著色、調味、防腐、漂白、增加營養素等用途，而添加或接觸食品之「物質」能提升產品的色香味，刺激行銷量及降低成本。
● 安全性之使用，可增加食品安全性及延長保存期限。

（3）食品添加物的功能

● 降低成本，保持新鮮度。
● 提升保存性，防止細菌孳生。
● 降低熱量，例如：人工甘味劑，減少熱量。
● 改良口感及外觀，添加色素、香料、調味料。

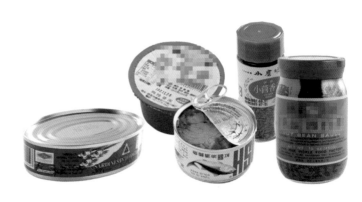

（4）常見食品添加物種類及用途

目前國內已公告合法的添加物約五百多種，依功能分類有十七大項，每項詳細依使用目的、常見產品、添加物品項、過量影響分述如下：

品項名稱	用途	常見產品	品項	過量影響
防腐劑 preservatine	抑制黴菌、微生物生長、延長保存期限。	常見於醃漬品（含水量高）。	＊氨息香酸（碳酸、汽水、果汁） ＊已二稀酸（果醬、醬菜） ＊去水醋酸（麵包、糕餅） ＊硼砂（粽子、蝦粒） ＊去水醋酸鈉（乳酪、奶油）	具致癌風險，造成肝腎負擔。
殺菌劑 Bactericide	殺滅食品上附著微生物。	食用水及魚肉再製品。	＊過氧化氫（魚板） ＊二氧化氯（生菜保鮮） ＊次氯酸納（蔬菜保鮮）	胃痛、嘔吐、呼吸困難、昏睡、致癌性。
抗氧化劑 Antioxidant	防止食品變色及油的氧化。	油脂、水產鹽漬品、乾穀物。	＊BHA、BHT（食用油、奶油、冷凍魚貝） ＊維生素 C、E	對眼、皮膚有刺激性，對肝、腎、腸胃道有致癌性。
漂白劑 Bleaching agent	去除食品中的色素。	用於飲料、麵粉、蜜餞、乾貨。	＊亞硫酸鹽（百合、蓮子、白木耳、香菇、水果乾）	過敏、噁心、嘔吐。
保色劑 Color fasting agent	保持或者促進食品的顏色。	常用於肉製品或魚肉製品。	＊亞硝酸鹽及硝酸鹽（香腸、火腿、臘肉）	致畸胎、致細胞突變、肝毒性、誘發癌症。
膨脹劑 Leavering agent	增加食品（糕餅）體積、膨鬆效果。	餅乾、麵包、膨化食物。	＊碳酸氫納、溴酸鉀（麵包、餅乾）	頭痛、食慾不振、嘔吐、貧血。
品質改良劑 Quality improvement agent	輔助食品加工、改良品質。	烘焙食品釀造及粉末食品。	＊氫氧化鈣、硫酸鈣、氯化鈣	大多為安全物質，氯化鈣長期食物會刺激腸胃道。
營養添加劑 Nutritional enrichig agent	補強或增加食品營養。	乳製品、嬰兒食品、肉製品。	＊維生素、礦物質、胺基酸、番茄紅素	噁心、多尿、肝脾、心腎負擔、慢性中毒。
著色劑 （色素） Coloring agent	對食品產生著色作用、增加食品色澤。	生鮮食品、飲品、海帶。	＊食用途紅色6號（火腿、臘腸） ＊食用黃色4號（豆乾） ＊銅葉綠素（海苔）	肝、腎毒性、頭痛、心悸、癌症。
香料 Flavoring agent	增強食品香味。	飲料、麵包、餅乾。	＊丁香醇　＊乙酯 ＊丁酸　＊乙酸	噁心、呼吸急促、抑制中樞神經、休克。

品項名稱	用途	常見產品	品項	過量影響
調味劑 Seasonings	增加食品風味，如酸味、甘味、甜味。	蜜餞、即溶咖啡飲料。	＊山梨醇 ＊阿斯巴甜（口香糖代糖） ＊L-麩酸鈉（味精）	影響腦部發育、腎臟病、致癌風險。
黏稠劑 Pasting agent	增加食品黏稠性或滑溜感。	啤酒、果醬、烘焙食品、飲料、冰淇淋。	＊阿拉伯膠 ＊鹿角菜膠 ＊海藻酸 ＊玉米糖膠	一般認為無毒性，大量攝取，會引發腹瀉。
結著劑 Coagulating agent	增加食品保水性、乳化性、黏性。	肉製品及魚肉製品。	＊磷酸鹽 ＊焦磷酸鹽	阻礙鈣吸收、血磷過高，影響鈣磷平衡。
食品工業用化學藥品 Chemicals for food industry	提供食品加工上所需之酸性及鹼性食品、樹脂類。	化學醬油、味精、食用油、水果罐頭、麵條。	＊氫氧化鈉　＊碳酸鉀 ＊鹽酸　＊硫酸	腐蝕消化道、呼吸困難、嘔吐、腹瀉。
溶劑 Dissoling agent	食用油脂、香辛料、精油之萃取溶劑。	香料、色素、口香糖、啤酒、餡料。	＊丙二醇　＊甘油 ＊己烷　＊丙酮	噁心、暈眩、腸胃痛、嘔吐、腹瀉、休克、死亡。
乳化劑 Emulsifier	促進水與油均勻混合的介面活性物。	人造乳酪、冰淇淋、餅乾、巧克力、調味料、奶精。	＊脂肪酸　＊甘油脂 ＊脂肪酸　＊蔗糖醋	一般認為無毒性，或酸毒性，危害較少發生。
其他 others	具有消泡、過濾、防蟲之物。	穀類、豆類、口香糖、錠劑、膠囊、油脂食品。	＊矽樹脂　＊矽藻土 ＊單寧酸　＊酵素製劑 ＊石蠟	無毒性、微毒性、過量危害少見。

資料來源：行政院衛生署食品藥物管理局

（5）現代人的認知—食品添加物的對與錯

　　現代人的生活已離不開食品添加物的侵入，添加物維持安全劑量使用，有助於食物長期保存，減少黴菌、微生物之滋生，提升便利性，消費者不需過度恐慌、害怕，事實上合法的食品添加物需食用巨量才會傷身。

　　國內單方食品添加物有 800 種，任何一種單方可以合成為複方食品添加物，預估有 20 萬種，在國際尚無查驗登記情況下，無法強制登記，國內也無法掌握所有的複方食品添加物。

　　食品安全管理法主旨：「為管理食品衛生安全及品質，維護國民健康，特別制定本法來為全民食品安全把關。」，安全食品衛生法最近（103 年）才修訂內容，包括強化業者原料及製作管理，對惡意作為的業者處以重罰，提高廠商罰款及刑責，來達到嚇阻黑心廠商的作用。

現代消費者意識抬頭，民眾可自主透過網路查詢相關資料的能力提升，利用「網民力量」形成輿論。社會的意識才是推動進步的關鍵。

黑心食品的定義

它是指食品在調製加工過程及運送、販賣過程中，加入有害人體的添加物及變質原料，或有害物質的汙染，會危害健康的食品，使用非法及禁用的食品添加物，以降低成本提高利潤，並混淆消費者之判斷，以假亂真，也罔顧此添加物對人體的傷害。

假食品與原食品相似度高達 99％，例如歷年來發生的毒澱粉、三聚氰胺、銅葉綠素，用工業化添加物來替代食品級添加物以減低成本。

近年來食安問題的出現皆是商人將有害人體的添加物使用，以取代合格的食品添加物，一旦東窗事發，造成人心惶惶，民眾信心下降，聞食色變，寢食難安！

如何選擇合法的食品添加物

現代生活已充滿「塑化生活」消費者有知的權利，對黑心食品更加了解，則可遠離毒素的侵害，人們仍期待過著早期的簡樸自然生活的心態，面對日益複雜的生活方式及消費方式以及食品潛在的危害，危及健康（對健康的威脅），作為一位聰明的消費者更應有正確的資訊，才能自保。

消費者對食物來源的不在乎，生產過程也不注意只希望價格愈低愈好，縱容業者的所作所為，結果市面上充斥著有毒原料的食物，如果消費者對各種食物多一份了解，少一份恐懼逐漸地對食物則會有智慧的選擇。

現代人的生活已無法拒絕接觸化學食品，應對它有所認識及了解，才能預防及降低傷害，因此如何選購真正的好食材，及合法的食品添加物是現代人首要預習的健康課題：

- **了解食物的來源**：例如產地、成分、製造者、製造日期等詳細的生產履歷資料。
- **選擇合格品牌**：有衛生機構認證合格標示的，國外進口食品要注意是否含有國內不准使用的添加物。
- **辨識食品標示**：是否清楚標明成分，了解食品添加物的種類及安全劑量，注意製造日期、保存期限及用途。
- **分辨食材鮮度**：用眼睛察看食材外觀色澤是否太過鮮艷，或不新鮮。
- **辨識食材味道**：注意食材的風味，是否有添加甘味劑、香料。
- **真食物比加工食品好**：真食物即是指新鮮天然食物，多吃真食物（看得見食材新鮮原貌），少吃加工食品（看不見食材原狀）。

● **未添加加工品的安全食物**：無添加物代表食物味道會變淡，顏色變醜，保存期限變短，價格相對較高，但能吃到食物的原味。

● **選擇質好量少的飲食概念**：採買食材優先選擇價格合理，不搶購便宜貨，優先選擇品質而非價格，寧可吃少一點、吃好一點，健康自然能提升多一點。

● **減少外食，多動手烹調**：減少外食用餐自然能避免攝取食品添加物，採用健康烹調方法，多蒸煮汆燙，在烹調前能先去除殘留的毒素，也是用汆燙過水方式來減少添加物的殘留。

● **養成慢食的習性**：可吃出食物真味道，常吃加工食品的食物，會混淆味覺，習慣假食物的味道，對真食物則無法品嚐出好味道。

● **健康飲食遵行五少五多原則**：少油、少鹽、少糖、少加工、少外食，多天然、多蔬果、多粗食（穀豆）多喝水、多運動，則健康自然來。

常見七種違法的人工添加物

名稱	用途	產品	品項	健康危害
螢光增白劑	＊漂白 ＊增白色澤	白蘿蔔、魩仔魚小魚乾、洋菇	雙氧水、鹽酸	具致癌性、體重減輕、毛髮褪色、惡性腫瘤
吊白塊（福馬林）	＊用於漂白	米粉、白豆沙欲增白食品、切好水果浸泡	甲醛、亞硫酸鹽	殘留甲醛引起頭痛、眩暈、呼吸困難、嘔吐、殘留亞硫鹽酸，引起氣喘腹瀉、嘔吐、蕁痲疹
硼砂	＊使食物Q脆 ＊具彈性 ＊保水性 ＊保存性	年糕、油麵油條、魚丸碗粿、粽子粄條、芋圓	硼砂	硼砂進入人體內經胃酸作用轉變為硼酸，硼酸在體內有蓄積性，攝取 1～3 公克會急性中毒、嘔吐、腹瀉、虛脫、皮膚紅斑，攝取量達 20 公克以上會造成腎萎縮、有生命危險。
鹽基性芥黃	＊合成著色劑 ＊黃色色素	糖果、黃蘿蔔酸菜、麵條	工業用黃色素	頭痛、心跳加快、意識不清、毒性強已禁用，會導致膀胱癌。
鹽基桃紅精	＊合成著色劑 ＊紅色色素（紫外光下是赤黃色螢光）	糖果、蛋糕肉鬆、紅龜粿湯圓	桃紅色鹽基色素	急性毒性、排紅色尿、慢性毒性甚強，會造成生命危險。
水楊酸	＊常添加為防腐用	豆乾製品防腐食品	水楊酸	無色無臭，可抑制細菌生長，微具刺激性，長期使用引發皮膚炎，腐蝕黏膜，影響腎臟健康。
溴酸鉀	＊膨鬆劑 ＊有助麵粉發酵 ＊麵筋改良劑	麵包、糕餅麵粉	溴酸鉀（溴粉）	有致癌性（83 年已公告是禁止使用）。

五、健康素飲食常見 Q & A

Q1 化療後吃素是否會營養不良嗎？

Ⓐ 選擇正確的健康飲食法，了解每日飲食所攝取的食物類別，多元攝取各種有益身體的植化素，如：五穀根莖、豆蛋奶類、蔬果類、核果類、油脂，才能維持健康的體質，不僅不會造成營養不良，反而有利抗癌。（參閱本書 P.38 ～ 39）

Q2 如何健康吃素食，才能補充營養？

Ⓐ 有以下八大原則要注意：

（1）均衡營養、高熱量、高蛋白。

（2）飲食種類多樣化，以新鮮食材為主，最好是選擇有機生產的食材。

（3）採三低二高原則，以低油、低鹽、低糖、高纖維、高鈣為主。

（4）攝取有抗癌能量的食物。

（5）避免食用危險的致癌食物。

（6）選用易咀嚼、消化的食材。

（7）採用健康烹調法及謹慎用油。

（8）使用天然調味料，不要食用化學添加劑。

（參閱本書 P.63 ～ 67）

Q3 化療後常白血球不足，素食者應如何補充？

Ⓐ 與造血功能有關的營養素能幫助製造白血球，提升免疫功能，如：蛋白質、維生素 B_6、B_{12}、葉酸、維生素 C、鋅、鐵質，攝取富含這些營養素的食物來補充，有助於提升白血球數目，才能繼續接受治療。（參閱本書 P.76 ～ 77）

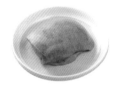

附錄 **1** 全面啟動身體排毒 & 解毒力　　　　　　　H e a l t h y

Q4 乳癌荷爾蒙受體陽性患者可否吃素食？（尤其是大豆製品）

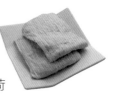

Ⓐ 所謂的素食即是包含有各種不同食物的攝取，如五穀根莖、豆奶、蛋、堅果種子等，尤其是大豆製品（如：豆腐、豆乾、豆漿、豆皮等）更常選用。病友擔憂吃了大豆製品會影響乳癌的進展，其實是多慮的，大豆內所含之異黃酮（植物性雌激素）是種天然的荷爾蒙而非藥物性的荷爾蒙（雌激素）。

只要適量的攝取，如每天一杯豆漿或 1/3 塊豆腐（盒裝）100 公克所含的異黃酮是 20～25 毫克，而每天最高攝取量是 65 毫克，在飲食上只要均衡攝取不過量，我們身體所具有的代謝機制，會協助代謝平衡，每天一餐或二餐食用少量是不必擔心有負面的影響，任何的食物只要適量攝取，而不是單項多量攝取，對身體的健康是不會增加負擔。

人體內雌激素受體（ER）主要存在於乳房細胞、子宮內膜受體中，而雌激素與下 ER 結合，會刺激乳癌細胞生長，在體內乳房細胞上有 Alpha（a）Beta（B）兩種 ER 受體，一般體內雌激素與大豆所含雌激素作用於 Beta ER，其作用為抑制乳癌細胞生長，一般藥物所含之雌激素作用於 α（Aepha）ER，會刺激乳癌細胞生長，所以大豆製品所含的異黃酮是能抑制危險的雌激素進入乳房細胞，減少癌細胞的生長及抑制血管增生，防止癌細胞轉移，對人體健康是有幫助的，可控制乳癌的進展。

Q5 素食者應如何選擇安全的營養補充品？

Ⓐ 有以下六項原則必須要注意，才能吃得健康又安全：

（1）了解自己的體質及營養需求。

（2）慎重選擇有信譽的商家。

（3）仔細查看產品包裝標示。

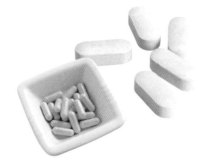

（4）了解正確的食用方法。

（5）觀察服用後是否有副作用出現。

（6）了解服用產品的禁忌。

（參閱本書 P.82）

262

Q6 如何運用素食來改善，因化療造成味覺的改變呢？

A 化療期間由於藥物副作用，致使唾液腺分泌減少，而造成味覺的改變影響食慾。素食者的食材選擇及烹煮方式雖然無法像葷食豐富多變，因此可以多選擇素食類調味品：如：東炎醬、薑黃粉（參閱本書 P.101 ～ 107）來配搭素食材料做口味上的變化，或者也可運用自然食物搭配堅果、辛香料、健康油脂、優格等調出美味的自製醬汁（參閱本書 P.109 ～ 115），不僅可以當成淋醬，還可以乾拌各式麵條、塗抹麵包食用，除了增加食物的色香味，還可以攝取到有利抗癌的植化素。只要多加以變化，必能提升病友的食慾。

Q7 素食病友在化療時有腹瀉或腹痛情形，飲食上該如何調整呢？

A 由於化療藥物副作用造成病友們的腸胃不適，如：腹痛、腹瀉等症狀在所難免，除了輔以藥物協助控制外，素食飲食上應減少高纖維的蔬菜水果攝取，以少量多餐的進食方式，選用容易消化的粥、湯品或中藥材食補來緩解其症狀，切記務必不使用生食，並且注重食材的新鮮度及食品的安全性，只要在飲食上多加以調整必能減緩症狀。

Q8 如何在癌症治療期結束後，循序漸進地改吃素呢？

A 癌症病友們當階段性治療告一段落後，即進入門診追蹤期，在病友身體狀況恢復較佳，尤其是一般生理檢查報告皆為正常數值，而病友的體重也能維持穩定的狀態，則可以逐漸增加素食食材的份量，可由種類及餐數的增加，如：每週有幾餐素食或一天無肉日的方式，來緩慢適應素食習慣。若是為癌症復發恢復期者，則必須與醫師討論目前的醫療狀況或身體反應，如果體重下降多、惡病體質、免疫力差者，則不建議改吃素食。

Q9　素食食材大多為蔬果，如何減少、避免農藥的攝取及適合的烹調法？

Ⓐ 以正確清洗及烹調方式，皆可減少農藥之攝取：

（1）**清洗建議**：蔬果依不同種類來清洗：葉片類、根莖類、瓜果類。（可詳見本書 P.52 ～ 54）

（2）**烹調建議**：不加蓋烹煮有助於農藥揮發，汆燙蔬菜可去除 80% 農藥。

（3）**購買建議**：選擇當地當季蔬果，套袋瓜果、葡萄農藥少，帶有特殊氣味（例如：A 菜、萵苣）及苦味蔬果（例如：苦瓜）較少用農藥。

（4）**食用時**：吃去皮水果（例如：橘子、蘋果），不吃未成熟蔬果（例如：香蕉、柿子），連續採收（例如：小黃瓜、四季豆），而小黃瓜、豆莢等食材，需注意仔細清洗，及豆類煮熟後再吃。

Q10　如何確認「素食加工製品」的來源及品質？

Ⓐ 由於現代食安問題，十分令人擔憂，因此為了健康著想，首先要嚴選食物的安全性，因此建議購買的原則如下：

（1）不買便宜食材（價格低於一般定價）。

（2）選擇到有商譽店家購買（有品牌）。

（3）店家保存食品方式（冷凍或室溫下擺放）。

（4）選擇真空包裝方式。

（5）注意包裝上標示的成分、製造廠、日期、使用期限及食品添加物。

（6）購買散裝食材「聞、看、摸」三步驟：鼻聞（是否有酸味？）、眼看（顏色過於鮮豔？）、手摸（是否有黏滑感？），檢查是否為不合格的加工品。

Q11　素食常用的大豆製品是否要選用非基因改造大豆較安全？

Ⓐ 針對這個問題讓讀者可以更容易了解，以下則進行詳細的解析：

（1）何謂基因改造食品？也就是以基因重組技術生產，而獲得某些特性的食品，其特性包含增加生長速度、抗蟲害、抗疾病、抗低溫、延長保存期限、耐運輸或利於加工等。

（2）台灣的黃豆大多由美國進口，有八成是飼料級的黃豆（*多為基因改造*），保存不良容易含有黃麴毒素，食品級非基因改造黃豆較無黃麴毒素問題，但是價格較貴。

（3）為了飲食安全起見，選用食品級黃豆非基因大豆製品較為安心，而基因改造食品尚無醫學研究提出對人體的影響，但仍有潛在性問題最好少使用。

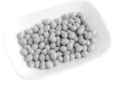

Q12 生機飲食可以治療癌症嗎？

Ⓐ 生機飲食對於健康人士可以提升免疫力及抗病力，但對於癌症病友們必須再審慎評估體質及病情狀況做選擇，以下則是進行詳細的解析：

（1）生機飲食以新鮮蔬果為主，其具有許多抗癌物質，目前已知為預防作用，尚未有明顯治療成效。

（2）未有科學證實其療效能治癒癌症，只具有提供健康飲食及足夠營養來提升身體的自癒力，使身體好轉。

（3）若將生機飲食取代正規醫學治療會降低治療效果，甚至造成病情惡化。

（4）生機飲食多採用生食，其體積大常無法吃下多量，而且生食味道不佳，蛋白質不足會造成營養不良、免疫力下降，所以癌症治療期病友不建議食用。

Q13 素食外食者應如何避免吃到高油、高糖食材？

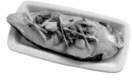

Ⓐ 素食外食的飲食內容種類多樣化，而飲食與健康有密切的關聯性，不論是食材種類、烹調製作方法，如何避免食用高油或高糖食材，以下有八個飲食關鍵建議：

（1）**避免攝取油炸食物**：以少油、少鹽、少糖為主，以清蒸、燉、煮、滷、涼拌少油的菜色為佳。

（2）**高油食材用清湯涮**：要是看到含油量高的菜色，則可利用清湯或熱水來涮一下食材。

（3）**少吃醃漬食物**：如醬瓜、醬菜、醃蘿蔔等含鈉量較高。

（4）**少吃加工素料**：多選用新鮮食材，因為加工素料添加許多香料、品質改良劑等化學添加物，日積月累造成身體肝腎負擔及危害健康。

（5）**主食宜選用低升糖（低 GI）食物**：如糙米、五穀米、長米、
　　義大利麵，少選用炒麵、炒米粉、炒飯含油量較高。（延
　　伸閱讀《減脂肪、降血糖低 GI 飲食全書》原水文化出版）

（6）**選擇菇藻、蔬菜類湯品**：因為菇類、藻類、蔬菜類製成湯品的口感較清淡，
　　而不吃勾芡湯，以免血糖易升高，脂肪容易生成。

（7）**多選用根莖類食材**：因為此類的食材，在烹調上的用油含量會比較少（如：
　　白蘿蔔、紅蘿蔔、芋頭），且可以保留較多原味的口感。

（8）**多選芽菜類食材**：芽菜類營養豐富，且纖維含量高又易消化，可以常吃。

Q14 素食為增加美味，用油非常重要，如何選用健康食用油呢？

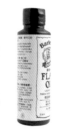

Ⓐ 現代人因為飲食過於精緻化，因此也十分講究飲食健康，對於「用油」
的知識也逐漸普及化，例如：食用油的冒煙點、食用油適用烹調法、食
用油選擇等，飲食用油的健康選項分析如下：

（1）**依不同烹調方式選用不同的油**：不能一瓶食用油萬用，而是要依
　　烹調法選擇合適的油品，如：涼拌用冷壓的亞麻仁油、橄欖油；
　　而炒煮用耐高溫的葡萄籽油、苦茶油。

（2）**選用好油**：冷壓初榨未精製未氫化的油（如：橄欖油、苦茶油）、富含
　　Omega-3 脂肪酸油脂（如：亞麻仁油）。

（3）**拒絕壞油**：精製油、氫化油、氧化油、回鍋油等。

（4）**油品選購**：注意標示，如營養素含量（脂肪酸比例）、處理方法（冷
　　壓或精製）、重金屬含量、賞味期限、包裝破損否及價格是否合理等。

Q15 素食者化療期間選用的食材是否要選用有機蔬果？

Ⓐ 若經濟能力許可，當然會建議用有機食材較安全。對治療期癌症病友，食物營
養價值高，對身體自癒力提升更有幫助。

（1）有機食材不添加人工化學成分農藥、殺蟲劑、無污染食材。

（2）使用有機肥料土壤肥沃，農產品含更多礦物質，如：鋅、硒、鈣、鎂、鐵，
　　含量高於一般農產品 2～3 倍。現代人飲食中礦物質攝取不足，會影響身體
　　的新陳代謝，而引發許多慢性疾病。

（3）耕作不易成本高、價格較高，但營養價值及安全性更高。

（4）能增進免疫力，提升自癒力。

（詳閱本書 P.48）

Q16 素食者多吃蔬果就可以提升抗癌力嗎？

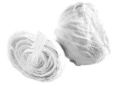

Ⓐ 飲食中常選用不同顏色蔬果，即可獲取豐富的植化素，自 1980 年開始有許多研究指出植物中的植化素，具有防治疾病、抵抗癌症功效，如：蔥、蒜、豆類、十字花科菜、海藻、堅果等皆能降低多種癌症的罹患率。為了讓讀者更進一層的認識，以下簡述各類蔬果的抗癌力：

（1）**穀類食物**：含豐富維生素 E、類黃酮及纖維質（如：紅薏仁、糙米），可防止攝護腺癌及結腸癌。

（2）**十字花科蔬菜**：含異硫氰酸鹽（如：花椰菜）;蘿蔔硫素，可預防乳癌、肺癌。

（3）**蕃茄及蔥、蒜**：含茄紅素及胡蘿蔔素、硫化物，可防止大腸癌。

（4）**豆類**：含大豆異黃酮（如：黑豆、黃豆），可防止乳癌及抑制腫瘤擴散。

（5）**水果類**：含黃酮素、維生素 C（如：紅肉火龍果）具有抗氧化作用，可預防胃癌及口腔癌。

（6）**茶葉**：茶葉中所含的茶多酚（其中以綠茶含量較高），可清除自由基，抑制癌症。

Q17 那些蔬果需要選擇有機的產品比較安全？

Ⓐ 關於這個問題有五個重點提醒，「連續採收期較長」、「農藥殘留性高」、「溫帶水果農藥多」、「進口蘋果」、「生食類的蔬菜」，建議選用有機耕種的較為安心：

（1）**連續採收期較長**：是指農作物在盛產季時會不斷一直生長出來，先長成熟的農作物會先行採收，後生長的農作物會噴農藥繼續生長，常見的連續採收農作物，如豆莢類（敏豆、菜豆、四季豆、甜豆）。

（2）**農藥殘留性高**：小葉菜類（如小白菜、青江菜）其葉菜形狀小、細嫩，蟲最愛吃，因此農夫為了要預防蟲害，所以也會持續噴藥維持農作物的完整性，而包葉菜類（如包心白菜、高麗菜）葉片接觸農藥面積大，也是農藥易殘留的食材之一。

（3）**溫帶水果農藥多**：意指農作物是在溫熱氣候所生長的食材（如水梨、葡萄）

易生蟲害，因此會使用較多的農藥預防，建議宜少吃。

（4）**進口蘋果**：因為進口蘋果的運輸時間較長，所以蘋果採摘下來之後，會先以防腐藥劑浸泡、打蠟（加長食材保鮮時間），才可以運送到世界各地，建議宜少吃。

（5）**生食類的蔬菜**：因為生菜未經烹調程序處理（蔬菜經高溫烹調農藥才易分解），所以選有機產品較安全。

Q18 你瞭解市面上有那些常見假食物的危害呢？

Ⓐ 假食物對人體的危害是隱而不知的，若我們對食物的製造過程及食品添加物沒有深入瞭解，長久下來其累積的毒素對身體的危害更大，以下介紹常見的假食物真相如下：

名稱	產品	用途	健康危害
假米粉	90％玉米澱粉＋ 10％再來米＋黏著劑＋漂白劑	＊成本低 ＊保存長久 ＊耐煮不爛 ＊色澤白	＊玉米澱粉屬修飾澱粉，具防腐性、耐煮，但人體難消化，尤其是腸胃敏感者，食後會有胃部不適的症狀。
無氣泡的豆腐（包含板豆腐、軟豆腐）	未使用天然消泡劑：如米糠、沙拉油，而加入化學添加劑（消泡劑），可降表面張力，使氣泡消失。	＊剖開面完整、無氣孔。 ＊形狀較美觀。	＊健康體質的人能代謝掉消泡劑，但是癌症病友的代謝能力較差，不宜食用，以免累積過多毒素。
不會發霉麵包及香酥鬆軟麵包	使用發粉（含鋁）膨脹劑、品質改良劑來製造發酵，使麵包鬆軟，不易發霉，可保存長久。	＊添加酥油（反式脂肪），可使麵包香酥膨鬆，具有奶油香味。	＊含鋁膨脹劑（明礬）殘留鋁金屬，會影響腦神經受損。 ＊含反式脂肪會增加肥胖、心血管疾病及罹患癌症。
白胖的豆芽菜	添加肥大劑（縮短成長天數）＋漂白劑（二氧化硫）＋除草劑	＊正常豆芽養殖約需五天，添加肥大劑可縮至二天長成。 ＊白胖豆芽外型白、葉片淺綠，根部無鬚，莖較長（超過5公分以上）。	＊漂白劑會引發氣喘、腹瀉。 ＊除草劑具致癌性、慢性中毒。
冷藏不會變硬的飯糰	添加乳化劑、植物油、胺基乙酸（古早味味素劑）	＊速食類飯糰添加數種保鮮劑，可使飯糰口感保持Q軟美味度。	＊添加物愈多，食入人體增加身體代謝負擔愈大。

食物份量替代表

●依各種不同熱量需求的食物份量分配表

	水果（份）	蔬菜（碗）	五穀類（碗）	肉、魚（兩）	奶類（杯）	油（匙）
1500 卡	3	3	2.5	3	1	5
1800 卡	3	4	3	4	1	6
2100 卡	4	5	3.5	5	1	7
2400 卡	4	5	4	6	1	8

●五穀雜糧類和根莖類份量表

食物名稱	1 份量	重量（克）	熱量（卡）	食物名稱	1 份量	重量（克）	熱量（卡）
米飯（熟）	1/4 碗	50	70	土司麵包	1 片	25	70
麵條（熟）	1/2 碗	60	70	地瓜	1/2 個	55	70

●乳類和乳製品份量表

食物名稱	1 份量	重量（克）	熱量（卡）	食物名稱	1 份量	重量（克）	熱量（卡）
全脂鮮奶	240c.c.	7.4	152	低脂奶粉	3 匙	8.2	106
鮮乳（低脂）	240c.c.	7.0	95	酸乳酪	1 杯（布丁杯）	3.5	92

●豆類及豆製品食物份量表

食物名稱	1 份量	重量（克）	熱量（卡）	食物名稱	1 份量	重量（克）	熱量（卡）
豆漿	240c.c.	7	165	五香豆干	40 克	7	64
黃豆粉	20 克	7.5	80	豆腐（盒裝）	100 克（1/3 盒）	7	79

●蔬果份量表

食物種類	1 份量（克）	蛋白質（克）	熱量（卡）	食物種類	1 份量（克）	蛋白質（克）	熱量（卡）
地瓜葉（生）	100	3.3	30	黃豆芽	70	5.0	26
青花菜	100	4.0	25	新鮮香菇	100	3.4	40

食物種類	1 份量（克）	醣分（克）	熱量（卡）	食物種類	1 份量（克）	醣分（克）	熱量（卡）
蘋果	130	16	61	奇異果（1.5 個）	125	14.8	61
香蕉（1/2 根）	95	15.8	61	柳丁（個）	170	15.0	60

●油脂類（包含堅果類）份量表

種類	1 份量	脂肪（克）	熱量（卡）	種類	1 份量	脂肪（克）	熱量（卡）
植物油	1 茶匙	5	45	黑芝麻粉	9 克（2 匙）	4.9	54
核桃（生）	7 克（2 粒）	5.0	48	芝麻醬	10 克（2 匙）	5.3	64

01、食物與癌症（第三版）／林松洲／凱倫出版／2003 年 2 月。

02、各種癌症的自然療法／林松洲／凱倫出版／2003 年 2 月。

03、新一生的營養規劃／張金堅、黃中洋、李貞貞／藝軒圖書／2003 年 10 月。

04、生命期營養：改變一生的飲食計劃／Iowa Diatetic Association、王慧芳編譯／合記圖書／2007 年 2 月。

05、中華民國飲食手冊／行政院衛生署／2005 年 5 月。

06、台灣常見食品營養圖鑑／行政院衛生署／1998 年 8 月。

07、台灣地區食品營養成份資料庫／行政院衛生署／1998 年 11 月。

08、每日飲食指南／行政院衛生署／2005 年 5 月。

09、有機生活實踐手冊／台北市瑠公農業產銷基金會編印。

10、生機飲食誌／徐上德／世一文化／2001 年 5 月。

11、台灣有機食材地圖／麥浩斯／2009 年 1 月。

12、生機飲食經／徐上德／世一文化／2001 年 1 月。

13、慈心大地：健康食品好人生／福智之聲出版社／2009 年 3 月。

14、真食物的奧秘／Nina Planck、顧景怡譯／康健／2008 年 9 月。

15、救命飲食／T. Colin Campbell、Thomas M Campbell II、呂其欽 倪婉君譯／柿子文化／2007 年 5 月。

16、地球上最健康的 150 種食材／Jonny Bowden、曾育慧譯／商周出版／2008 年 8 月。

17、吃素真健康／楊淑惠／喜鵲文化／2005 年 5 月。

18、能量食物／趙思姿／如何出版／2005 年 2 月。

19、五色蔬果健康全書／吳映蓉／臉譜出版／2006 年 12 月。

20、孫安迪之免疫處方：蔬果篇／孫安迪／時報文化／2006 年 1 月。

21、吃出免疫力（抗老防癌很容易）／孫安迪／民視文化／2003 年 4 月。

22、五色營養／家庭書架編委會、潘懷宗監修／文經／2009 年 4 月。

23、吃對食物 100 分／何一成、林君玉、黃美智／康健文化／2006 年 1 月。

24、提升免疫力特效食譜／淺野次義監修、劉美志譯／尖端出版／2004 年。

25、圖解 80 種常用食物營養療效／四村哲彥、王蘊潔譯／世茂／2005 年 1 月。

26、這樣吃一定健康／台大醫院營養部／元氣齋出版／2006 年 5 月。

27、新纖健康素／謝宜芳／三采文化／2001 年 12 月。

28、食物烹調原理與應用／王瑤芳／華都文化／1997 年 9 月。

29、蔬菜食療小百科／袁庭芳／世茂／2004 年 7 月。

30、雜糧食療小百科／袁庭芳／世茂／2004 年 11 月。

31、常用根莖食物療病法／林建安／世茂／2002 年 2 月。

32、驚異的飲食療法／陳慕純／聯合文學／2007 年 4 月。

33、Omega-3 脂肪酸的超強功效／Donald Rudu、Clara Felix／世茂／2002 年 8 月。

34、只買好東西／朱慧芳／新自然主義／2008 年 9 月。

35、吃對了 永遠都健康／陳俊旭／蘋果屋／2008 年 6 月。

36、吃錯了 當然會生病／陳俊旭／新自然主義／2007 年 1 月。

37、提升你的抗癌力／張之申、賴聖如／台視文化／2006 年 2 月。

38、用心飲食／Jane Goodall 等著、陳正芬譯／大塊文化／2007 年 7 月。

39、飲食防癌／羅伯特·哈瑟瑞博士、邱溫譯／生命潛能／2001 年 3 月。

40、身心完整保健康／雷久南／慧炬／2006 年 9 月。

41、藥膳總論／蔡東湖、郭嘯天、陳淑娟／國立空中大學／2002 年 6 月。

42、食療中醫／關培生／萬里機構／2001 年 10 月。

43、中藥材食療事典／生活品味編輯部／品鑑文化／2007 年 2 月。

增訂參考書目

44、食在安心／江守山／新自然主義／2013 年 8 月

45、癌症當然可以預防／江守山／新自然主義／2011 年 6 月

46、給雜食者安全素食指南／文長安／貓頭鷹出版／101 年 6 月

47、權威食品安全專家，教你安心買、健康吃／文長安／平安文化／2013 年 9 月

48、這樣排毒讓我不生病／王明勇／平安叢書／2009 年 12 月

49、找到癌症的根源／周易興／躍昇文化／2010 年 9 月

50、素食健康，地球與心靈／林俊龍／經典／2012 年 9 月

51、營養博士教你－自然排毒最健康／謝明哲／三采文化／2006 年 8 月

52、營養專家私藏養生蔬果法／謝明哲／唐莊文化／2009 年 9 月

53、毒物專家絕不買的黑心商品／吳家誠／采實文化／101 年 8 月

54、全方位排毒小百科——100 種輕鬆有效排毒法／天佑創意小組／天佑智訊／2008 年 12 月

55、假食物教我的 50 堂健康課／白佩玉／蘋果屋／2009 年 11 月

56、抗癌就像減肥／顏榮郎／康健／2013 年 9 月

57、恐怖的 10 大食品添加物／江晃榮／方舟文化／2014 年 1 月

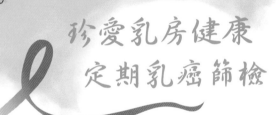

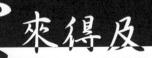
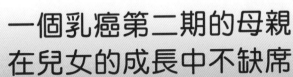
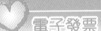

Family 健康飲食18X

抗癌防癌素食全書

作　　者／張金堅、柳秀乖

選　　書／林小鈴

主　　編／陳玉春

行銷經理／王維君

業務經理／羅越華

總 編 輯／林小鈴

發 行 人／何飛鵬

出　　版／原水文化

　　　　　台北市民生東路二段141號8樓

　　　　　電話：02-2500-7008　傳真：02-2502-7676

　　　　　網址：http://citeh2o.pixnet.net/blog E-mail：H2O@cite.com.tw

發　　行／英屬蓋曼群島商家庭傳媒股份有限公司城邦分公司

　　　　　台北市中山區民生東路二段141號2樓

　　　　　書虫客服務專線：02-25007718；25007719

　　　　　24小時傳真專線：02-25001990；25001991

　　　　　服務時間：週一至週五9:30～12:00；13:30～17:00

讀者服務信箱E-mail：service@readingclub.com.tw

劃撥帳號／19863813；戶名：書虫股份有限公司

香港發行／香港灣仔駱克道193號東超商業中心1樓

　　　　　電話：852-25086231　傳真：852-25789337

　　　　　電郵：hkcite@biznetvigator.com

馬新發行／城邦（馬新）出版集團

　　　　　41, Jalan Radin Anum, Bandar Baru Sri Petaling,

　　　　　57000 Kuala Lumpur, Malaysia.

　　　　　電話：603-905-78822　傳真：603- 905-76622

　　　　　電郵：cite@cite.com.my

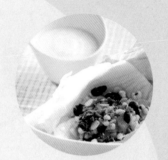
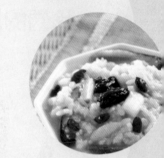
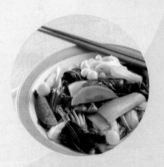

城邦讀書花園
www.cite.com.tw

美術設計／綠精靈設計工作室

特約攝影／子宇影像工作室‧徐榕志

製版印刷／科億資訊科技有限公司

初　　版／2009年12月22日

初版10刷／2013年5月10日

增訂初版／2014年8月21日

增訂初版5刷／2018年8月21日

定　　價／480元

ISBN：978-986-5853-47-1 (平裝)

國家圖書館出版品預行編目資料

抗癌防癌素食全書／張金堅, 柳秀乖作. -- 增訂初
版. -- 臺北市：原水文化出版：家庭傳媒城邦分公
司發行, 2014.08
面；　公分. -- (Family健康飲食；HD5018X)
ISBN 978-986-5853-47-1(平裝)
1.癌症 2.素食 3.食療

417.8　　　　　　　　　　　　　　103014879